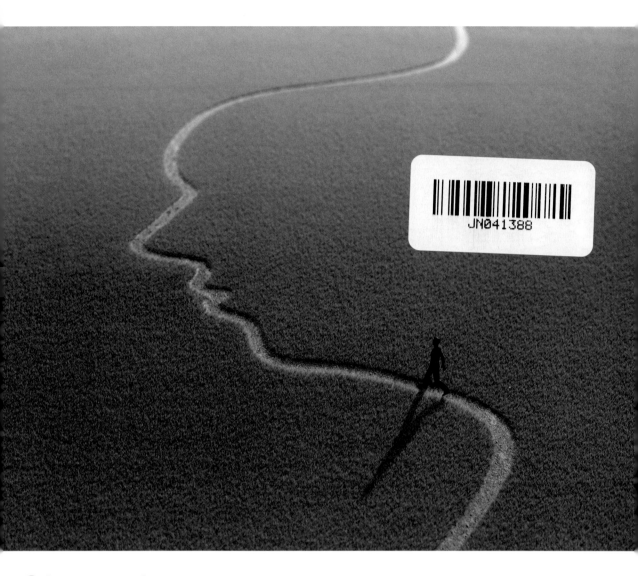

Clinical
Neuropsychology

公認心理師カリキュラム準拠

臨床神経心理学【神経・生理心理学】

第2版

緑川　晶
山口加代子 編
三村　將

医歯薬出版株式会社

■編集

緑川　晶　中央大学文学部

山口　加代子　川崎市南部リハビリテーションセンター在宅支援室

三村　將　慶應義塾大学予防医療センター

■執筆（執筆順）

緑川　晶　編集に同じ

三村　將　編集に同じ

永井　知代子　帝京平成大学健康メディカル学部

山口　加代子　編集に同じ

四ノ宮　美惠子　東京リハビリテーションセンター世田谷障害者支援施設梅ヶ丘

平林　一　長野大学社会福祉学部 / 長野保健医療大学保健科学部

上田　幸彦　沖縄国際大学総合文化学部人間福祉学科

春原　則子　目白大学保健医療学部言語聴覚学科

早川　裕子　横浜市立脳卒中・神経脊椎センターリハビリテーション部

先崎　章　東京福祉大学社会福祉学部 / 埼玉県高次脳機能障害者支援センター

小森　憲治郎　愛媛県認知症疾患医療センター十全ユリノキ病院医療福祉相談室

内田　優也　財団新居浜病院臨床心理科

水島　栄　北里大学大学院医学系研究科発達精神医学

月浦　崇　京都大学大学院人間・環境学研究科認知・行動・健康科学講座

矢部　博興　福島県立医科大学・こころと脳の医学講座 / 福島学院大学・福祉学部心理学科

内田　さえ　東京都健康長寿医療センター研究所自律神経機能研究室

杉本　あずさ　昭和大学医学部内科学講座脳神経内科部門

小野　賢二郎　金沢大学医薬保健研究域脳神経内科学

玉井　創太　横浜市総合リハビリテーションセンター医療部機能訓練課

加藤　徳明　小波瀬病院リハビリテーション科

This book is originally published in Japanese
under the title of :

Kōninsinrishi Karikyuramu Junkyo
Rinsyousinkeisinrigaku〔Sinkei・Seirisinrigaku〕
(Based on the Curriculum for Licensed Psychologists :
　Neuro-and Physiological Psychology,
　Clinical Neuropsychology)

Editors :
MIDORIKAWA, Akira et al.
MIDORIKAWA, Akira
　Professor, Department of Psychology,
　Faculty of Letters, Chuo University

ⓒ 2018 1st ed., ⓒ 2024 2nd ed.

ISHIYAKU PUBLISHERS, INC.
　7-10, Honkomagome 1 chome, Bunkyo-ku,
　Tokyo 113-8612, Japan

第2版 序

　本書『臨床神経心理学』の初版発行から6年が経ち，この間に神経心理学を取り巻く状況は変化してきました．最も大きな変化の一つは，2019年に日本神経心理学会と日本高次脳機能学会により「臨床神経心理士」の資格が創設されたことです．2022年には第1回の資格認定試験が行われ，海外のclinical neuropsychologistに値する有資格者が誕生しています．

　一方，日本の神経心理学は，医師や言語聴覚士，作業療法士など心理職以外の方々の力で発展してきた歴史がありました．心理職にとっては，まずは念願の国家資格を誕生させ，これを普及させることが優先となっていました．その後，2019年に心理職の国家資格「公認心理師」が誕生し，2024年現在，その有資格者数は約7万名となっています．各領域での活躍と裾野の広がりが期待されていますが，公認心理師が多くの領域を網羅しなければいけない資格であることもあり，神経心理学領域の臨床・研究に関わる公認心理師は，まだごく一部の状況にあります．このような背景のなか，高次脳機能障害の支援に携わる公認心理師がその専門性を裏づける意味でも，臨床神経心理士の資格を取得することは大きな励みとなることと思います．

　神経心理学では，治療・支援を取り巻く環境にも大きな変化がありました．医療面ではアルツハイマー病の治療薬が登場し，2023年9月に薬事承認がなされました．このような治療においても，神経心理学的なアセスメントは重要な役割を担っています．また認知症では，重要法案である「共生社会の実現を推進するための認知症基本法」が2024年1月に施行されました．認知症の人との共生を謳う法案として，研究の推進や相談体制の整備が求められるとともに，当事者の意思決定支援などが盛り込まれています．将来的に，神経心理学的な知見が一層いかされることになるでしょう．

　このような変化のなかで，神経心理学（生理心理学）をめぐる新しい知見・情報を取り入れ，内容のブラッシュアップを図ったのが本書第2版です．あわせて，公認心理師国家試験の出題基準に対応した構成・内容も意識しました．

　この間に編者達の職場や環境も変わり，第2版では以前にも増して担当編集者の協力を仰ぐこととなりました．この場をお借りして感謝申し上げます．

　この本を手に取る読者の皆さんが神経心理学を好きになり，様々な現場で活躍していただけることを願っています．

2024年2月5日

編者を代表して

緑川　晶

第1版　序

　本書は大学や大学院で心理学を学ぼうとする人，あるいはリハビリテーション等の臨床現場で心理職として働こうとしている人に向けて，神経心理学の面白さやその視点の大切さを知ってほしいという思いで作られました．また，臨床現場で真に役立つ神経心理学であってほしいという編者の強い思いを込めて，『臨床神経心理学』というタイトルにもしました．

　これまでにも神経心理学に関する書籍は刊行されてきましたが，本書は心理職の立場で，目の前にいる患者さんを理解・対応するために役立つ「教科書」にした点を特徴としています．神経心理学の知識をもつことにより，脳と心の関係の理解に益することは知られていますし，脳に障害がある患者さんの一般的な状態の理解にも役立ちます．しかし実際の患者さんを目の前にすると，患者さんがおかれている環境やこれまでの生き様などによって，その状態や必要な支援は大きく異なってくるものです．そのような臨床的な視点をもつための出発点となるのが本書であり，目の前の患者さんの「なぜ」「どうして」を考えるきっかけともなるはずです．

　本書を読んでいただくとわかるかと思いますが，神経心理学は心理職だけではなく，医師や言語聴覚士，作業療法士等多くの職種がチームとして患者さんに関わっており，神経心理学的な研究の成果は，心理機能の一般的な理解とともに個別の患者さんの理解にも貢献しています．本書の執筆にも臨床や研究において第一線で活躍されている多職種のチームで構成されています．このため心理職だけではなく，神経心理学を学びたい多くの立場の人々にとっても有益な書になることと思います．

　この本の企画と同時期に公認心理師法案が施行され，刊行される年に初めての公認心理師国家試験が行われます．国家資格となった心理の専門家である公認心理師が世に出るのももう間近です．この国家資格や大学のカリキュラム変更を見据えて本書の準備を進めてきたのも事実ですが，そのための単なるテキストにはとどまらないことは前述した通りです．言語聴覚士が国家資格となったことで活躍の場と裾野が広がったように，心理職も国家資格になることで，広がりや人数が増えることが予想されます．この領域の心理職の数はまだ限定的ですが，本書をきっかけに興味をもち，臨床神経心理学に関わる人々が増えることを切に願っています．

　現時点では，公認心理師は名称独占です．すなわち公認心理師という名称こそ保証されてはいますが，資格をもっているからといってできることは何も保証されていません．結局のところ公認心理師が真に活躍できるか否かは，国家資格を得てからの自らの技能や知識向上に勤しむ必要があるということを意味しています．本書は入門的な位置づけで作成されているため，これから現場を目指す学生さんには実際の臨床の礎として，また既に現場を経験している方にはその確認として利用いただいたうえで，ぜひとも次の勉強につなげ，神経心理学のスペシャリストとしての力を付けてほしいと思います．

　最後になりましたが，臨床の視点と心理職へのエールを込めてご執筆を賜りましたご執筆者の先生方に深謝いたします．また，本書の企画・刊行には編集者である塚本あさ子さんの力に依るところが大きく，この場をお借りして感謝申し上げたいと思います．

2018 年 3 月吉日

編者を代表して

緑川　晶

目 次

第2版　序　iii
第1版　序　iv

序章　脳を損傷するとはどういうことか　三村　將 ……………………… 001
- Ⅰ．はじめに－脳損傷と神経心理学　001
- Ⅱ．Person with brain damage　002
- Ⅲ．脳損傷をもつ人との関わり― 一期一会　003
- Ⅳ．脳損傷のアセスメントにおける心理職の役割　004
- Ⅴ．脳損傷の治療アプローチにおける心理職の役割　005
- Ⅵ．神経心理学的リハビリテーション　005
- Ⅶ．おわりに－心理職として脳損傷に関わること　007

1章　臨床神経心理学とは　緑川　晶 …………………………………… 008
- 1．臨床神経心理学とは　008
- 2．臨床神経心理士とは　010
- 3．神経心理学的リハビリテーション　012
- 〈1章Q&A〉　013

2章　脳神経系の構造と機能　永井知代子 …………………………… 016
- 【CASE】　016
- 1．脳と神経　017
- 2．神経系のマクロ解剖と機能　019
- 3．高次脳機能に関わる脳領域と機能局在　025
- 4．脳画像の読み方　028
- 〈2章Q&A〉　031

3章　高次脳機能障害の原因疾患　永井知代子 …………………… 035
- 【CASE】　035
- 1．急性発症する疾患　036
- 2．緩徐に進行する疾患　039
- 3．一過性に症状を呈する疾患　042
- 4．精神神経科関連疾患　042
- 〈3章Q&A〉　043

4章　臨床神経心理学的アセスメント　　山口加代子 ································· 044

　【CASE】044

　1．臨床神経心理学的アセスメントの対象　045

　2．臨床神経心理学的アセスメントに必要な知識とスキル　046

　3．臨床神経心理学的アセスメントの方法　046

　4．臨床神経心理学的アセスメントの実際　047

　〈4章 Q & A〉060

5章　介入・支援の基本　　山口加代子 ································· 062

　【CASE】062

　1．介入・支援の流れ　063

　2．神経心理学的リハビリテーション　069

　3．支援が目指すこと　073

　〈5章 Q & A〉074

6章　他領域との協働　　四ノ宮美惠子 ································· 076

　【CASE】076

　1．臨床神経心理学とチーム医療　077

　2．連携のとり方と留意点　083

　3．連携における心理職の役割　084

　〈6章 Q & A〉085

7章　症候の理解①　注意障害　　平林　一 ································· 092

　【CASE】092

　1．症候の理解　093

　2．注意障害のアセスメント　097

　3．注意の神経基盤と注意障害　100

　4．注意障害への介入・支援　101

　〈7章 Q & A〉103

8章　症候の理解②　記憶障害（健忘症）　　緑川　晶 ································· 106

　【CASE】106

　1．症候の理解　107

　2．記憶障害のアセスメント　112

　3．記憶障害への介入・支援　115

　〈8章 Q & A〉117

9章 症候の理解③ **遂行機能障害** 　上田幸彦 ································· 120

【CASE】 120

1．症候の理解 121

2．遂行機能障害のアセスメント 124

3．遂行機能障害への介入・支援 126

〈9章 Q & A〉 129

10章 症候の理解④ **失語** 　春原則子 ····································· 134

【CASE】 134

1．症候の理解 135

2．失語のアセスメント 142

3．失語への介入・支援 143

〈10章 Q & A〉 145

11章 症候の理解⑤ **失行，失認** 　早川裕子 ···························· 146

【CASE】 146

1．症候の理解 147

2．失行，失認，脳梁離断症候のアセスメント 155

3．失行，失認，脳梁離断症候への介入・支援 160

〈11章 Q & A〉 162

12章 症候の理解⑥ **社会的行動障害，情動障害** 　先崎　章 ·············· 164

【CASE】 164, 172

1．社会的行動障害の理解 165

2．社会的行動障害への対応 168

3．情動障害の理解と対応 172

4．脳損傷後の精神症状の様相と対応 174

〈12章 Q & A〉 175

13章 **高齢期の問題（認知症）** 　小森憲治郎　内田優也 ·············· 178

【CASE】 178

1．高齢社会における問題点 179

2．認知症の理解 181

3．認知症のアセスメント 183

4．軽度認知機能障害のアセスメント 187

5．認知症への対応・支援 188

〈13章 Q & A〉 190

14章　小児・思春期の問題　水島　栄 ……………………………………… 193

　【CASE】　193

　1．小児・思春期の問題に対する理解　194

　2．器質因（脳損傷）の影響　194

　3．脳の機能障害の影響　197

　4．環境因の影響　201

　5．心理職として考えたいこと　203

　〈14章 Q & A〉　203

15章　神経心理学の研究と倫理　月浦　崇 ……………………………………… 206

　1．神経心理学的研究を実施するために知っておくべきこと　206

　2．神経心理学の研究方法の実際　210

　【CASE】　210, 212

　3．神経心理学－研究の役割と期待　213

　〈15章 Q & A〉　214

付録　認知・情動機能の計測　矢部博興 ……………………………………… 217

　脳波の理解　　事象関連電位の理解　　臨床応用への期待

コラム　軽度外傷性脳損傷と関連症状　　　　　　先崎　章 …………………………… 015

　　　　　自律神経系の理解　　　　　　　　　　内田さえ ………………………… 032

　　　　　てんかんの神経心理学　　　　　　　　杉本あずさ　小野賢二郎 ………… 087

　　　　　臨床神経心理学に関わる諸制度　　　　玉井創太 ………………………… 088

　　　　　自動車運転のための評価と手順　　　　加藤徳明 ………………………… 132

　　　　　障害を上手に説明するためのテクニック　先崎　章 …………………………… 170

　　　　　解離症群, 詐病と高次脳機能障害の鑑別　先崎　章 …………………………… 177

　　　　　フィネアス・ゲージ　　　　　　　　　山口加代子 ……………………… 216

索引　222

本文, カバーデザイン　美柑和俊＋滝澤彩佳（MIKAN-DESIGN）

序 章　脳を損傷するとは どういうことか

● I. はじめに―脳損傷と神経心理学

　神経心理学（neuropsychology）とは，脳の損傷が人の心理現象や行動にいかなる変化をもたらすかを観察し，さらに脳の特定の部位がいかなる機能を担っているかを敷衍して考える学問である．神経心理学の歴史を詳らかに述べるのは本書のスコープではないが，神経心理学研究のパイオニアであるフランスの医師ピエール・ポール・ブローカ（Pierre Paul Broca）が「タン」としか発語できない症例ルボルニュを報告したのが1861年であるから，今からたかだか約150年前の出来事である．ブローカは剖検によりルボルニュの左大脳半球の前頭葉に限局的な損傷があることを見い出し，脳，特に大脳皮質は部位ごとに異なる機能を担っているとする**大脳局在論**を提唱した．以後，局在論の隆盛とともに，やがてアンチテーゼとも言える全体論が台頭し，その後様々な論争を経て，今日では古典的局在論から局在間のつながり（**ネットワーク**）を重視する**機能的局在論**と呼びうる立場に収斂されている．機能的局在論の理論的展開には，認知神経心理学的アプローチが果たした役割が大きい[1]．

　本書「臨床神経心理学」が対象とするのは，主として脳の損傷に伴う**神経心理学的障害**（neuropsychological deficit）ないし**高次脳機能障害**（higher brain dysfunction）と呼ばれる領域である．神経心理学的障害や高次脳機能障害という語は様々な観点から用いられているが，脳損傷に伴う認知行動障害をあらわす包括的な呼称である．一般に「大脳の器質的病因に伴い，失語・失行・失認に代表される比較的局在の明確な大脳の巣症状，注意障害や記憶障害などの欠落症状，判断・問題解決能力の障害，行動異常などを呈する状態像」と規定される［図1］．たとえば2001（平成13）年度から推進されてきた厚生労働省の「高次脳機能障害支援モデル事業」（http://www.rehab.go.jp/brain_fukyu/shien/model/）においては，「（交通事故等による）外傷性脳損傷などにより，記憶障害，注意障害，遂行機能障害などの後遺症を呈するいわゆる高次脳機能障害」と記載されている．

　ある意味で高次脳機能の問題は心因性・内因性を含めたいかなる精神障害でも生じうる

〔キーワード〕神経心理学，高次脳機能障害，神経心理学的リハビリテーション，一期一会，再建，再組織化，公認心理師

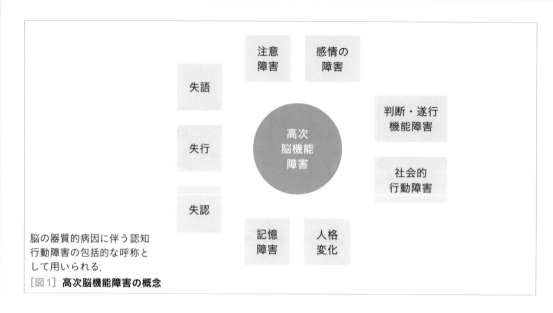

脳の器質的病因に伴う認知
行動障害の包括的な呼称と
して用いられる．

[図1] 高次脳機能障害の概念

が，神経心理学的障害・高次脳機能障害として特化して扱う場合，一般に原因疾患は**器質性の脳神経疾患**である．最もよく目にする病因は**脳血管障害**（くも膜下出血を含む）と**外傷性脳損傷**である．前者は高齢者に多く，後者は若年者に多い．その他の病因として，**脳炎，脳腫瘍，無酸素脳症**などがあげられる．アルツハイマー病に代表される認知症をこの概念に含めるか否かについては異論がある．認知症性疾患の病態が高次脳機能障害を呈することはいうまでもないが，一方で，医学用語でいうところの高次脳機能障害の概念の中核にあるのは，働き盛りの壮年期の患者が突然，くも膜下出血や脳損傷で就労できなくなったような場合である．

　高次脳機能障害の適正な評価や対応のためには，神経内科，脳神経外科，リハビリテーション科，小児科，精神科などの医師と，心理職，言語聴覚士，作業療法士，理学療法士など多職種が連携し，チームとして協力していく必要がある．このなかで心理職は，**神経心理学的検査**を担当するとともに，高次脳機能障害をもつ人の**心の問題**に寄り添うことになる．それまでごく普通に暮らしていた人が突然，脳卒中を起こしたり，交通事故に遭ったりして，急に生活が変わったならば，戸惑いや混乱，不安や焦燥，抑うつ，怒りといった感情が生じてくるのはむしろ当然である．休職や失職，収入の減少，家族との関係性の変化など，様々な心理・社会的問題も派生してくるであろう．脳損傷に伴う後遺症としての高次脳機能障害自体は器質的な問題であったとしても，必ずこれらの**心理・社会的要因**が複合的に関与してくる．これらの問題に適切に対応していくため，チームのなかで心理職が果たす役割の大きさは計り知れない．

II. Person with brain damage

　脳損傷患者は，英語では従来 "brain-damaged patient" と表現してきた．しかし，最近では学術論文などでも "person（あるいは individual）with brain damage" と表現することが多い．このような変化には2つのポイントがある．一つは「患者」という，い

わばレッテル貼りは極力避け,「人（個人）」と言うようになってきている（ただし本書ではその性質上,「患者」と表現することで統一している）. もう一つは「障害者」ではなく,「障害をもつ（障害のある）人」と表現するようになっている点である. 考えてみれば当たり前のことではあるが,脳損傷を負った人と脳損傷とはイコールではない. その人には,脳に損傷を受けたこと以外に,たとえば夫であること,父であること,会社員であること,テニスが好きなこと,犬の散歩を日課としていることなど,様々な次元のその人の「顔」がある. 脳損傷を有することはむしろその人のごく一部であり,その人の性や年齢,利き手,教育歴は当然のこと,それまでの来歴（生活史）,社会的背景,性格傾向,考え方や嗜好性など,全方向性の「その人らしさ」のなかで考えていく必要がある. 同じような脳損傷を受けたとしても,AさんとBさんで表現型が様々な点で異なることも稀ではない.

　障害はその人のごく一部であるというこうした考え方が,いつ頃どのような領域から始まったかは定かではない. もともとは知的障害や発達障害の人への視点の変革が端緒だったかもしれない. 少なくとも世界保健機関（WHO）の国際障害分類が改訂され,障害というマイナス面のみならず,保たれているプラスの面も含めて心身機能を考え,人と環境との相互関係のなかで健康状態を積極的に捉えようとする気運が高まってきたことと連動していると考えられる. いずれにしても,あらゆる臨床医学の場面において最も重要なドグマの一つである「病気を診るのではなく（病気をもつ）人を診る」という立場に集約される[2]. 障害や損傷をもつ人の保たれている側面に目を向けるこのような考え方は,最近の**レジリエンス**（resilience, **ストレス抵抗力**ないし**抗病力**）といった考え方や,心理学の領域でも隆盛となってきている**ポジティブサイコロジー**（http://jphp.jp/）の潮流とも無縁ではない.

　また,損傷を受けた脳がどのように働いているかを考えることは,脳機能を理解するためには決定的に重要である. 我々が知る必要があるのは,損傷を受けた脳部位が何をしているかということよりも,残されている脳部位で何ができるかということである. このような残された（保たれた）脳機能に着目することは,脳損傷をもつ人のリハビリテーションを考えるうえでの出発点である. 後述する**神経心理学的リハビリテーション**の原理もこういった問題意識に立脚している.

Ⅲ. 脳損傷をもつ人との関わり——一期一会

　千利休の茶の湯の教えに「**一期一会**」という言葉がある. もとは臨済宗の開祖となった唐の高僧,臨済義玄の言葉として「臨済録」の中にあるとされる. いま目の前にいる人とこうして会っているこの時間は二度と巡っては来ないものなので,大切にしなさいといった意味と考えられている. 日々,患者さんと接する臨床家にとっては,日常の診療や体験は文字どおり一期一会である. たとえばある患者さんに知能検査をした際の点数が何点であったかといった情報はもちろん大事だが,それよりももっと大切なことがある. それは,検査中の患者さんの振る舞いがどうであったか,どのようなやりとりがあったか,検査を実施した自分自身がその時どのように感じたかといった特別な体験であり,その場に居合わせた者のみが共有できる. 後にも先にも,あの時一回かぎりの…という体験は,認知心

理学の用語では**自伝的記憶**（autobiographical memory）と呼ぶ．後になって感慨深く思い出されるのもこの自伝的記憶である．心理職にとって，心理検査を的確に実施できる技術は重要だが，それ以上に大切なのは，検査の場面を含めた患者さんとの一期一会を積み重ねることで，その人となりを理解し受容することである．正しい診断や望ましい治療方略も患者さんを**全人的に理解**してはじめて可能となる．心理職の醍醐味は自分にしか経験できない，そして自分しか思い出すことができない貴重なエピソードの積み重ねにある．

　逆説的ではあるが，一期一会という言葉の本当の意味は「一度しか出会わない」ということではない．むしろ，これからも何度でも会うであろうが，もしかしたら二度と会えないかもしれないという覚悟で接するということである．実際，毎日接していた患者さんが急に退院・転院したりして予期せぬ形で関わりが終了することもある．しょっちゅう会う人だからこそ，かえってこの一瞬を大切に思い，今の自分にできるベストを尽くす．たとえ二度と会うことはなくても後悔することがないように．

　さらに，一期一会には，対をなす言葉として「**一座建立**」という言葉もある．むしろこちらのほうが本来，主体的な意味をもっていたという考えもある．筆者には茶道の素養がないので，本当の意味はよく知らないが，筆者なりの勝手な解釈では，場を同席する人たちが心を通じ合い，一つのことを成し遂げるといったことだろうと考える．たまたま時間と空間を共有する人たちが，一体となって前向きに力を合わせていく．これは患者さんと家族を中心として治療に向き合うチーム医療の場面でも，あるいはまた多くの人が参加する研究活動の場面でも，活きてくる言葉だと思う．

Ⅳ. 脳損傷のアセスメントにおける心理職の役割

　あらゆる医学的病態において，治療的取り組みを始める前に，必ず患者さんに対する検査，評価，診断確定のプロセスがある．脳損傷の場合，治療チームの構成員が何をどのように分担するかは施設や部門ごとに異なっている．狭義の神経心理学的領域について言語，知覚，行為，注意，記憶，遂行機能などを系統的に評価していくことになるが，一般的には，言語は言語聴覚士，知覚や行為は作業療法士，そして注意や記憶，遂行機能については心理職が担当する場合が多い．

　さらに，心理職には，臨床神経心理学的アセスメントとして，気分や情動，意欲や意思，パーソナリティといった側面についても包括的・総合的に評価していくことが求められる．Sahakian の一派はこれらの機能を"hot cognition"と呼び，彼女たちが"cold cognition"と呼ぶ通常の認知ドメインと区別しており[3]，特に"hot cognition"をうつ病などの精神疾患における神経心理学的問題を考えるうえで特に重視している．しかし，器質的な脳損傷例においても"hot cognition"の領域を意識しておくことは臨床的に有用である．

　また，**社会的認知**（social cognition）ないし**社会的行動**（social behavior）の問題をアセスメントしていくことは心理職の最も得意とする領域であろう．頭部外傷をはじめとする様々な脳損傷において，特に前頭葉に損傷が見られる場合，いわば後天的な発達障害ないし自閉症スペクトラム症と呼びうる人に遭遇することは稀ではない．的確に社会的

認知・行動障害をアセスメントしておくことは，その後の対応を考えるうえでも必須である．

V. 脳損傷の治療アプローチにおける心理職の役割

　脳損傷をもつ人に対する治療アプローチとしては，患者さん本人への**神経心理学的リハビリテーション**（neuropsychological rehabilitation）ないしは**認知訓練**（cognitive training）が主体であるが，あわせて本人への**精神療法**，**家族への支援**なども重要である．特に社会的行動障害を背景として，対人関係場面で生じる**怒りの爆発**（anger burst）への**認知行動療法的アプローチ**は近年その重要性が増してきている[4, 5]．本書でも，5章や12章でそのようなアプローチにおける心理職の役割について述べられている．

VI. 神経心理学的リハビリテーション

　高次脳機能障害に対する治療的アプローチの中核は，**神経心理学的リハビリテーション**である．神経心理学的リハビリテーションは本書の中心テーマであり，4章と5章および各論のなかで詳細に述べられている．ここではごく簡単にアウトラインを述べておくこととする．また，筆者がこれまでに神経心理学的リハビリテーションの基本的な考え方，原理を述べた総説もあわせて参照されたい[6~8]．各論で述べられている個々の認知ドメインに関するリハビリテーションにおいて，特に注意，記憶，遂行機能，情動・社会的行動障害に関しては，心理職の主体的関与が期待されている．

(1) 神経心理学的リハビリテーションの基本原理

　神経心理学的リハビリテーションは脳損傷に起因する**機能障害**（impairment）を訓練によって回復に導こうとするリハビリテーションを指す．神経心理学的リハビリテーションにおいては，まず脳損傷後の神経心理学的障害の**タイプ**や**重症度**が同定され，それに伴いどのような機能が障害され，あるいは逆に残存しているかを把握することがまず不可欠である．

　次に，その障害に対する**訓練計画**が作成され，その訓練の効果が検査課題の成績上昇および日常生活上の改善という2つのレベルで判定される．この際，検査成績の向上に示されるような機能障害（impairment）のレベルの改善よりは，日常生活上の**能力障害**（disability）のレベルの問題を軽減することが臨床的には重要度が高い．たとえば記憶障害のリハビリテーションであれば，記憶検査成績が改善することよりも，日常生活で薬を飲み忘れることがなくなるような工夫をすることに意義がある [図2][9]．

(2) 神経系の回復メカニズム

　訓練方法の選択に際しては，障害された機能がどのような**脳内メカニズム**に基づいて回復する可能性があるのか，認知訓練はどのような**回復メカニズム**の援助をしようとしているのか，そのことはどのような**脳内変化**を期待しているのかを考慮する．

　通常，成人の獲得性脳損傷では，様々な認知ドメインに関して，損傷後数週間から数カ

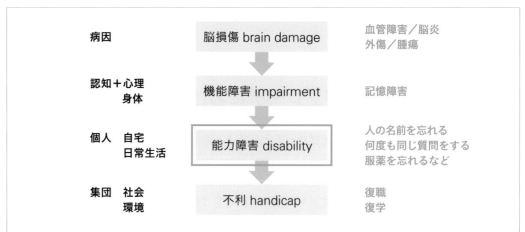

病因	脳損傷 brain damage	血管障害／脳炎 外傷／腫瘍
認知＋心理 身体	機能障害 impairment	記憶障害
個人 自宅 日常生活	能力障害 disability	人の名前を忘れる 何度も同じ質問をする 服薬を忘れるなど
集団 社会 環境	不利 handicap	復職 復学

機能障害（impairment）のレベルよりも日常生活上の問題点（能力障害，disability）のレベルの改善に力点を置くべきである．

[図2] **記憶障害のリハビリテーションの枠組み** (三村，2003)[9]

月で**迅速に生じる回復**（rapid recovery）と，その後も年余にわたって続きうる**緩徐な回復**（slower recovery）があることが知られている．このような神経系の**機能回復メカニズム**としては，①**再建**（reestablishment）ないし**復元**（restitution）と，②**再組織化**（reorganization）という2つのプロセスがある．

　第1の再建においては，障害された機能は損傷を受ける以前に機能していたのと同じように復元，再構築される．この再建は，比較的損傷から早期に生じる回復プロセスであり，その背景には神経系は変化しうる可塑的なものであり，復元できる可能性を内在しているという考えがある．

　一方，第2の再組織化では，以前とは異なった機能的プロセスやメカニズムを用いて同様な効果が達成されるという意味で，**機能の代償**（compensation）である．再組織化は一般に再建が十分に行われない状況で生じてくるプロセスであり，長い時間がかかることになる．損傷後の機能回復には通常，この比較的早期の直接的な再建過程と，より長期の間接的な代償過程が組み合わさった形で営まれると考えられている．筆者らも以前，失語の回復過程が左半球言語野近傍の血流上昇に反映される**早期の直接的過程**と，反対の右半球の血流上昇に反映されるより**長期の間接的過程**に分けられることを示した[10]．前者はより再建に近く，後者はより再組織化に近い考え方で捉えることができる．このような原理は，Robertson と Murre[11] のコネクショニスト・モデルでも，神経回路の損傷が相対的に小さい場合には機能の再建が可能であるが，より大きな損傷の場合には回復の背景に代償過程が存在する可能性が高いことが示されている．

　現代的な神経心理学的リハビリテーションの背景には，従来考えられていたよりもはるかに大きな**脳の可塑性**が秘められているという考えがある．このような考えは，実はすでに1890年代に米国の実験心理学の祖であるウィリアム・ジェームズ（William James）によって提唱されていた．今日，このことが様々な場面，設定のなかで検証されてきている．たとえば，ロンドン大学認知神経科学科の Maguire 教授らは，ロンドンの黒塗りタクシー（ブラックキャブ）の運転手は複雑なロンドンの市街地を走行するキャリアが長いほど，海馬後方領域が肥大していくことを示している[12]．

Ⅶ. おわりに―心理職として脳損傷に関わること

　本章で述べてきたように，脳損傷の評価や治療・対応には多職種の人が様々な立場から関わっていくことになる．心理職はもともと人の心理現象に関する幅広い知識と経験をもとにして，そのうえで病気や怪我により脳に損傷を受けた人に接し，その脳が回復し，心が癒されていくプロセスの一端を担うことになる．

　ことに本書の読者のなかには，公認心理師としての国家資格取得を目指している人が多いであろう．現在，医学・医療の領域では，日本専門医機構のもと学会主導で各科領域の専門医制度の整備が進められている．心理学領域においても，公認心理師の資格の上にサブスペシャリテイとして臨床心理学を専門とする人々がいて，さらにどのような特徴の患者さんを専門対象とするかにより，米国のような認定資格化も期待されている．成人の精神医学領域，老年・認知症領域，児童・思春期領域，依存・中毒領域などとともに，神経心理学・高次脳機能障害の領域も重要性を増してきている．これらを背景に，日本神経心理学会と日本高次脳機能学会は，2019年に学会横断的な共同のプラットフォームとして臨床神経心理士の学会資格を創設した．2022年には最初の有資格者たちが誕生し，現在，神経心理学・高次脳機能障害学の第一線で活躍している．本書を手に取り学んでいくことが，優れた臨床神経心理士ないしそれを目指す人たちの育成・教育の一助となれば幸いである．

文献

1）大東祥孝：神経心理学の歴史と方法．失語症研究 **22**：215-220，2002.

2）三村　將 編：精神科レジデントマニュアル．医学書院，2017.

3）Roiser JP, Sahakian BJ：Hot and cold cognition in depression. CNS Spectr **18**：139-149, 2013.

4）日本高次脳機能障害学会　教育・研修委員会編：頭部外傷と高次脳機能障害．新興医学出版，2017.

5）三村　將：脱抑制症候群．注意と意欲の神経機構（日本高次脳機能障害学会　教育・研修委員会 編），新興医学出版，2014，pp157-180.

6）三村　將，先崎　章：高次脳機能障害の治療の原則．高次脳機能障害マエストロシリーズ第1巻　基礎知識のエッセンス（山鳥　重，早川裕子・他 編），医歯薬出版，2007，pp27-35.

7）三村　將，早川裕子：高次脳機能障害のリハビリテーション．精神医学 **52**：997-1004，2010.

8）加藤元一郎，三村　將：脳の可塑性と高次脳機能障害．臨床リハ別冊　高次脳機能障害のリハビリテーション Ver3，2018.

9）三村　將，小松伸一：記憶障害のリハビリテーションのあり方．高次脳機能研究 **23**：181-190，2003.

10）Mimura M, Kato M, et al：Prospective and retrospective studies of recovery in aphasia. Change in cerebral blood flow and language functions. Brain **121**：2083-2094, 1998.

11）Robertson IH, Murre JMJ：Rehabilitation of brain damage：brain plasticity and principles of guided recovery. Psychol Bull **125**：544-575, 1999.

12）Maguire EA, Gadian DG, et al. Navigation-related structural change in the hippocampi of taxi drivers. Proc Natl Acad Sci U S A **97**：4398-4403, 2000.

（三村　將）

1章 臨床神経心理学とは

到達目標 ....

● 神経心理学の考え方や歴史的な流れを理解する.
● 臨床神経心理士について理解する.
● 臨床神経心理学をめぐる海外と日本の違いについて理解する.

1. 臨床神経心理学とは

　神経心理学は「脳の構造と心の働きの相関を知ろうとする学問」[1]，あるいは，より限定的に「脳に損傷や疾患が生じた後の高次機能の状態に関する学問」[2] と表現されるように，脳と心の関係について明らかにしようとする学問である．脳の状態を把握することが容易ではなかった時代には，脳の機能は障害された状態を通じて間接的に理解することが唯一の手段であったため，「脳機能の理解＝脳機能の障害の理解」であった．しかし，障害されていない脳の機能について計測することが可能となった現代では，脳機能画像や動物を対象とした研究も含め，神経心理学の裾野は広がっているが，わが国における「神経心理学」は脳の障害を通じて脳の機能を理解する学問として用いられることが多い．

　脳に障害を負った人々を臨床的な視点から評価・支援・介入を行う立場を明確にするために，**臨床神経心理学**（clinical neuropsychology）と称せられることがあり，本書もこの立場にある．欧米では，臨床神経心理学に特化した専門職である**臨床神経心理士**（clinical neuropsychologist）の資格が確立し，リハビリテーション領域をはじめとして，小児科や脳神経内科，脳神経外科や司法領域などで活躍し，教育・研修制度も整っている．なお，わが国でも臨床神経心理士が学会認定資格として 2019 年に創設されているが，欧米とは異なり，後述するように公認心理師以外にも言語聴覚士など多職種が取得できる資格となっている．

1）神経心理学の歴史的な背景

　"脳に精神の座が宿る"という考えは古くからあったが，現代のように脳の特定の皮質領

〔キーワード〕局在論、全体論、巣症状、高次脳機能障害

域と特定の機能との関連について考えるようになったのは，骨相学で有名な F. J. Gall（1758〜1828）が端緒である．このような，特定の機能が特定の脳領域に関係するという考え方が**局在論**であり，神経心理学の源流でもある．しかし，Gall の説は推測の域を出ず衰退することとなった．機能と脳部位との関係を因果的に説明し，現代の神経心理学の原点となるのが失語症状を示した患者を検討した P. Broca（1824〜1880）や C. Wernicke（1848〜1905）である．その後，脳の特定の領域が特定の機能を司っているという**機能局在論**や，局在する機能が結びつくことによって全体として機能するという皮質連合説の考え方が広がり，現代の神経心理学のみならず神経科学の基礎となっている．しかし，これらの考えを否定する反局在論あるいは全体論や知性論が 20 世紀の半ばまで学術界を席巻することとなった．そのようななかで，アメリカの神経学者である N. Geschwind（1926〜1984）によって機能局在論や**皮質連合説**が復興され，現代にもつながっている[3]．

　歴史的には，神経心理学の主要な役割としては，脳に損傷や疾患がある患者に対して高次の脳機能の評価（神経心理学的検査）を行い，そこで示された結果と死後の解剖（剖検）で確認される病巣との対応づけにより知見を集積したうえで，神経心理学的検査の結果から責任病巣を推定することにあった．しかし，1970 年代から登場した CT スキャンや，その後に開発された MRI によって，剖検を待たずとも発症や受傷直後の生きたままの脳の病変を詳細に描き出すことができるようになり，神経心理学の役割が終焉したと思われた時期もあった．しかし脳の器質的・機能的な個人差は非常に大きいため，形態学的な病変部位を把握するだけでは不十分であり，認知機能の個人差や障害の程度を把握するためには，神経心理学的な評価は欠かすことができないものであり，近年では，脳血管障害のみならず，認知症や発達障害などの評価も含め，以前にも増して神経心理学の役割が重要となっている．

2）日本における歴史とその特徴

　神経心理学の国際組織である**国際神経心理学会**（International Neuropsychological Society：INS）が組織されたのは 1967 年だが，わが国の神経心理学に関連した学会の歴史も古く，**日本神経心理学会**が 1978 年，**高次脳機能学会**（日本失語症学会が前身）は1977 年に設立されている．しかし，欧米と比べて日本の学会の性質は大きく異なっている．一つは会員構成である．INS は神経科医や精神科医もメンバーだが，心理学を背景とする会員によってその多くが構成され，医学と心理学の相互の協力のもとに発展した．一方，わが国の神経心理学は「圧倒的な医学主導の形で発展」してきた歴史がある[4]．もう一つの特徴は，学術総会での発表や学術誌における論文の性質の違いである．**症例報告**は，エビデンスレベルが低く位置づけられていることから，海外の学術誌では掲載されることが難しく，そのため学術総会の場で発表されることも少なくなっているが，わが国では症例報告は学会発表や論文において今でも主流である．また，2001 年から始まった**高次脳機能障害モデル支援事業**の影響により，全国的に高次脳機能障害に対するリハビリテーションのニーズが顕在化し，神経心理学への関心を集めるようになったが，国家資格化の遅れもあり，心理職がその十分な受け皿とはなれていない．教育・研修体制を含め今後の発展が期待される．

　このようにわが国の神経心理学は諸外国と比べて，組織や取り組み方に特色があることを理解しておきたい．

2. 臨床神経心理士とは

　諸外国では，学部で心理学を学んだうえで，大学院で神経心理学を履修し，それを専門とした職種（Clinical Neuropsychologist：臨床神経心理士）が存在する．特にアメリカでは博士の学位や現場でのインターン（1年），学位取得後の就労（ポスドク）（2年）など高度な専門知識と経験が求められ，そのうえで試験を受けてライセンスの取得となる．ライセンスはアメリカの心理専門職の認定機関である American Board of Professional Psychology（ABPP）などで認定される．

　アメリカ心理学会（American Psychological Association：APA）には54の部会があるが，臨床神経心理学に関する部会（Division 40）はそのなかでも最大規模であり，心理学領域における臨床神経心理学への関心の高さがうかがえる．なお，そこで述べられている臨床神経心理士に必要な能力としては，「神経心理学的な知見と，神経学やその他の医学データ，心理社会的あるいはその他の行動学的なデータ，神経科学における知見とを統合する能力であり，そして社会的，文化的，倫理的な問題を吟味したうえで，その知見を解釈する能力である」[5] とされ，臨床神経心理士には神経科学的な知見のみならず，社会や文化も含む多角的な知見を身につけることが求められている．

1）日本での状況
　心理職の国家資格化はリハビリテーション領域の他の職種に比べて大幅に遅れ，2017年にようやく公認心理師法が施行され，2018年に第1回の試験が実施された．一方で言語聴覚士が約4万人（2022年度現在）であるのに対して，**公認心理師**はわずか5年のあいだに約7万人が資格登録し（2023年3月末現在），急激に数を伸ばしている．なお，試験には神経心理学に関する領域も含まれてはいるが，登録者の多くは現任者（すでに現場で働いている人々）であったため，これまでに学部や大学院で十分な教育を受けてきているとは限らない．また，公認心理師が働く場の多くは教育や福祉などの領域であり，医療に関わるのは3割程度である．さらに，その多くは精神科領域であり，リハビリテーション領域の心理職の数は限定的である．

　現任者が受験できる期間が終了したことから，今後は大学や大学院で所定のカリキュラムを履修した公認心理師が徐々に増えることが想定されている．なお，受験資格に対応した大学では，科目の一つに神経心理学領域が含まれていることから，学部から公認心理師に対応したカリキュラムを履修することで，神経心理学に関する知識が浸透することが期待されているものの，科目名称に「神経・生理心理学」とあるように，生理心理学と合併された内容である．そのため神経心理学に該当する「高次脳機能障害の概要」を含めることが求められてはいるが，神経心理学に関する教育内容は各大学に委ねられている．言語聴覚士や作業療法士などの養成校に比べると，公認心理師における神経心理学に関する教育体制は不十分である．公認心理師の関連団体では上位資格を準備しているが，公認心理師は複数の領域に関わる職種であることからも，神経心理学の専門性を示す資格としては十分とはいえなかった．そのようななか，神経心理学に関連する2つの学会によって**臨床神経心理士の資格制度**が2021年にスタートした．公認心理師の資格取得後に，神経心理学の専門性の証として取得を目指すのも一つの方法である．

神経心理学領域の心理職は，脳の機能やその障害に関する知見をもとに，その評価である**神経心理学的検査**を中心とした**神経心理学的なアセスメント**がその強みとなる．特にリハビリテーションの分野では，アセスメントを通じた患者の理解は，その後の介入（治療）や支援においてもいかされることから，患者を包括的に理解する立場にある心理職（neuropsychologist）は，欧米ではリハビリテーションの計画や実施などにおいても中核的な役割を担っている[6]．

一方，国家資格化の遅れにより，心理職の配置が少ないこともあり，わが国のリハビリテーション領域での神経心理学的な検査の業務は言語聴覚士や作業療法士が関与することが多く，なおさら心理職の参画を難しくしていた．また，言語聴覚士や作業療法士は治療の対象やアプローチが比較的明瞭であるのに対し，心理職はあらゆる病態を対象とすることが可能であるために，かえって専門性を発揮しにくい状況にある．そのような状況のなかで，カウンセリングなどの臨床心理学的な要請に応じることで心理職としてのアイデンティティを保つことも少なくない[7]．公認心理師を養成する大学院の多くが臨床心理士の養成を引き続き行っているが，米国などのように臨床心理学をバックグラウンドとすることが強みになっていると思われる．なお公認心理師のカリキュラムでは，学部や大学院での教育が多岐にわたるため，神経心理学に関する知識や経験は不十分なままであることからも，しばらくのあいだは卒後教育を中心に神経心理学に関する知識や経験を培うことが求められよう．

2）臨床神経心理士に求められるコンピテンシー

コンピテンシーとは，仕事で求められる能力や行動特性のことであり，臨床神経心理士の仕事においても，特有のコンピテンシーが示されている．［表1］は，各国の臨床神経心理士に求められているコンピテンシーを整理したものである．ここに示されているように，諸外国では臨床心理学のみならず**一般心理学**を基本的なコンピテンシーとして位置づけている．わが国の臨床神経心理士はまだ発展途上であるとともに，公認心理師以外にも多くの職種によって構成されていることから，それぞれの背景職種としての強みをいかしながら，これらのコンピテンシーを参考に，生涯教育のなかで臨床神経心理士としての知識や技能の向上を図り，その質を高めていくことが望まれる．

［表1］**臨床神経心理士に求められるコンピテンシー** (E. Hessen, etal, 2018)[8]

〈基本的コンピテンシー〉
- 臨床心理学や一般心理学に関する十分な知識（修士程度）
- 脳と行動の関係や神経解剖学に関する知識
- 臨床心理学，精神医学，神経学に関する知識や技能

〈専門的コンピテンシー〉
- 神経心理学的アセスメントに関する十分な知識や技能
- 多様性や文化についても配慮や対応ができる
- 神経心理学的な知見，テスト結果を様々な人々に適切に伝えられる
- 心理学的，神経心理学的な介入に関する知識や技能

3. 神経心理学的リハビリテーション

　臨床神経心理士が実施するリハビリテーションには，**認知リハビリテーション**と**神経心理学的リハビリテーション**がある．イギリスの神経心理学者である B. Wilson の整理によると，認知リハビリテーションは脳の障害によって生じた認知機能の問題の改善を試みるプロセスである一方，神経心理学的リハビリテーションは，脳の障害によって生じた認知機能の障害，感情の障害，心理社会的な障害，行動の障害などの改善を試みるプロセスであり，認知リハビリテーションよりも広い領域を扱っている [9]．わが国の心理職が行うリハビリテーションに関しても，認知機能の改善に終始するのではなく，より**包括的な神経心理学的リハビリテーション**という視点やアプローチが重要である．特に臨床心理学的な視点を有する心理職にとっては，このようなアプローチを意識することで，その力を一層発揮できるはずである．

　脳損傷患者を対象としたリハビリテーションにおいては，機能的自立度評価法（functional independence measure：FIM）が改善や回復の指標として重要視されるように，運動機能や認知の向上に焦点が当てられ関心がもたれることが多い．**リハビリテーションチーム**の一員としては，心理職は治療対象として認知機能の向上に主な焦点が当てられることが少なくないが，患者の不安や抑うつは認知機能に影響を与え，認知機能の状態は心理的・社会的な適応にも影響を与えることがあるように，**患者の主観やアイデンティティ**は非常に重要である．しかし，これまでの神経心理学のテキストは認知機能の障害やその改善に焦点が当てられ，患者のアイデンティティや心理的適応の問題にまで言及されるようになったのは比較的最近のことである [10]．アイデンティティや心理的適応に関しては，心理職の中心的課題だが，わが国のリハビリテーションの現場では，臨床心理士や公認心理師が配置されることが未だに少ないため，特に心理的な適応の問題については，心理職以外のスタッフが，その力量に応じて対応してきた歴史がある．また残念なことにリハビリテーションの現場では，知識不足やコミュニケーションの不全から臨床心理学を背景とする心理職に対しては厳しい意見が出されることも少なくなく，リハビリテーションの領域で心理職が拡大しない一因にもなっている．そのようななかで，前述した臨床神経心理士に求められるコンピテンシーや，後述する原理に示されているように，リハビリテーション領域で対象となる患者に対しては，**科学的なアプローチ**のみならず，**臨床心理学的なアプローチ**が必要であり，今後は両者のバランスのうえに立った心理職が求められるといえよう．

　アメリカの神経心理学者である G. Prigatano は，神経心理学的リハビリテーションに必要な 13 の原理を示している［表2］[11]．この原理で強調されていることは，原理 1「患者の主観的，現象学的な経験を基点とする」とあるように，まずは，患者の主観を大切にという視点であり，最後の原理 13「高次脳機能障害の患者のリハビリテーションには，科学的なアプローチと現象学的なアプローチの双方が必要である」とあるように，科学的アプローチと臨床的アプローチの双方に立脚したアプローチの重要性である．特に心理学を背景とする臨床神経心理士の目指すべき姿であるといえる．

　リハビリテーション領域における心理職は発展途上であり，今後の活躍が大いに期待さ

[表2] 神経心理学的リハビリテーションに必要な 13 の原理　(George P, 1999)[11]

1. 患者の主観的, 現象学的な経験を基点とする.
2. 今ある症状は発症／受傷前の認知機能やパーソナリティの特徴と脳の病変にもとづいた神経心理学的な症状が合わさったものである.
3. 神経心理学的なリハビリテーションは, 高次脳機能の障害の治療と対人関係場面におけるマネジメントに焦点が当てられる.
4. 神経心理学的なリハビリテーションは, 患者が自身の行動の観察を通じて, 脳損傷による直接的あるいは間接的な影響について知ることを促す.
5. 認知とパーソナリティの関係についての誤った理解は, その後の多くの問題を誤って判断してしまう.
6. 認知機能障害の再教育法については, ほとんど知られていないが, 認知機能の改善に関する一般的なガイドラインは明らかにされている.
7. 心理療法は, 患者やその家族の喪失に対処することに有用である.
8. 脳機能に障害がある患者と関わることで, 患者家族やリハビリテーションスタッフに心理的な反応が生じることがある. これらの反応に適切に対応することで, 心理的な適応を高めることができる.
9. それぞれの神経心理学的なリハビリテーションのプログラムは力動的である. そのチームには力動的で創造的な努力が求められている.
10. 助けられる患者とそうではない患者を見分けられなければ, 信用を失うことになる.
11. 脳損傷後の自己意識の障害は, 十分に理解されず, 管理も十分になされていない.
12. 満足のいくような患者の管理や計画のためには, 回復や障害に対する理解が必要である.
13. 高次脳機能障害の患者のリハビリテーションには, 科学的なアプローチと現象学的なアプローチの双方が必要である.

れる. 一方で, 他のスタッフと同等に活動するために必要な卒前・卒後の教育や研修の体制はまだ不十分である. わが国でも資格化された臨床神経心理士の取得が, 学びとして道しるべとはなるが, 多職種によって構成されている資格ということからも, それだけでは不十分であり, 海外で指摘されているようなコンピテンシーを意識した学びや実践を意識することが必要である.

1章　Q and A

Q1 神経心理学の考え方として正しいものを 1 つ選びなさい.
1. 神経科学のなかでも臨床研究に限られた研究を指す.
2. 脳損傷患者を理解するためには病変部位を把握すれば十分である.
3. 画像所見で病変部位がわかれば神経心理学的検査を実施する必要はない.
4. 神経科学的な研究で得られた知見は, 臨床には反映されない.
5. 高次脳機能障害に対するリハビリテーションに関係する.

Q2 神経心理学的リハビリテーションで正しいものを 1 つ選びなさい.
1. 高次脳機能障害には認知リハビリテーションのみが行われる.
2. 心理職の役割として求められるのはカウンセリングである.
3. アセスメントをふまえた包括的な神経心理学的リハビリテーションが求められる.
4. 関わる職種は, 医師と公認心理師である.
5. 患者・家族から得られた客観的な情報が唯一である.

Q1 | A……5

解説

　神経心理学は，脳と各種の精神活動との関係についての学問であり，その科学的な探究としての側面と，実際に脳に損傷や疾患を有する人々に対する評価や支援といった臨床的な側面の両方を有し，相補的な関係性にある．特に後者の立場を強調する場合，臨床神経心理学と表現され，わが国では高次脳機能障害を対象とすることが多い．なお，脳に損傷や疾患を有する人々を理解するためには画像所見だけではなく，神経心理学的検査が重要な役割を担っている．

Q2 | A……3

解説

１．認知リハビリテーションと神経心理学的リハビリテーションがある．

２．心理職には，神経心理学的アセスメントとともに，カウンセリングを含む包括的な神経心理学的リハビリテーションの視点・介入支援が必要となる．

４．医師のほか，言語聴覚士，作業療法士など多職種によるチーム医療であり，連携が求められる．

５．患者の主観的，現象学的な経験が重要である．

文献

1）山鳥　重：神経心理学入門，医学書院，1985.

2）Finger S：History of Neuropsychology. In: Neuropsychology. Elsevier, 1994, pp 1–28.
http://linkinghub.elsevier.com/retrieve/pii/B9780080926681500077

3）河内十郎：心理学の世界 17，神経心理学：高次脳機能研究の現状と問題点，培風館，2013.

4）山下　光，山鳥　重：神経心理学的テスト．リハ医学 31(9):651–658, 1994.

5）American Psychological Association：Clinical Neuropsychology, 2017.
http://www.apa.org/ed/graduate/specialize/neuro.aspx

6）Beaumont JG：Introduction to Neuropsychology, 2nd eds, Guilford Press, 2008.

7）井上雅子：医療における心理職．認知神経科学 4(2):177–179, 2002.

8）E. Hessen, etal：Core competencies in clinical neuropsychology training across the world. Clin Neuropsychol 32:4, 642-656, 2018.

9）Wilson BA：Neuropsychological Rehabilitation. Annu Rev Clin Psychol, 4(1):141–162, 2008.

10）Vaghela R, Santoro C, etal：L. The psychological adjustment needs of individuals following an acquired brain injury: A systematic review. Appl Neuropsychol Adult. 30(5):469–482, 2023.

11）George P：Prigatano. Principles of Neuropsychological Rehabilitation. Oxford University Press,1999, pp1–356.

（緑川　晶）

軽度外傷性脳損傷と関連症状

最近，軽度外傷性脳損傷（mild traumatic brain injury；MTBI）がその経過や予防，あるいは診断と補償の観点から注目されている（4章，048頁参照）．

交通外傷や労働災害では，症状が固定することによって補償や等級の認定が決まるため，どこまでが純粋に脳神経学的な症状か，どこからが心因的な症状かという判断において，極めて難しい問題が発生する．また受傷直後にはみられなかった症状が経過の途中から目立ってくる例もある[1]．わが国では，症状を説明する脳画像所見がないと高次脳機能障害と認定されにくい背景もあり，当事者の会が発足してこれらの問題を提起している．

MTBI後にみられる脳震盪後症候群症状

MTBIでは，受傷直後から，「注意・集中力の低下，課題遂行力の低下，記憶障害」といった神経心理学的症状と，「頭痛，めまい，疲労感，易刺激性，不安，不眠」といったいわゆる脳震盪後症候群（のうしんとうごしょうこうぐん）の症状が（通常，一過

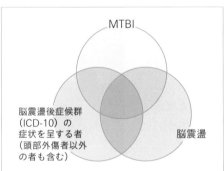

[図1] MTBI，脳震盪，脳震盪後症候群の症状を呈する者（頭部外傷者以外も含む）の関係
（先崎，2012）[1]

性に）出現するとされる[1, 2]．

MTBI，脳震盪，脳震盪後症候群の症状は，図1のように互いに一部を含み，一部を含まない関係にある．

軽度外傷性脳損傷と心的外傷後ストレス障害

MTBIにより，受傷直後数日間はほぼ確実に，認知機能の低下や各種身体症状が生じる．それがしばしば遷延し，時にうつ病や身体表現性障害を発症し，当初の頭痛やめまいなどの身体症状がそのまま，あるいはさらに悪化して持続することがある．また欧米では，心的外傷後ストレス障害（post traumatic stress disorder；PTSD）の合併例も報告されている．これは戦場での負傷，たとえば爆風による一時的な意識消失など特殊状況下でのMTBIを多数経験しているという背景がある．

交通外傷の場合でも，身体外傷例で時にPTSD（症状にはフラッシュバックや覚醒亢進のほかに「認知や気分の低下」）が観察されることを経験する[3]．意識消失がごく短い，あるいは意識混濁のみのMTBIでもPTSDの合併はありうると考えるのが自然であろう．そしてPTSDであれば，他の精神医学的症状（たとえば抑うつや心気症状など）と同様，一定の潜伏期間を経て症状が出現したり，あるいは増悪しうる．

MTBIの各種症状の回復には，脳器質的要素，脳機能的要素，そして状況依存的要素の3つが絡み合っている．

先崎　章

文献

1)　先崎　章：軽度外傷性脳損傷（MTBI）後の認知機能障害．精神科治療学 **27**：307-314，2012.

2)　先崎　章，稲村　稔：外傷性脳損傷後の記憶障害と気分障害　どこまで回復するか．精神科治療学 **30**：791-795，2015.

3)　先崎　章：精神医学・心理学的対応リハビリテーション．医歯薬出版，2011.

コラム
軽度外傷性脳損傷と関連症状

2章 脳神経系の構造と機能

到達目標 ··

● 脳を含む神経系の構造・機能を理解する.
● 高次脳機能障害に関わる脳領域と機能局在を理解する.
● 脳画像の見方を理解する.

CASE

50歳の井上 誠さん（仮名）は，仕事中に突然，左片麻痺と意識障害を起こし，緊急入院となりました．MRI画像［図A］で脳幹（橋），視床，大脳基底核，大脳白質などに多発性脳梗塞がみられるとして，治療を受けました．その後，意識は回復し，麻痺もリハビリを続けて改善がみられ，退院しました．

ところが，しだいに活動性が低下し，発話もしなくなり，数カ月後には筆談で会話をするようになりました．また周囲の話し声に敏感になり，うるさいと言ってパニックを起こすようにもなりました．診察場面では目を閉じてうつむいた状態で，不快なことには唸り声を上げて泣きます．また「強制笑い」といわれる，おかしくないのに急に笑い出す症状も出てきました．

筆談で検査をすると認知機能低下はなく，失語もありませんでしたが，口部顔面失行（口笛を吹く口の形を作れないなど）がみられました．MRI画像ではどこが症状と関係しているかよくわかりませんでしたが，SPECT画像［図B］では，症状を説明する領域の血流低下がみられました．SPECT画像の①は情動，②は発話運動の調整，③は言語・非言語コミュニケーションに関わるといわれ，強制笑いも偽性球麻痺という症状の一つで，脳幹か大脳白質の病巣に

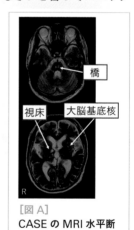

［図A］
CASEのMRI水平断
T2強調画像

〔キーワード〕脳，神経，ニューロン，グリア，シナプス，伝達物質，大脳皮質，大脳白質，間脳，脳幹，大脳基底核，小脳，脊髄，伝導路，意識，機能局在，高次脳機能ネットワーク，脳画像

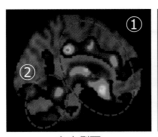

左内側面　　　　　　　　　　左外側面
①帯状回・梁下野・腹側線条体，②脳幹・小脳，③下前頭回・島・弁蓋

[図B] CASE の SPECT 統計画像（eZIS）

よると思われました．また口部顔面失行は弁蓋部の病巣で生じるという判断から，井上さんは多発性脳梗塞による口部顔面失行と社会的認知障害をきたしていると診断されました．

アウトライン

　CASE の井上さんのような症例では，脳画像を撮らなければ精神症状と診断されてしまう可能性がある．しかも MRI 画像だけでは病巣が多くあり，その症状がどこの病巣により生じているのかはわかりにくい．SPECT はどこの施設にもあるわけではないが，MRI 画像では捉えきれない機能低下を反映する場合があるため，必要に応じて他施設への検査依頼を検討すべきである．

　医療スタッフの一員としては，脳画像の結果を理解している必要があり，そのためには基本的な脳の構造を知っていることが求められる．

---

1. 脳と神経

　神経には，2つの意味がある．一つは目に見える神経，もう一つは目に見えない精神活動としての神経（神経を使う，神経が細かいなどというときの神経）である．本章で扱う神経は，前者の目に見える神経である．

1）様々なレベルの「神経」

　「神経」という言葉には3つのレベルが含まれる．第1に，単一の**ニューロン**，第2に，複数のニューロンが束になり身体各所を走行する**末梢神経**，第3に，ニューロンが無数につながった集合体である**神経系**である．脳とは，この神経系の最上部に位置する構造で，約860億個のニューロンからなるといわれる．なお，ニューロンは**神経細胞**と同じ意味で，一般にはニューロン（neuron）のほうがよく使われる．

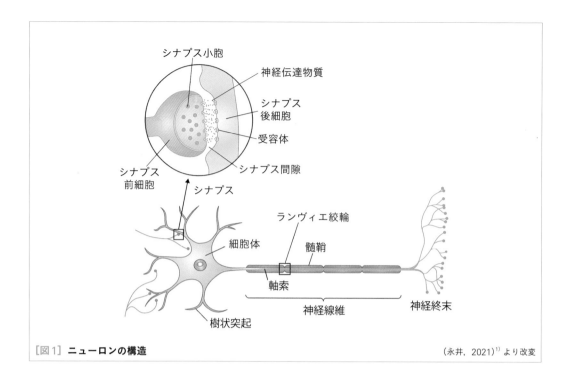

シナプス小胞
神経伝達物質
シナプス後細胞
受容体
シナプス間隙
シナプス前細胞
シナプス
ランヴィエ絞輪
髄鞘
細胞体
軸索
神経線維
神経終末
樹状突起

[図1] **ニューロンの構造**

(永井，2021)[1] より改変

2）ミクロ神経系[*1]

　神経系の主な細胞には，ニューロン以外に**グリア**（glia）がある．ニューロンほど有名ではないが，数はニューロンの10倍多い．

（1）ニューロンの構造

　図1[1]に単一のニューロンの構造を示す．中心に核をもつ星型の部分を**細胞体**といい，様々な処理を行う中心的な部分である．そこから長く伸びた部分が**軸索**で，その先端は分かれて神経終末となり，他のニューロンと接続して情報を伝える．軸索は髄鞘に包まれており，合わせて**神経線維**と呼ぶ．細胞体の星型の先の部分は細くなって枝分かれしており，これを**樹状突起**という．ここは，他のニューロンから情報を受け取る部分である．

（2）グリア

　グリアには，①アストロサイト，②オリゴデンドロサイト，③ミクログリアの三種類がある．アストロサイトは物質移動などに，オリゴデンドロサイトは髄鞘形成に，ミクログリアは免疫や脳の発達・可塑性に関わるとされる．グリアはニューロンを支える補佐的な働きをしていると考えられていたが，むしろニューロンの働きを調節する重要な役割をもつことがわかってきている．

（3）ニューロンの活動電位

　ニューロンの活動電位とは，ニューロンの細胞膜の電位が急激に変化して一定の閾値を超えることをいう[*2]．電位の変化が隣接部位にも起きて，次々に伝導していく．

[*1] ミクロ神経系：ミクロな，つまり肉眼ではわからず顕微鏡を使って初めてわかる神経系の微視的構造を，ここではミクロ神経系と呼ぶ．

[*2] 細胞膜の電位：一般に細胞膜は静止状態でマイナスに荷電しているが，細胞膜内へナトリウムイオン（Na^+）が流入することによりプラスに転じる（脱分極する）．続いてカリウムイオン（K^+）が細胞外に流出し，電位がまたマイナスに転じて元の電位に戻っていく（再分極）．

018

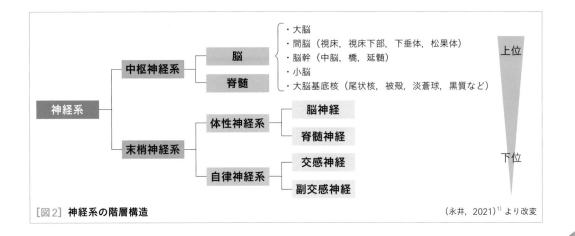

[図2] 神経系の階層構造　　　　　　　　　　　　　　　　　　　　　　　　（永井，2021）[1] より改変

（4）シナプスと伝達物質 ［図1］

　活動電位は神経終末まで伝達され，ここで別のニューロンに情報を伝える．このニューロンとニューロンのつなぎ目を**シナプス**という．情報を伝える側をシナプス前細胞，情報を受ける側をシナプス後細胞といい，両者の間には隙間がある（**シナプス間隙**）．シナプス前細胞の軸索を伝わってきた電気的活動が神経終末に到達すると，カルシウムイオン（Ca^{2+}）がシナプス内に流入し，シナプス小胞内の神経伝達物質がシナプス間隙に放出される．これが，シナプス後細胞の受容体（レセプター）に結合することにより，情報が次々に伝わっていく．神経伝達物質には，興奮性のものと抑制性のものがある．

2. 神経系のマクロ解剖と機能

1）神経系の階層構造 ［図2］

　神経系は大きく**中枢神経系**と**末梢神経系**に分けられる．中枢神経系に含まれるものは**脳**と**脊髄**である．末梢神経系は，**体性神経系**と**自律神経系**に分けられ，体性神経系には，12対の**脳神経**と31対の**脊髄神経**が含まれる．また，自律神経系には**交感神経**と**副交感神経**がある．脳神経のなかには，運動のみ・感覚のみに関わるもの，副交感神経の働きをもつもの，それらすべてに関わるものなど様々なものがある．この神経系のなかで，高次脳機能に直接関わるのは中枢神経系のなかでも脳だけである．

2）中枢神経系：脳

　大脳全体は**左半球**と**右半球**に分けられ，左右を分ける溝を**大脳縦裂**という ［図3a］.

（1）大脳皮質

　大脳皮質は，脳の表層にある厚さ約2mmの層である．神経細胞体を含むため灰白色に見え（灰白質といわれる），ここで様々な処理が行われる．図3b＜左外側面＞のように，大脳新皮質（系統発生的に新しい部分）は**前頭葉・側頭葉・頭頂葉・後頭葉**の4区域に分けられる．脳溝は脳表面の折りたたまれた底の部分を指す．

章

脳神経系の構造と機能

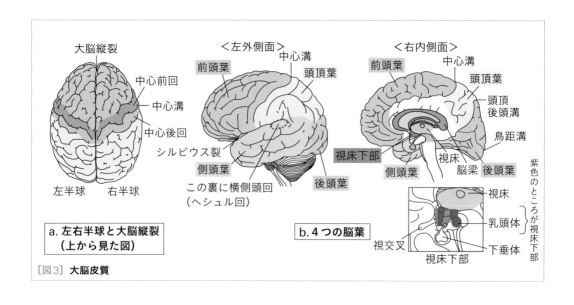

[図3] 大脳皮質

前頭葉と側頭葉を分ける深い溝は**シルビウス裂**（外側溝）と呼ばれる．前頭葉と頭頂葉を分ける溝は**中心溝**（ローランド溝）である．頭頂葉と後頭葉を分ける溝は頭頂後頭溝だが，この溝は大脳外側面より内側面（図3b＜右内側面＞）ではっきり見える．後頭葉と側頭葉を分ける溝だけははっきりしたものがなく，後頭前切痕というくぼみが不明瞭に分けるのみである．このように，**脳溝**は脳の区分の目安になる．なお，大脳では上方（頭頂方向）を背側，下方（底面に近い側）を腹側，前方を吻側，後方を尾側と呼ぶ．

（2）大脳白質

大脳白質は大脳皮質の深部にある領域で，神経線維の束が走行している．神経線維の表面を覆う髄鞘が豊富であるために白く見える．白質を走行する神経束は，左右半球間をつなぐ**交連線維**，同一半球内の離れた皮質間をつなぐ**連合線維**，および大脳皮質と下位の神経系（視床，小脳など）をつなぐ**投射線維**に分けられる．交連線維のうち最大のものが**脳梁**であり，約2億本の神経線維からなる．脳梁の各部位には名前があり，最も後方の**脳梁膨大部**は特に重要である［図4］．脳梁のほかに，交連線維には前交連・後交連など，連合線維には弓状束や上縦束・下縦束などがあり，高次脳機能に深く関わっている．

（3）間脳

間脳は大脳白質の深部，脳の正中部を占める領域をいい，**視床・視床下部・下垂体・松果体**などが含まれる［図3］．視床は多くの神経核からなる卵円形の構造物で，嗅覚を除くほぼすべての感覚は視床を通って大脳皮質に到達する，感覚の中継地点である．感覚以外にも運動制御，意識状態に関わるほか，記憶などの高次脳機能にも深く関わる．

間脳の下にある視床下部は多くの神経核からなる領域で，自律神経の中枢，内分泌系の中枢とされる．生体内の状態を一定に保つ，ホメオスタシス（恒常性）の維持に役立つ．下垂体は視床下部から下に垂れ下がった部分で内分泌腺であり，前葉と後葉に分けられ，前葉では成長ホルモンや副腎皮質刺激ホルモン，乳汁分泌ホルモン（プロラクチン）など，後葉では抗利尿ホルモンやオキシトシンなどが産生され，各臓器に働きかける．松果体は後方にある小さな構造物で，メラトニンを産生し，概日リズム（日中は覚醒し，夜間は就眠するという一日のリズム）を形成する．

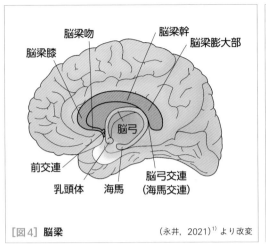

[図4] 脳梁　　　　　　　　　　　　　（永井, 2021)[1] より改変

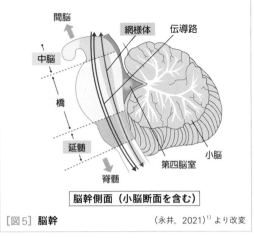

脳幹側面（小脳断面を含む）

[図5] 脳幹　　　　　　　　　　　　　（永井, 2021)[1] より改変

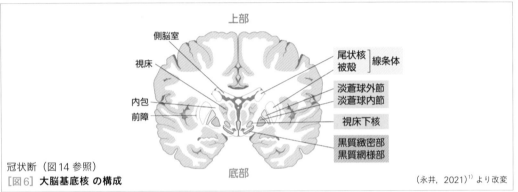

冠状断（図14 参照）

[図6] 大脳基底核 の構成　　　　　　　（永井, 2021)[1] より改変

(4) 脳幹

　間脳の下に続く部分は上から**中脳・橋・延髄**であり，まとめて**脳幹**という（間脳も脳幹に含まれる場合がある）．脳幹には脳神経の神経核が多く存在するほか，大脳皮質と末梢器官とをつなぐ伝導路や，意識を維持する網様体賦活系と呼ばれる線維束が通っている[図5]．橋の腹側にある底部は，錐体路などの伝導路が通っている．延髄は呼吸中枢を含み，生存に欠かせない．延髄背側にはまた，摂食・嚥下・発話に関わる神経核がある．

(5) 大脳基底核

　大脳基底核は大脳深部に島状に存在する神経核群で，図6のように複数の領域を指す．大脳皮質，視床と連携して，巧緻な動作や眼球運動，認知・情動に関わる．**尾状核と被殻**は線条でつながっており，**線条体**と呼ばれる．視床下核とともに大脳基底核の入口に当たり，大脳皮質からグルタミン酸作動性の興奮性入力を受ける．一方，淡蒼球内節と黒質網様部は出口に当たり，GABA 作動性の抑制性出力を視床に送っている．淡蒼球と被殻を合わせて**レンズ核**という．

(6) 小脳

　脳幹のちょうど後方にあるのが**小脳**［図5］で，上小脳脚・中小脳脚・下小脳脚という3つの小脳脚で脳幹と連絡している．上方は小脳テントで大脳（後頭葉）とは隔絶されている．小脳は中心部にある虫部と片葉小節葉，左右に張り出した小脳半球からなる．虫部や片葉小節葉は主に体幹のバランス，小脳半球は主に手足の協調運動に関わる．大脳や大脳基底核，脳幹などと連絡し，全体として精緻な運動制御を実現している．一般に運動機

能が中心だが，高次脳機能にも関わることが知られている．

3）中枢神経系：脊髄

　脳幹の最下部である延髄から下に続く部分が**脊髄**である．いわゆる背骨にあたる脊椎は椎骨が上下に連結したもので，脊髄はこの連結によりできた管状の空間（脊柱管）内に収まっている．脊髄からは後述の脊髄神経という末梢神経が出ており，この脊髄神経の番号と一致して脊髄も上から頸髄（C1-8）・胸髄（T1-12）・腰髄（L1-5）・仙髄（S1-5）・尾髄（Co1）に分節される．つまり，脊髄は合計31髄節からなる．脊椎も同じ数に区分されるが，第一頸椎の上下から頸神経が出るため，頸椎だけは頸髄より1つ少ない7つに区分される．

　脊髄断面をみると，外側が白質，内側が灰白質であり，大脳とは逆になっている．灰白質前方が前角，後方が後角で，それぞれ運動・感覚に関わる．白質は前方の前索・側方の側索が運動，後方の後索が感覚に関わる．一般に神経系は**前方が運動，後方が感覚**に関わる傾向がある．

4）伝導路

　大脳皮質と脳幹・脊髄とをつなぐ経路が伝導路である．大脳皮質で発した運動指令を筋へ伝える下行路（遠心路）を**錐体路**といい，逆に四肢体幹の感覚を大脳皮質まで伝える上行路（求心路）には，主なものとして**脊髄視床路と後索 - 内側毛帯路**がある．

(1）錐体路 ［図7］

　大脳皮質の一次運動野（中心前回）に発した運動指令は，大脳白質を放線冠となって下行し，内包後脚を通った後，中脳大脳脚→橋底部→延髄錐体と脳幹を下りていく．この経路が錐体路である．この後，多くの神経線維は延髄の錐体交叉で左右反対側に交差して，脊髄前角細胞まで下りていく．この経路を**外側皮質脊髄路**という．右半球の脳梗塞で左片麻痺になるのはこのように交差しているためである．交差せずに同側を下行する線維もあり，この経路を**前皮質脊髄路**という．

　一方，脊髄まで下りていかずに脳幹内の神経核（後述の脳神経の最中枢部）に終止する経路を**皮質延髄路**（皮質核路）といい，表情筋や舌筋など首から上の筋に運動指令を伝える．

　運動司令を伝えるニューロンを上位・下位運動ニューロンと呼ぶことがある．このうち**上位運動ニューロン**が錐体路に相当し，脊髄前角細胞（または脳幹神経核細胞）以下の末梢が**下位運動ニューロン**である．

(2）脊髄視床路 ［図8a］

　皮膚などの感覚受容器から入ってくる情報のうち，温度覚と痛覚を大脳まで伝える経路が脊髄視床路である．感覚器から伸びた一次ニューロンは，後根神経節を経て脊髄に入った後，交差して対側の後角でシナプスを換え（二次ニューロン），そのまま上行して視床に至る．ここで再びシナプスを換え（三次ニューロン），大脳一次体性感覚野（中心後回）に投射する．

(3）後索 - 内側毛帯路 ［図8b］

　関節などの深部にある受容器から来た情報，すなわち深部覚（振動覚，関節覚など）を大脳まで伝える経路が後索－内側毛帯路である．後根神経節を経て脊髄に入った後，脊髄

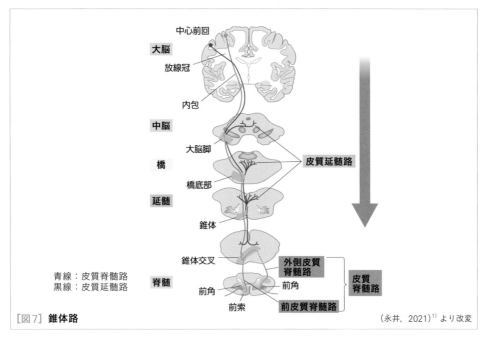

[図7] **錐体路**　(永井, 2021)[1] より改変

青線：皮質脊髄路
黒線：皮質延髄路

中心前回
大脳
放線冠
内包
中脳
大脳脚
橋
橋底部
延髄
錐体
錐体交叉
外側皮質
脊髄路
皮質
脊髄路
脊髄
前角
前角
前皮質脊髄路
前索

皮質延髄路

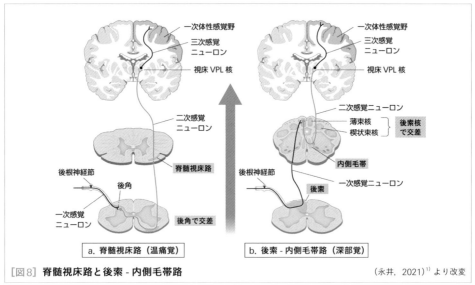

一次体性感覚野
三次感覚
ニューロン
視床 VPL 核
二次感覚
ニューロン
脊髄視床路
後根神経節
後角
一次感覚
ニューロン
後角で交差

a. 脊髄視床路（温痛覚）

一次体性感覚野
三次感覚
ニューロン
視床 VPL 核
二次感覚ニューロン
薄束核
楔状束核
後索核で交差
内側毛帯
一次感覚ニューロン
後根神経節
後索

b. 後索 - 内側毛帯路（深部覚）

[図8] **脊髄視床路と後索 - 内側毛帯路**　(永井, 2021)[1] より改変

視床路と異なり交差せずにそのまま脊髄を上行し，脳幹内の後索でシナプスを換え（二次ニューロン），内側毛帯を上行して視床に至り，ここでシナプスを換え（三次ニューロン），大脳一次体性感覚野に至る．なお，触覚は脊髄視床路・後索 - 内側毛帯路両方を通るとされる．

5）脳神経 ［図9］

　脳神経は，脳幹から起始し，頭蓋孔から頭蓋骨の外に出て，感覚受容器や筋と脳幹とをつなぐ左右12対の末梢神経である．脳の底面からみると，図9のように並んで出ている．
　感覚機能のみをもつ純感覚神経は**嗅神経・視神経・内耳神経**であり，それぞれ嗅覚，視覚，聴覚・平衡感覚を伝える．運動機能のみをもつ純運動神経は**滑車神経・外転神経・副神経・舌下神経**で，滑車・外転神経は眼球運動（それぞれ斜め下，外側に動かす），副神

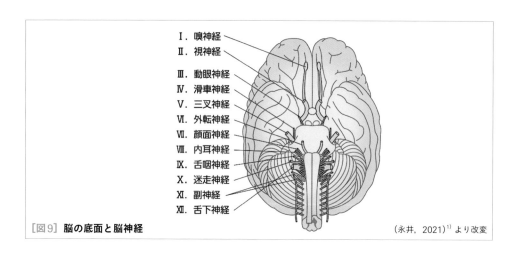

[図9] 脳の底面と脳神経　　　　　　　　　　　　　　　　　　　　　（永井, 2021)¹⁾ より改変

I. 嗅神経
II. 視神経
III. 動眼神経
IV. 滑車神経
V. 三叉神経
VI. 外転神経
VII. 顔面神経
VIII. 内耳神経
IX. 舌咽神経
X. 迷走神経
XI. 副神経
XII. 舌下神経

経は頸部の運動，舌下神経は舌の運動に専ら関わる．

　上記以外の脳神経は複数の機能をもつ．**動眼神経**は眼球運動のうち内転・上下転・上斜転と上眼瞼挙上に関わるほか，瞳孔括約筋に働いて縮瞳する（黒目が小さくなる）．縮瞳は後述のように副交感神経機能である．**三叉神経**と**顔面神経**はともに顔面に関わる神経だが，三叉神経は顔面の感覚，顔面神経は表情筋に分布して顔面の運動に関わる．三叉神経第3枝の下顎神経は咀嚼運動の機能ももつ．顔面神経は舌前方2/3の味覚を伝えるほか，唾液や涙の分泌調節にも関わる．**舌咽神経**は咽頭の運動・感覚のほか，舌後方1/3の味覚を伝える．また，耳下腺や血圧の調節にも関わる．**迷走神経**は全身臓器に分布して内臓感覚を中枢に伝え，また腺の分泌や血圧調節など副交感神経としての働きが中心である．そのほか，迷走神経の枝である反回神経は咽頭運動に関わる．

6）脊髄神経

　脳神経は主に首から上に関わるのに対し，脊髄神経は主に首から下の運動・感覚に関わる．脊髄髄節と同様，頸神経8対，胸神経12対，腰神経5対，仙骨神経5対，尾骨神経1対である．脊髄から出て前方の前根は運動神経，後方の後根は感覚神経だが，脊髄の外で合流して混合神経となる．皮膚上では再び脊髄髄節どおりに並ぶ(皮膚分節，デルマトームと呼ばれる)．

7）自律神経

　自律神経は，体性神経とは異なり随意コントロールできない末梢神経である．内臓の状態は，内臓求心性線維によって視床下部を中心とした中枢神経に伝達される（求心路）．一方，内臓状態の調節に関する中枢からの司令は，**交感神経**と**副交感神経**によって伝達される（遠心路）．

　交感神経と副交感神経の機能は拮抗支配と呼ばれるように，正反対である．一般に交感神経は戦闘状態，副交感神経は休息状態に対応するといわれる．交感神経と副交感神経の機能の違いとしては，3つある．①節前ニューロンの位置が，交感神経は胸髄付近であるのに対し，副交感神経は脳幹（脳神経の一部が副交感神経機能をもつ）と仙髄という2カ所に分散している．②節後ニューロンの神経節が交感神経は効果器（分泌腺など）から遠いが，副交感神経は近い．③使われる神経伝達物質が，交感神経は節前ではアセチルコリ

ン（Ach），節後ではノルアドレナリン（NA）と異なるが，副交感神経は Ach のみである．

　自律神経系は，中枢神経系の様々な領域により階層的に調節されている．脳幹には，呼吸や循環・排尿などの自律神経機能を調節する中枢がある．その上には視床下部があり，自律神経機能を調節することで総体的なホメオスタシスの維持に働いている．さらに大脳辺縁系の働きにより，情動に伴う自律神経反応が調整されている（コラム，032 頁参照）．

3. 高次脳機能に関わる脳領域と機能局在

1）意識

　高次の脳機能が営まれる前提として，**意識状態**が清明でなくてはならない．医学的に「意識がある」状態とは，脳が覚醒していて外界を正しく認識している状態である．覚醒しているか否かを簡易に調べるには，まず，自発的に開眼しているかどうかを観察する．閉眼したままで自発的に目を開けない場合，声をかけてみる．それでも反応がなければ，大声で呼びかけたり揺さぶったり，つねるなどの痛み刺激をして開眼するかどうかをみる．強い刺激にも反応がなければ**昏睡**，覚醒しても刺激がなければ眠ってしまう状態は**傾眠**である．開眼していても意識障害の場合もある．外界を正しく認識できているかどうかは，時間の見当識（今日は何月何日かなど）や場所の見当識（ここはどこかなど）を調べたり，適切なスピードで応答できているかなどを観察する．

　意識を支える神経系として有名なのは，**上行性網様体賦活系**である．脳幹網様体 ［図5］は延髄から中脳にかけて存在するニューロン群で，体性感覚，視覚，聴覚などの感覚入力を伝える上行路からここに側枝が伸びている．脳幹から上行して視床非特殊核に到達し，そこから大脳皮質にびまん性に（広く全体に）投射する．したがって，私たちの意識は感覚入力に支えられているといえるかもしれない．脳幹背側や視床，および大脳皮質が広範に障害されると意識障害になる．

2）高次脳機能に関わる脳領域と機能局在
（1）機能局在
　ヒトの思考や言語活動は，脳全体が働いて実現される．しかし，特定の脳領域が特定の機能を営む傾向にあることが知られており，これを**機能局在**という．
（2）一次領野 ［図10］ [2, 3]
　中心溝と平行する溝がその前後にあり，**中心前溝，中心後溝**という．これらの溝と中心溝にはさまれる脳回（脳皮質）をそれぞれ**中心前回，中心後回**という．中心前回は**一次運動野**，中心後回は**一次体性感覚野**である．また，側頭葉上方のシルビウス裂に面した側には横側頭回（ヘシュル回）と呼ばれる脳回があり**一次聴覚野**である．さらに，後頭葉内側面の鳥距溝という溝の直上・直下の領域は，肉眼でもわかる線がきれいに見えるため，線条野または有線野などとも呼ばれる，**一次視覚野**である．
（3）体部位局在とホムンクルス
　中心前回・中心後回は身体の各部分にほぼ 1 対 1 に対応している．これを**体部位局在**という ［図11］．たとえば，中心前回の下部を電気刺激すると口が動いたり発声したりする．

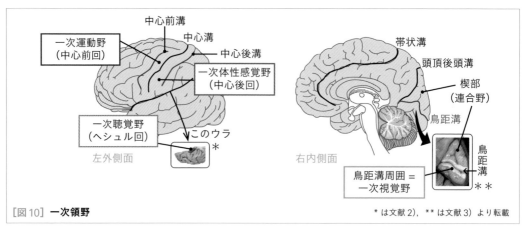

[図10] 一次領野

＊は文献2），＊＊は文献3）より転載

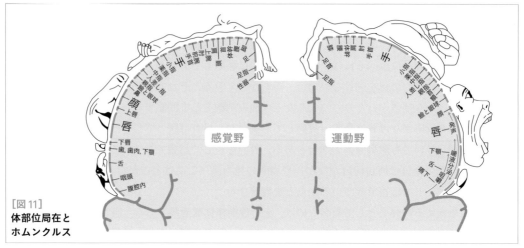

[図11]
体部位局在と
ホムンクルス

より上部を刺激すると手が動く．同様に中心後回の下部を刺激すると唇に触れたように感じ，上部では手に触れたように感じる．対応する皮質表面積が広いほど，細かな動作ができたりと敏感である．

（4）二次領野（連合野）

　一次領野以外の大脳皮質は**二次領野**であり，**連合野**と呼ばれる．高次脳機能において中心的な領域である．

　まず外側からみると［図12a］，**前頭連合野（前頭前野）**は上・中・下前頭回に区分される．前頭前野の後方で中心前溝より前の領域は運動前野とも呼ばれる．上・中前頭回の中部は**背外側前頭前野**という．下前頭回は前方から眼窩部・三角部・弁蓋部に分かれ，三角部・弁蓋部は前方言語野の**ブローカ野**に相当する．側頭連合野も同様に，上側頭溝・下側頭溝によって上・中・下側頭回に区分される．上側頭回後方は，後方言語野の**ウェルニッケ野**である．上・中側頭回前方は前部側頭葉といい，特に先端を側頭極という．**頭頂連合野**は頭頂間溝により上下に分けられ，上方は上頭頂小葉，下方は下頭頂小葉という．下頭頂小葉はさらに，前上方の縁上回と後下方の角回に分けられる．縁上回にはシルビウス裂の上行枝が入り込み，角回には上側頭溝が入り込んでいて，側頭葉と頭頂葉の境界は不明瞭である（側頭頭頂接合部という）．

　次に内側面をみると［図12b］，脳梁に沿ってその直上にあるのが**帯状回**で，その上の帯状溝を挟んだ上部は前頭葉内側面〔（背）内側前頭前野〕である．運動前野のちょうど

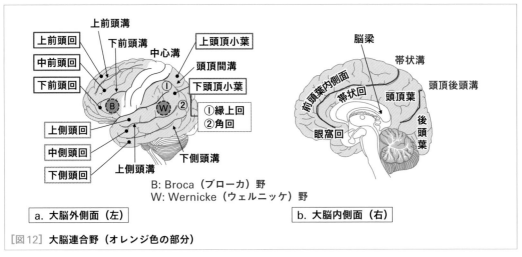

[図12] 大脳連合野（オレンジ色の部分）

a. 大脳外側面（左）

上前頭溝
上前頭回
中前頭回
下前頭回
下前頭溝
中心溝
上頭頂小葉
頭頂間溝
下頭頂小葉
①縁上回
②角回
上側頭回
中側頭回
下側頭回
上側頭溝
下側頭溝
B: Broca（ブローカ）野
W: Wernicke（ウェルニッケ）野

b. 大脳内側面（右）

脳梁
帯状溝
頭頂後頭溝
前頭葉内側面
帯状回
頭頂葉
後頭葉
眼窩回

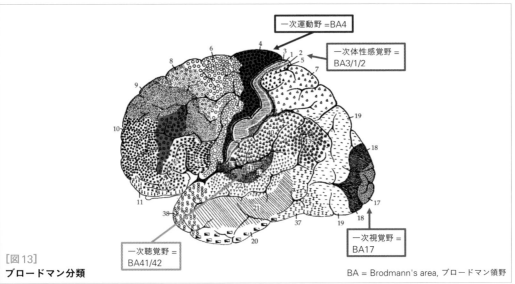

[図13]
ブロードマン分類

一次運動野 =BA4
一次体性感覚野 = BA3/1/2
一次聴覚野 = BA41/42
一次視覚野 = BA17

BA = Brodmann's area, ブロードマン領野

内側に当たる付近を**補足運動野**，その前方を**前補足運動野**という．また前頭葉の底面には眼窩回があり，嗅溝をはさんだ内側には直回がある．頭頂後頭溝のすぐ下にある後頭葉は楔部で，**視覚連合野（二次視覚野）**である．またこの溝の直上の頭頂葉を**楔前部**という．後頭葉の鳥距溝の下外側には側副溝があり，これより内側を舌状回，外側を**紡錘状回**という．舌状回を前方にたどると海馬傍回につながるが，これは側頭葉領域である．脳梁膨大部の後ろの領域は脳梁膨大後（部）領域である．

(5) ブロードマン分類

脳領域の分類は脳溝を基準に行われるほかに，細胞構築というミクロな特徴に基づいた分類である**ブロードマン分類**［図13］がある．大脳新皮質は6層構造で，部位により層の厚さや構成する細胞の種類の比率が異なる．この特徴から分類したものがブロードマン分類である．52カ所に分けられ，BA4などと記載する．

3）高次脳機能ネットワーク

一次領野にも連合野にもある程度機能局在があるが，それらは大脳基底核や視床などと

右側縦書き：脳神経系の構造と機能

2章

も結合してネットワークを形成し，高次脳機能を営んでいる．以下では，よく知られている脳内ネットワークや回路について簡単に述べる．

（1）大脳辺縁系

　大脳辺縁系とは，海馬（体），海馬傍回，鉤と，帯状回および梁下野などからなる領域を中心に，扁桃体，嗅皮質，視床下部，視床（前核，背内側核），腹側線条体（側坐核）などを含んだ領域を指す．大脳辺縁系の主な働きは，①記憶，②情動，③嗅覚，④恒常性維持で，このうち情動には扁桃体と腹側線条体，嗅覚には嗅皮質，恒常性維持には視床下部が中心的な役割をもつ．記憶には大脳辺縁系の多くの領域が関わっている．

（2）パペッツ回路・ヤコブレフ回路

　大脳辺縁系に関連して，記憶の回路としてよく知られているのが**パペッツ回路**である．海馬―脳弓―乳頭体―視床前核―帯状回―海馬という閉回路で，記憶の回路と考えられている．情動を処理する回路としては，扁桃体や眼窩回を中心とした**ヤコブレフ回路**（扁桃体－視床背内側核－眼窩回－側頭葉前方－扁桃体）が知られている．

（3）その他の記憶ネットワーク

　記憶に関わる脳領域は大きく4つに分けられる．①側頭葉内側（海馬とその周辺），②間脳（視床前核・背内側核，乳頭体，脳弓），③前脳基底部（マイネルト基底核を含む），④脳梁膨大後部領域である．このうち①，②はパペッツ回路に含まれる領域で，③，④も大脳辺縁系と連絡してともに記憶に関わる．

4）半球差（側性化）

　大脳半球には左右があり，左半球と右半球は脳梁などの交連線維束でつながっている．それぞれの半球で行われる情報の処理には違いがあり，左半球は言語や行為，右半球は視覚・視空間認知により関わると考えられている．これを半球差（**側性化**）という．したがって，左半球損傷では一般に失語や失行，右半球損傷では視空間認知障害や地誌的障害（道順障害，街並失認），相貌失認などを生じる．何かを記憶する場合も，左半球損傷では言語的な記憶が，右半球損傷では言語を介さない視覚的な記憶がより障害される傾向がある．

4. 脳画像の読み方

1）脳画像の種類

　脳のどこに障害があるのかを調べるには，大きく分けて2種類の検査法がある．**形態の異常を検出する検査**と**機能の異常を検出する検査**である ［表1］．前者は，脳梗塞や脳損傷などにより生じた損傷部位を同定したり，脳腫瘍や脳膿瘍などの占拠性病変（本来はなかった塊が脳内に出現した部位）を検出する方法で，CT や MRI がその代表である．後者は，脳の形態は保たれていても機能異常が生じていることを検出する検査で，電気活動の異常をみる脳波，血流や代謝の変化をみる SPECT や PET が代表的である．ここでは，臨床的に最もよく使われる，MRI と SPECT の読み方について概説する．

[表1] 主な脳画像検査・電気生理学的検査

	検査名	侵襲性	検出情報	特徴
画像	コンピュータ断層撮影（CT）	被曝あり	構造	中枢神経疾患鑑別・脳出血診断に有用
	磁気共鳴画像（MRI）	－	構造	あらゆる中枢神経疾患鑑別
	核磁気共鳴血管撮影（MRA）	－	構造	脳血管病変（狭窄，動脈瘤など）の診断
	血管造影	観血・被曝あり	構造	脳血管病変（狭窄，動脈瘤など）の診断
	超音波	－	機能・構造	頸部血管病変（狭窄など）や血流異常の診断
	拡散テンソル画像（DTI）	－	構造	神経線維の走行を画像化・白質病変の診断・研究
	陽電子放射断層撮影（PET）	被曝あり	機能	脳代謝の診断／認知課題中の代謝変化・研究
	単一光子放出コンピュータ断層撮像（SPECT）	被曝あり	機能	局所脳血流の診断
	機能的MRI（fMRI）	－	機能	認知課題中の局所脳血流変化の記録・研究
	近赤外線分光法（NIRS）	－	機能	近赤外線を用いて局所脳血流変化を記録・研究
電気生理	脳波（EEG）	－	機能	脳の電気的活動の記録・てんかん診断
	脳磁図（MEG）	－	機能	認知課題中の電気的活動に伴う磁界記録・研究
	事象関連電位（ERP）	－	機能	認知課題中の誘発電位・研究

*CT=computed tomography, MRI=magnetic resonance imaging, MRA=magnetic resonance angiography, DTI=diffusion tensor imaging, PET=Positron Emission Tomography, SPECT=Single Photon Emission Computed Tomography, fMRI=functional MRI, NIRS=Near-infrared Spectroscopy, ERP=event related potential, EEG=Electroencephalography, MEG=Magnetic Encephalography

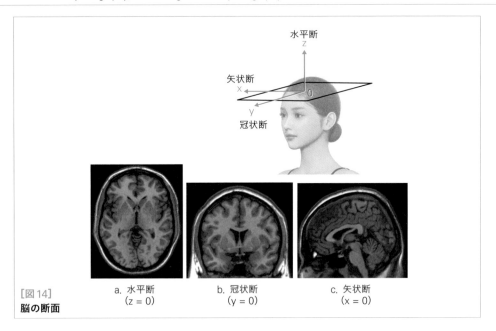

[図14]
脳の断面

a. 水平断
（z = 0）

b. 冠状断
（y = 0）

c. 矢状断
（x = 0）

2） MRI(磁気共鳴画像)

　核磁気共鳴（NMR，磁場に置かれた原子核が電磁波を吸収する）現象を用いて，体内の水素原子からNMR信号を取り出して画像化したものである．CT（コンピュータ断層撮影）がX線を使うため被曝があるのに対し，MRIは被曝がなく，かつCTより空間解像度が高く，より詳細な構造的特徴を捉えることができる．また，撮像条件を変えることにより，超急性期の脳梗塞や深部の微小出血も検出できるなど，その応用範囲は広い．

　図14 [4] に正常MRI画像を示す．頭部MRIでは，AC-PCライン（前交連と後交連をつなぐ線）を脳の水平方向の基準とし，これに平行な面を水平断 [図14a] という．また，

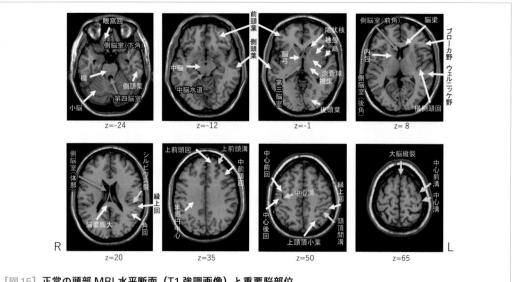

[図15] 正常の頭部 MRI 水平断面（T1 強調画像）と重要脳部位

AC-PC ラインに垂直で前交連を通る線を基準として，これに平行な面を冠状断［図14b］，AC-PC ラインを基準として脳の左右方向に平行な面を矢状断［図14c］という．通常撮像するのは水平断で，必要に応じて冠状断（海馬周囲や後頭葉内側面を詳しくみたいときなど）と矢状断（脳梁病変や脳幹・小脳の形態をみたいときなど）を追加する．

＜脳部位同定法＞

図15に代表的な水平断面を示し，主な脳の部位と脳溝を矢印で示した．zの値は垂直方向の z=0 からの距離を示し，マイナスは下方，プラスは上方を指す（数値は mm）．初心者はまず脳室系（青字）を見つけ，それを目安に各脳部位（白または黒字）を同定するとよい．その際，脳溝（黄字）を手がかりにすると確実に同定できる．

3）SPECT（単一光子放出コンピュータ断層撮像）

ガンマ線を放射する放射性核種を用いて，脳血流動態を捉える方法である．脳血流シンチグラフィともいう．脳梗塞巣などがあるとそれを反映して局所脳血流が低下するが，それよりも，認知症などの変性疾患の診断に使われる．進行性疾患（状態が徐々に悪化する疾患）においては，構造の変化（萎縮）を捉える MRI ではまだわからない初期段階でも，機能の低下に伴い局所脳血流が低下してくるためである．近年では，健常脳と比較して統計的有意差を調べる，eZIS などの画像統計解析法が用いられるようになり，より詳細な所見が得られるようになった（017頁，CASE の図B）．

Q1 一次運動野はどれか1つ選びなさい.

1. 角　回
2. 縁上回
3. 横側頭回
4. 中心前回
5. 中心後回

Q2 左右半球をつなぐ構造はどれか1つ選びなさい.

1. 視　床
2. 被　殻
3. 脳　梁
4. 淡蒼球
5. 尾状核

Q1　A……4

解説

　一次運動野は中心前回,一次体性感覚野は中心後回である.横側頭回は一次聴覚野,角回と縁上回は頭頂連合野であり,一次領野ではない.

Q2　A……3

解説

　左右半球をつなぐ構造(神経線維束)は交連線維である.脳梁は最大の交連線維である.それ以外は皮質下白質内にある神経核で,被殻・淡蒼球・尾状核は大脳基底核である.

文献

1) 永井知代子:15章で学ぶ　ビジュアル臨床神経学.医歯薬出版,2021.

2) Petrides M. Neuroanatomy of language regions of the human brain, Academic Press, Canada, 2013. [永井知代子(訳),言語脳アトラス,インテルナ出版,東京,2015]

3) Mai JK, Majtanik M: Human Brain in Standard MNI Space. Structure and function. A coomprehensive pocket atlas. Academic Press, London, 2017.

4) 永井知代子:Q6. MRIとCTの違いは何ですか？など(Q2,6-7,10-12,15-17, 20-22, 33-38, 43).Q&Aでひも解く高次脳機能障害(廣實真弓,平林直次編),医歯薬出版,2013, pp3-4, 10-14, 22-28, 35-41, 49-57, 84-99, 120-121.

（永井知代子）

自律神経系の理解

私たちの身体は，寒いと手指が冷たくなったり，暑いと全身に汗をかいたりする．食事をとると唾液の分泌や胃腸の動きが活発になる．これらの反応はすべて無意識に反射性に行われる**自律神経系**の働きである（2章，019頁参照）．そのため自律神経系は**植物神経系**あるいは**不随意神経系**ともいわれる．

自律神経系の働き

循環，呼吸，消化，代謝，分泌，体温維持，排泄，生殖などの生体にとって最も基本的な機能は**自律機能**といわれる．自律神経系は平滑筋，心筋，および腺を支配し，各種の自律機能を協調的に調節することにより，生体の**恒常性（ホメオスタシス）**の維持に重要な役割を担う[1-3]．

自律神経遠心路による内臓機能の調節

自律神経系の遠心路は胸腰髄に起始する**交感神経系**と脳幹および仙髄に起始する**副交感神経系**の2つの系より構成される［図1］．一般に交感神経系は日中の身体活動に適した状態を作り出す．交感神経活動が高まると，瞳孔が開き，気道が拡がって呼吸しやすくなり，心機能が高まり，血圧が上昇して，骨格筋により多くの血液が供給される．逆に，消化管機能は抑制される［表1］．

一方，副交感神経系は夜間などの休息時に次の身体活動に備える状態を作り出す．副交感神経活動が高まると，心機能が低下する一方で消化管機能が高まり，消化や栄養素の吸収が活発となる．肝臓のグリコーゲン合成が高まり，エネルギー源が貯蔵される．膀胱や直腸を収縮させ，排尿や排便を促す［表1］．

自律神経系の計測

自律神経系の働きは，瞳孔の大きさ，心拍数，血圧，血糖値，体温，発汗，呼吸数などを計測することで観察できる．心電図は心拍数や心筋の興奮伝導などの計測に用いられ

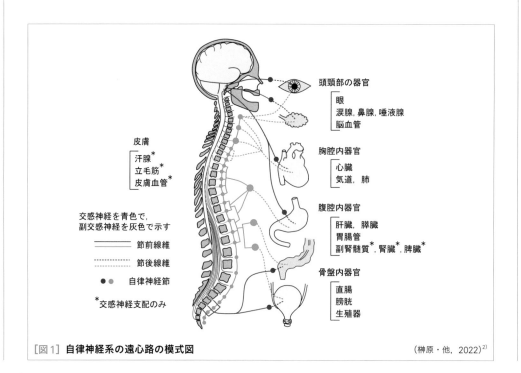

皮膚
汗腺[*]
立毛筋[*]
皮膚血管[*]

交感神経を青色で，
副交感神経を灰色で示す
——— 節前線維
-------- 節後線維
●● 自律神経節
[*]交感神経支配のみ

頭頸部の器官
眼
涙腺, 鼻腺, 唾液腺
脳血管

胸腔内器官
心臓
気道, 肺

腹腔内器官
肝臓, 膵臓
胃腸管
副腎髄質[*], 腎臓[*], 脾臓[*]

骨盤内器官
直腸
膀胱
生殖器

［図1］**自律神経系の遠心路の模式図**

（榊原・他, 2022）[2]

[表1] 交感神経系と副交感神経系の遠心路の働き　　　　　　　　（鈴木, 2015)[1], (榊原・他, 2022)[2]

効果器	交感神経活動に対する応答	副交感神経活動に対する応答
眼	散瞳・毛様体筋弛緩	縮瞳・毛様体筋収縮
涙腺	軽度分泌	分泌
唾液腺	軽度分泌	分泌
心臓	心拍数増加 心収縮力増加（心房と心室） 伝導速度増加	心拍数減少 心収縮力減少（心房のみ）
気道・肺	気管支筋弛緩	気管支筋収縮・気管支腺分泌
肝臓	グリコーゲン分解, 糖新生	グリコーゲン合成
脾臓	被膜収縮	—
副腎髄質	カテコールアミン分泌	—
胃腸管	平滑筋弛緩（運動性抑制） 括約筋収縮 分泌抑制	平滑筋収縮（運動性促進） 括約筋弛緩 分泌促進
膵臓	膵液分泌抑制 インスリン分泌抑制 グルカゴン分泌促進	膵液分泌促進 インスリン分泌促進
腎臓	レニン分泌	—
直腸	平滑筋弛緩 括約筋収縮	平滑筋収縮 括約筋弛緩
膀胱	排尿筋弛緩 三角部と括約筋収縮	排尿筋収縮 三角部と括約筋弛緩
生殖器	男性性器射精	男性性器勃起
汗腺	分泌	—
血管	収縮	— ※顔面の皮膚・粘膜, 生殖器官, 脳では血管拡張
立毛筋	収縮	—
骨格筋	グリコーゲン分解	—

る. 皮膚電位図（汗腺活動の電気的測定）は発汗現象の指標となる.

自律機能の統合中枢

　一般に自律神経系の働きは, 無意識に反射性に調節されている. 一方で, 人前で話す際には, 緊張して鼓動が高まる. 心を落ち着かせると, 高まる鼓動も抑えられる. このように自律機能は**意識**や**感情**の影響も受ける.

　自律機能の統合中枢は, 主に**脳幹**と**視床下部**に存在する. 脳幹には生命維持に重要な循環中枢, 呼吸中枢, 排尿中枢, 嘔吐中枢, 嚥下中枢, 唾液分泌中枢, 瞳孔の対光反射中枢などが存在する. 視床下部は自律神経系の最高位中枢と呼ばれ, 交感神経・副交感神経機能および内分泌機能を全体として総合的に調節する. 視床下部は体温, 血糖値, 細胞外液

量, 細胞外液浸透圧などの内部環境の恒常性維持に不可欠な働きの調節を担う.

　視床下部・大脳辺縁系・大脳皮質などの高位中枢からの下行性情報は, 脳幹の中枢に影響を及ぼす. たとえば緊張して心拍動や血圧が高まるといった情動に伴う反応には, これらの脳領域からの影響が重要となる. また, トイレに行けるまで排尿や排便を意識的に我慢できるように, 自律機能中枢が大脳皮質の働きの影響を受ける例もある.

内臓求心性神経

　自律神経遠心性神経とほぼ並行して走行する**求心性神経**は, 内臓からの情報を中枢神経系へ伝える. 内臓の情報を伝えるので**内臓求心性神経**という. たとえば, 空腹や渇き, 便意や尿意は感覚として意識にのぼる. 感覚と

して意識にのぼらなくても，内臓求心性情報は血圧や呼吸の調節など生体に備わるフィードバック機構による恒常性維持（ホメオスタシス）に重要な役割を果たす．

腸神経系

消化管の運動は交感および副交感神経が切断されても維持される．これは消化管壁内に網目状に分布する腸神経系（壁内神経叢）の形成する神経回路の働きによる．

ストレスと自律機能

ストレス時には**自律神経系，内分泌系，免疫系，運動神経系**を介した様々な生体反応が引き起こされる．ここでは交感神経－副腎髄質系と下垂体前葉－副腎皮質系に起こされる代表的な反応を紹介する．

交感神経－副腎髄質系：ストレス時には視床下部からの情報によって交感神経活動が亢進して**副腎髄質ホルモンであるカテコールアミン（主にアドレナリン）**の分泌が急激に増加する．この交感神経－副腎髄質系の反応は，生体が緊急事態に遭遇した際にいち早く作動し，敵に立ち向かったり逃げたりするなどの行動に都合のよいような身体の状態（心拍数や心筋収縮力の増加，血圧上昇，血糖値上昇など）をつくる．この現象は米国の生理学者キャノン（Cannon WB）により，「闘争 - 逃走反応（fight-or-flight response）」と提唱された（緊急反応ともいう）．

下垂体前葉－副腎皮質系：ストレス時には視床下部（CRH）－下垂体前葉（ACTH）－副腎皮質系が亢進することにより，**副腎皮質ホルモン（コルチゾール**など）の分泌が増加する．副腎皮質ホルモンは血糖値上昇や抗炎症・抗アレルギー作用を示して，ストレスに対する抵抗力を高める作用をもつ．副腎皮質ホルモンは胃液の酸およびペプシンの分泌を促進し，粘液分泌を抑制する．そのため副腎皮質ホルモン分泌が長期間増加すると胃潰瘍を起こしやすい．

（内田 さえ）

文献
1）鈴木郁子（編著）：やさしい自律神経生理学 命を支える仕組み，中外医学社，2015，pp1-247.
2）榊原隆次，内田さえ（編著）：自律神経 初めて学ぶ方のためのマニュアル，中外医学社，2022，基礎編：pp1-12.
3）上田 晃，内田さえ・他：人体の構造と機能，第6版，医歯薬出版，2023，pp1-361.

3章 高次脳機能障害の原因疾患

到達目標 ···

● 高次脳機能障害をきたす疾患を理解する.
● 各疾患から起こりやすい高次脳機能障害と発生した部位による局所神経症状を
　理解する.

CASE

21歳大学生の佐々木涼太さん（仮名）は，歩行中にトラックと衝突し，救急車で病院に運ばれました．全身の骨折・打撲がありましたが，何とか一命をとりとめました．頭部CTでは脳挫傷や脳内出血はみられなかったのですが，1週間たっても意識障害が回復しません．MRIでは微小出血が確認され，びまん性軸索損傷と診断されました．このまま回復しないのではないかと思われましたが，10日ほど経った朝，初めて目を開け，話すことができました．その後，理学療法とともに認知機能のリハビリテーション（作業療法・言語聴覚療法）を続け，ADLはぐんぐん回復して退院することができました．ところが，復学して大学の講義を聞いても，ほとんど内容が頭に入ってきません．友達と話していても，話のスピードについていくことができません．レポートを書くことはできましたが非常に時間がかかり，誤りも多く，提出の締め切りを間違えることもありました．この先，大学生活を続けられるのかと不安になり，外来主治医に相談したところ，大学病院の高次脳機能障害外来を紹介され，両親とともに受診をしました．そこでいくつかの神経心理学的検査を受けた結果，遂行機能障害，記憶障害が残存しており，外傷性脳損傷による高次脳機能障害であると告げられました．その後，少しずつですが認知機能は改善し，留年にはなりましたが，大学卒業を目指して学生生活を続けています．

〔キーワード〕脳血管障害，外傷性脳損傷，炎症性疾患，代謝性脳症，変性疾患，脳腫瘍，
認知症をきたす疾患，精神神経科関連

　2章で解説をした通り，高次脳機能障害をきたす疾患は大脳連合野を侵す疾患である場合が多い．本章では，急性発症する疾患，緩徐に進行する疾患，一過性に症状を呈する疾患，精神神経科関連疾患の4つ［表1］に分けて概説する．各疾患の概説とともに，そこから生じやすい高次脳機能障害を理解しておくことが求められる．

1. 急性発症する疾患

1) 脳血管障害

　高次脳機能障害をきたす疾患の代表は，脳血管障害である．このうち，急性発症するものを**脳卒中**といい，血管が閉塞する**虚血性疾患（脳梗塞）**と，血管が破れる**出血性疾患（脳出血，くも膜下出血）**に分けられる［図1］．脳卒中全体に対する割合は，脳梗塞が75.9%，脳出血が18.5%，くも膜下出血が5.6%といわれる[1]．

(1) 脳梗塞

　主に動脈硬化が原因の**脳血栓**（アテローム血栓性脳梗塞）と，心房細動などの心疾患に伴い剥離した血栓が血管を閉塞する**脳塞栓**（心原性脳塞栓症）に分けられる．一般に脳塞栓のほうが病巣が大きく重症になりやすい．脳深部に発生する直径15mm以下の小さい脳梗塞を**ラクナ梗塞**といい，小動脈の動脈硬化が原因である．

　脳の血管は**内頸動脈系**と**椎骨脳底動脈系**に分けられ，前者は**前大脳動脈（ACA）・中大脳動脈（MCA）**，後者は**後大脳動脈（PCA）**という主幹動脈となって大脳に血液を送っている．その担当領域を図2に示す．どの血管が閉塞したのかによって，現れる症状は大

［表1］ 高次脳機能障害の原因疾患一覧		
臨床形式		**主な疾患**
1. 急性発症	1) 脳血管障害	脳梗塞，脳出血，くも膜下出血，脳動静脈奇形，もやもや病
	2) 外傷性脳損傷	脳挫傷，びまん性軸索損傷，外傷性脳内血腫，急性硬膜外血腫，急性硬膜下血腫
	3) 炎症性疾患	ヘルペス脳炎，クロイツフェルト・ヤコブ病，多発性硬化症／視神経脊髄炎
	4) 代謝性脳症	肝性脳症，尿毒症性脳症，低酸素脳症，中毒性脳症（アルコール性，薬物性，一酸化炭素など）
2. 緩徐進行性	1) 変性疾患	パーキンソン病，前頭側頭葉変性症（ピック病，大脳皮質基底核変性症，進行性核上性麻痺），アルツハイマー病，レビー小体型認知症
	2) 脳腫瘍	神経膠腫（グリオーマ），転移性脳腫瘍，中枢神経系原発悪性リンパ腫
	3) 認知症をきたすその他の疾患	血管性認知症，慢性外傷性脳症，慢性硬膜下血腫，特発性正常圧水頭症
3. 一過性	1) 一過性脳虚血発作	―
	2) てんかん	―
	3) その他	片頭痛前兆，一過性全健忘
4. 精神神経科関連		統合失調症，気分障害（抑うつ障害群，双極性障害），解離性障害
		神経発達症（自閉スペクトラム症，注意欠如・多動症，限局性学習症）

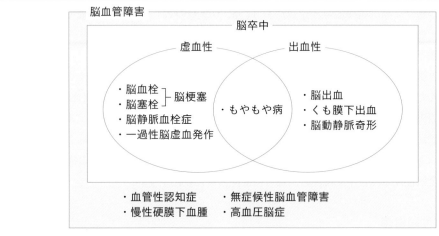

[図1] 脳血管障害と脳卒中

(永井, 2021)[1]

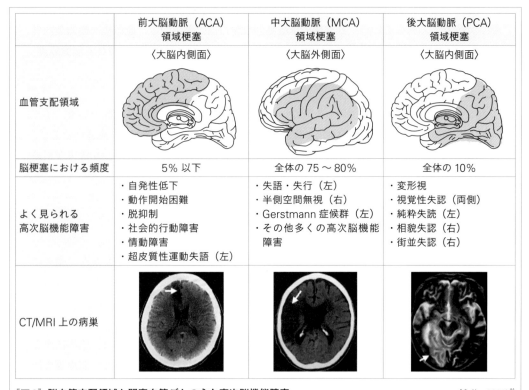

	前大脳動脈（ACA）領域梗塞	中大脳動脈（MCA）領域梗塞	後大脳動脈（PCA）領域梗塞
血管支配領域	〈大脳内側面〉	〈大脳外側面〉	〈大脳内側面〉
脳梗塞における頻度	5% 以下	全体の 75 〜 80%	全体の 10%
よく見られる高次脳機能障害	・自発性低下 ・動作開始困難 ・脱抑制 ・社会的行動障害 ・情動障害 ・超皮質性運動失語（左）	・失語・失行（左） ・半側空間無視（右） ・Gerstmann 症候群（左） ・その他多くの高次脳機能障害	・変形視 ・視覚性失認（両側） ・純粋失読（左） ・相貌失認（右） ・街並失認（右）
CT/MRI 上の病巣			

[図2] 脳血管支配領域と閉塞血管ごとの主な高次脳機能障害

(永井, 2022)[2]

きく異なる［図2］[2]．一般的に MCA 閉塞の頻度が最も高く，様々な高次脳機能障害を呈する．PCA 閉塞で生じる症状の多くは視覚に関する障害である．ACA 閉塞は動作の開始や行動に障害をきたしやすい．脳画像もあわせて図2に示した．

(2) 脳出血

　高血圧によるものが多く，その場合，病巣は被殻と視床が多い．そのほか高齢ではアミロイド血管症，若年では脳動静脈奇形（先天性脳血管奇形）やもやもや病（ウィリス動脈輪閉塞症）が原因となる．脳腫瘍からの出血や，薬剤や血液疾患に伴う出血傾向が原因のこともある．頭痛で発症することが多いが，出血を起こした部位により，片麻痺や感覚障

害，および様々な高次脳機能障害をきたす（2章，029頁の表1を参照）．軽症では保存的治療，大出血の場合は血腫除去術を行う．

（3）くも膜下出血

頭蓋骨と脳の間には硬膜・くも膜・軟膜の3層からなる髄膜があり，このくも膜の下に出血が及んだ状態がくも膜下出血である．前交通動脈などにできた脳動脈瘤（血管のこぶ）の破裂が原因として多い．女性は男性の2倍多いといわれ，高血圧・喫煙・アルコール多飲・家族歴がリスクになる．激烈な頭痛と嘔吐で発症し，致死率が20〜30%と高い．頭部CTでは脳槽に広がる血液が白く写る．出血が脳表に広がるため，局所の症状は生じにくく，全般性注意障害や記憶障害，遂行機能障害などが出やすい．

2）外傷性脳損傷

（1）脳挫傷

交通事故などにより脳に損傷を生じた状態である．意識障害が6時間以上持続し，局所症状が残存するものをいう．好発部位は眼窩回を含む前頭葉下面と，側頭極・側頭葉内外側である．後遺症として高次脳機能障害を呈することが多く，病巣を反映して記憶障害，遂行機能障害，社会的認知障害などをきたしやすい．

（2）びまん性軸索損傷

脳に急激な回転性加速が加わった際に，軸索が伸展して損傷を受ける状態をいう．CT上は損傷が明らかではなく，MRIでは脳梁や脳幹に病巣を確認できる．後遺症として，運動面では小脳失調と麻痺，認知面では記憶障害や遂行機能障害，社会的認知障害が指摘されている[3]．

3）炎症性疾患

（1）感染症

細菌・ウイルス・真菌などによる中枢神経系の感染症は，脳実質に炎症が及んで脳炎になると高次脳機能障害をきたす．特に**単純ヘルペス脳炎**は，側頭葉を中心とした大脳辺縁系を侵すことで有名で，辺縁系脳炎とも呼ばれる．後遺症として記憶障害やクリューバー・ビューシー症候群を呈することがある．

異常型プリオン蛋白がヒトの脳に蓄積する**クロイツフェルト・ヤコブ病**は，治療法がなく1〜2年で死亡する致死性疾患である．記憶障害や抑うつで発症し，種々の高次脳機能障害が週や月の単位で急速に進行し，半年で無動無言になる．急激に進行する認知症を見たら考えるべき疾患である．

（2）自己免疫疾患

自己組織を防御するはずの免疫機構が，誤って逆に自己を破壊してしまう疾患を総称して自己免疫疾患という．その代表である膠原病のうち，**全身性エリテマトーデス**は中枢神経系の血管炎を生じ，高次脳機能障害をきたしやすい．また，**多発性硬化症**はオリゴデンドロサイトの障害による脱髄疾患で，処理速度の低下や遂行機能障害を呈しやすい．寛解増悪を繰り返し，増悪の度に白質の異なる部位に脱髄斑ができるため，「時間的空間的多発」が特徴とされる．視神経脊髄炎は類縁疾患だが，アストロサイトが障害され，特有の自己抗体を産生する異なる疾患である．

4) 代謝性脳症

　全身の代謝変化に伴い脳がダメージを受ける病態であり，肝硬変に伴う**肝性脳症**，腎不全に伴う**尿毒症性脳症**が有名である．心停止などによる循環・呼吸不全により脳に酸素供給ができなくなったときには，**低酸素脳症**になる．低酸素に弱い頭頂後頭皮質や海馬，大脳基底核，小脳が障害を受け，皮質盲や記憶障害が残る場合がある．このほか，高血糖に伴う**糖尿病性昏睡**や，インスリン治療やインスリノーマ（インスリン産生膵腫瘍）による**低血糖昏睡**がある．

　中毒性疾患としては，アルコール・薬物中毒，および一酸化炭素中毒がある．アルコール過剰摂取による**ウェルニッケ脳症**では，ビタミンB1吸収が阻害され，意識障害・眼球運動障害・小脳失調をきたす．回復後，記憶障害と見当識障害，作話が特徴的なコルサコフ症候群をきたす場合もある．

　これらはいずれも急性期に意識障害を伴いやすいが，**甲状腺機能低下症に伴う中枢神経症状（橋本脳症）**では，緩徐な経過で認知症の症状を呈することがあるので注意が必要である．

2. 緩徐に進行する疾患

1) 変性疾患

　神経細胞が徐々に変性・脱落していく疾患を**神経変性疾患**という．図3に示すように，①パーキンソニズム（パーキンソン病のような運動症状）が主体，②パーキンソニズム以

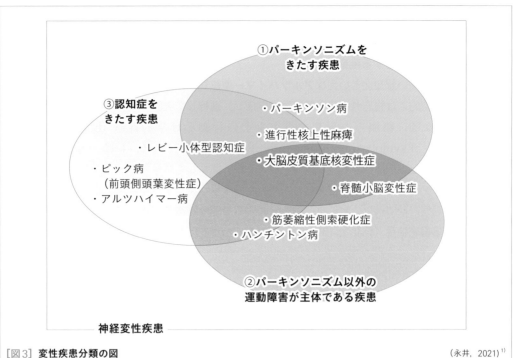

[図3] 変性疾患分類の図

(永井，2021)[1]

外の運動障害（麻痺，不随意運動）が主体，③認知症が主体，という3群に大きく分ける
ことができる．ただしオーバーラップする部分も多く，最終的には多くの疾患が認知症を
きたし，運動障害も進んで寝たきりになることが多い．近年では，それぞれ特有の異常蛋
白が蓄積することがわかり，分類も変わりつつある．しかし明確な治療法は未だ確立して
おらず，多くの変性疾患は国が指定する難病となっている．

(1) パーキンソニズムを主体とする疾患

パーキンソン病は変性疾患のなかでアルツハイマー型認知症に次いで多い．黒質線条体
ドパミン系細胞の変性が原因である．運動症状として，筋固縮・無動と安静時振戦，進行
すると姿勢反射障害をきたす．非運動症状として，便秘や起立性低血圧などの自律神経障
害，不眠，レム睡眠行動障害などのほか，高次脳機能では遂行機能，社会的認知・視空間
認知の障害をきたす．診断後1年以上たってから認知症をきたす場合もある．変性疾患の
なかでは最も治療効果が高い疾患である．

パーキンソニズム（パーキンソン病の運動症状）をきたす疾患としては，**レビー小体型
認知症，進行性核上性麻痺，大脳皮質基底核症候群，脊髄小脳変性症**の一部があげられる．
なお，変性疾患以外の原因によるパーキンソニズムには，薬剤性（薬の副作用）や血管性
（大脳基底核の小梗塞が原因）などがある．

(2) パーキンソニズム以外の運動障害を主体とする疾患

筋萎縮性側索硬化症は，麻痺だけが徐々に進行する運動ニューロン病の一つである．運
動ニューロンが選択的に脱落し，上位運動ニューロン（＝錐体路）と下位運動ニューロン
の両方が変性していく，最も予後不良なタイプである．眼球運動以外の全身の運動が不能
になるが，感覚障害はない．前頭葉に関連した認知機能障害もみられる．ハンチントン病
は4番染色体上の遺伝子に異常を認める常染色体優性遺伝疾患で，尾状核を中心とした萎
縮により，舞踏運動と認知症を特徴とする．遂行機能／社会的認知の障害が主体で，幻覚
妄想など統合失調症様の症状をきたすこともある．その他，**進行性核上性麻痺**や**大脳皮質
基底核症候群**はジストニアをきたすことがある．**脊髄小脳変性症**は小脳と脳幹が萎縮し，
運動失調，動作時振戦，ミオクローヌスなどの運動障害を呈する．

(3) 認知症を主体とする疾患

最も頻度の高い認知症といえば**アルツハイマー型認知症**，その次は**レビー小体型認知症**
である．典型的には物忘れや見当識障害で発症し，進行して失語・失行・失認なども呈す
るようになる．物盗られ妄想や徘徊などの行動心理学的症状（behavior and
psychological symptom with dementia: BPSD）も問題となる．レビー小体型認知症
は，パーキンソン病同様レビー小体が出現するが，必ずしもパーキンソニズムを呈すると
は限らず，アルツハイマー型認知症によく似た臨床症状を呈する場合もある．しかし，幻
視やレム睡眠行動障害はレビー小体型を示唆する重要な特徴である．

前頭側頭葉変性症（fronto-lobar degeneration：FTLD）は，主に前頭葉・側頭葉が

[表2] 前頭側頭葉変性症の分類

FTLD 分類	主な症状
非流暢性失語（PNFA）	非流暢性発話，失文法
意味性認知症（SD）	意味記憶障害，語義失語
前頭側頭型認知症（FTD, bvFTD）	常同行動，脱抑制，無気力，共感欠如，口唇傾向

萎縮する疾患の総称である．近年の臨床分類では3つに分けられる［表2］．うち2つは原発性進行性失語の臨床像を呈し，非流暢性失語は病理学的に進行性核上性麻痺や大脳皮質基底核変性症である場合が多い．従来ピック病として知られてきたものは，前頭側頭型認知症に相当する．

2）脳腫瘍

　頭蓋内に発生する腫瘍が脳腫瘍である．腫瘍の増大・浸潤に伴い，頭痛や嘔吐などの頭蓋内圧亢進症状や，けいれん発作（症候性てんかん）をきたす．また，脳腫瘍のできた部位により，様々な高次脳機能障害をきたすことがある．脳に原発する脳腫瘍のうち，最も多い悪性腫瘍は**神経膠腫**（グリオーマ）である．より悪性度の高いものを**神経膠芽腫**（グリオブラストーマ）という．そのほか，中枢神経系原発悪性リンパ腫や，肺がんなどの頭蓋外悪性腫瘍が転移したことによる脳腫瘍も予後が不良である．良性の脳腫瘍で最も多いのは**髄膜腫**である．下垂体腫瘍も良性だが，ホルモン異常と視野障害（両耳側半盲）という特殊な症状をきたす．小児に多い**頭蓋咽頭腫**も，下垂体機能不全と水頭症をきたす．神経鞘腫は末梢神経にできる良性腫瘍で，聴神経（内耳神経）にできることが多く，難聴・耳鳴り・めまいのため耳鼻咽喉科を受診することが多い．治療は手術・放射線治療・化学療法などが行われるが，その前後で神経心理学的評価が必要になる．

3）その他：認知症をきたす疾患

　認知症と聞くと，アルツハイマー型認知症などの変性疾患を思い浮かべる人が多い．しかし実際には，036頁表1の急性発症する疾患が慢性期になったものや，緩徐進行性の疾患全体が認知症をきたしうる．なかでも**血管性認知症**はアルツハイマー型に次いで多く，ラクナ梗塞などが増えるに従い段階的に進行する．アルツハイマー型とは異なり，歩行障害や構音障害などの運動障害が目立つ．白質の広範な虚血により生じるビンスワンガー病はその一つである．

　頭部外傷のうち，後遺症のない軽いものを**脳震盪**というが，数十年を経て精神症状（抑うつなど）や記憶障害，遂行機能障害，社会的認知障害などをきたすことがあり，**慢性外傷性脳症**という．頭部打撲の頻度が高い格闘技などに生じやすく，ボクサー脳症はこの一つである．後に変性疾患を生じやすいともいわれる[4]．本人も忘れているくらい軽微な頭部外傷であっても，その後，硬膜下腔に少しずつ血腫が形成され，これが脳を圧迫して認知障害や運動障害をきたすことがある．これは**慢性硬膜下血腫**といい，高齢男性に多い．似た疾患に**特発性正常圧水頭症**がある．頭部外傷の既往はなく，徐々に歩行障害と認知症が進行し，尿失禁もみられる．頭部CT/MRIでは，脳萎縮が軽度であるのに対し脳室拡大が著しいのが特徴である．慢性硬膜下血腫は血腫を取り除くことで，特発性正常圧水頭症は髄液を排除することで症状が改善することから，「治療可能な認知症」として有名である．

3. 一過性に症状を呈する疾患

1）一過性脳虚血発作（Transient ischemic attack：TIA）

脳梗塞と同様の症状が生じるが，24時間以内に消失する発作をいう．しかし一部はその後脳梗塞を発症し，後遺症を残すことがある．その場合は2日以内が多く，リスクとしては，① 60歳以上，② 高血圧，③ 糖尿病，④ 発作持続時間が長い，⑤ 麻痺や言語障害がある，などがあげられる．椎骨脳底動脈系の閉塞では，脳幹症状として麻痺・感覚障害のほか複視，構音障害，嚥下障害などをきたしやすい．小脳症状としては，めまいや失調，後頭葉症状としては同名半盲などの視覚異常もみられる．内頸動脈系では，麻痺や感覚障害，構音障害のほか，様々な高次脳機能障害を一過性にきたしうる．MRI拡散強調画像では異常所見が症状消失後も残ることがあり，その場合は脳梗塞を起こしやすい．

2）てんかん

ニューロン（2章，017頁参照）が過剰に放電することにより，けいれんなどの発作を反復する慢性疾患をいう．発作は通常1〜2分で停止し，5分以上続く場合はてんかん重積状態という．診断には脳波検査（付録，217頁参照）が必須で，てんかん波を確認する必要がある．

失語発作やてんかん性健忘（コラム，087頁参照）をきたすこともある．治療には薬剤を使うが，難治性の場合には焦点部分の切除術など外科的処置を行うこともあり，手術前後で神経心理学的評価が必要になる．

3）その他

TIA，てんかんと似て鑑別が必要な疾患に，片頭痛の前兆と一過性全健忘がある．片頭痛では片側の拍動性頭痛発作を繰り返すが，その前兆として閃輝暗点などの視覚異常を呈する．一過性全健忘（transient global amnesia：TGA）では，突然記銘力が低下し（前向性健忘），直前にしたことが思い出せなくなる（逆行性健忘）が，24時間以内に改善する．発作中は「今何時？」「今何してた？」などを繰り返し質問するのが特徴である（8章，106頁参照）．

4. 精神神経科関連疾患

表1に示した精神神経科疾患は，MRIや脳波などでは明らかな異常所見がないのが特徴である．ただし，それは決定的な診断がつかないということであり，研究レベルでは様々な脳内の異常が報告されている．進行性でも一過性でもなく，何らかの形で症状が長く続くことが多い．遺伝・環境要因の両方が関わると考えられている．神経心理学的検査の場面では充分な協力を得られないこともあるので，その評価には慎重になる必要がある．

Q1 脳卒中でないものはどれか1つ選びなさい.

1. 脳血栓
2. 脳塞栓
3. 脳出血
4. くも膜下出血
5. 慢性硬膜下血腫

Q2 神経変性疾患でないものはどれか1つ選びなさい.

1. パーキンソン病
2. 前頭側頭葉変性症
3. 筋萎縮性側索硬化症
4. 特発性正常圧水頭症
5. アルツハイマー型認知症

Q1 | **A**……5

解説

　脳卒中は急性発症する脳血管障害である. 慢性硬膜下血腫は急性発症疾患ではなく, 数カ月かけて症状が進行する. それ以外は急性発症する.

Q2 | **A**……4

解説

　特発性正常圧水頭症は髄液循環の障害による疾患で, 変性疾患ではない. ほかはいずれも変性疾患で, パーキンソン病はパーキンソニズムと呼ばれる運動障害が目立つもの, 筋萎縮性側索硬化症は麻痺が徐々に進行するもの, 前頭側頭葉変性症とアルツハイマー型認知症は認知症が前景に出る（前頭側頭葉変性症の一部はむしろ運動障害が目立つ).

文献
1) 永井知代子：15章で学ぶ　ビジュアル臨床神経学, 医歯薬出版, 2021.
2) 永井知代子：やさしい高次脳機能の診かた. 神経治療 39:241-245, 2022.
3) 益澤秀明：びまん性軸索損傷と'脳外傷による高次脳機能障害'の特徴. 高次脳機能研究 35：265-270, 2015.
4) 高畑圭輔, 田淵　肇・他：頭部外傷の遅発性後遺症. 慢性外傷性脳症（CTE）と頭部外傷に続発するアルツハイマー病を中心に. BRAIN NERVE 68:849-857, 2016.

（永井知代子）

4章 臨床神経心理学的アセスメント

- 臨床神経心理学的アセスメントの対象と方法を理解する.
- 臨床神経心理学的アセスメントに必要な知識とスキルについて理解する.
- 神経心理学的検査について理解する.

CASE

51歳の上原 武さん（仮名）は脳出血を発症し，回復期リハビリテーション病棟から自宅に退院しました．退院の際に，主治医から「高次脳機能障害があるので車の運転は無理です．仕事をしたければリハセンターに行ったほうがよいでしょう」と言われましたが，「高次脳機能障害なんてない」とリハセンターを受診しませんでした．退院後，訪問リハを受けて杖歩行による屋外歩行が可能になり，「運転ができれば通勤できる」「運転ができるという証明書をもらいたい」と考えリハセンターを受診しました．リハセンター受診時の上原さんは「証明書さえ出してくれればよい」といった態度でしたが，医師は「そのためには評価が必要」と説明し，心理職に評価依頼が出ました．

心理職は，事前にカルテから医療情報，来院までの経過，家族関係など，上原さんの現状を理解するために必要な情報を収集しました．上原さんは，初回面接で「前院で高次脳機能障害と言われたが，説明がないまま運転はだめと言われて納得がいかない」と怒りをぶつけてきました．しかし，ゆっくり本人の困っていることを聞いていくと，「歩くスピードが遅いので，最寄り駅まで歩いたら1時間もかかる．こんな調子では電車に乗って会社に行けない．だから車の免許が必要だ」と訴えてきました．心理職は，運転には注意力も必要なことを説明し，検査をすることを提案すると了解されました．

初日はスクリーニング検査と注意障害の検査として，かなひろいテストを実施しました．かなひろいテスト終了後，拾った数を本人に数えてもらうと，2回数えても合計

〔キーワード〕臨床神経心理学的アセスメント，生物・心理・社会モデル，神経心理学的検査，定量的評価と定性的評価，二次症状，アセスメント結果を伝える

が一致せず，「ちゃんとやっているつもりだけれど，うまくいかないことがあります
か？」と尋ねると，「言われてみればそうだ」と同意されました．その後，TMT-J や
RBMT などへ検査を進め，その都度，検査の結果を本人の受け入れに配慮しながら
わかりやすく伝え，対応についても助言したところ，「自分が前と変わっているのな
らそれを知って復職したい」という言葉も聞かれるようになりました．

アセスメント開始時の上原さんは，高次脳機能障害に対する気づきが乏しく，高次脳
機能障害を認めたくない思いもありましたが，評価を実施するなかで自分の高次脳機
能障害について理解し，受け入れていこうという姿勢がみられるようになりました．

アウトライン

　脳の働きに障害がある人，もしくは障害が疑われる人へのアセスメントを臨床神経心理学
的アセスメントと呼ぶ．

　脳損傷は認知機能だけでなく，心理状態や社会的行動にも変化をもたらす．脳損傷により
生じた高次脳機能障害，心理状態や自己意識性，社会的行動障害，さらに二次症状について
のアセスメントが必要である．

　アセスメントに求められるのは客観性である．客観性を担保するために心理検査が用いら
れる．しかし，心理検査ですべてがわかるわけではなく，成育歴や教育歴，職歴など，脳損
傷前の生活史の聞き取りなどの情報から，発症前の認知機能や心理状態についても推測する
ために，脳損傷によって生じた社会的環境の変化に対する情報収集も欠かせない．

　アセスメントにおいては，目的を明確にし，その目的に沿った情報収集に努め心理検査を
活用するとともに，アセスメントの結果を，当事者に還元していくことを忘れてはならない．

1. 臨床神経心理学的アセスメントの対象

　医学や心理学では「人」を**生物・心理・社会モデル**で理解することが提唱されている．
臨床神経心理学においても，「人」の生物学的側面である「脳」の損傷によって生じた症状，
それに伴う「心理的側面」，さらにそれらと深く関連し合っている「社会的側面」も念頭
に置いたアセスメントが求められる．

　エバンス（Evans）が提唱している「脳損傷の結果に対する生物心理社会モデル」[1] を
図1に示す．アセスメントでは，このモデルの濃い色で塗った部分，すなわち高次脳機能
障害（社会的行動障害を含む），心理的側面（情動），自己意識性（気づき）についてアセ
スメントしていく．その際に，この図に記載されている損傷前の要因や損傷前後の家族・
社会的要因，身体面，喪失が心理的側面に与えている影響も念頭にアセスメントしていく
ことで，脳損傷後の変化を浮き彫りにし，生活や社会参加するうえでの影響，リハビリテー
ションゴールの設定や，どんな支援が必要なのかを明確にしていく．

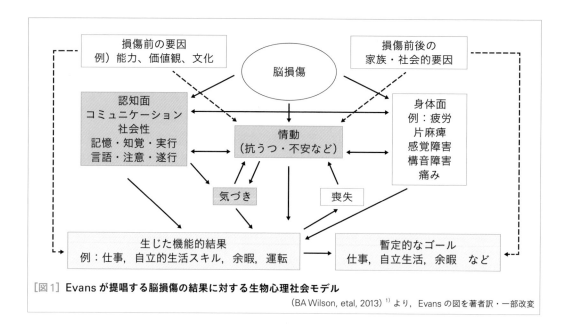

[図1] Evans が提唱する脳損傷の結果に対する生物心理社会モデル

(BA Wilson, etal, 2013) [1] より，Evans の図を著者訳・一部改変

2. 臨床神経心理学的アセスメントに必要な知識とスキル

　アセスメントでは，主訴や日常生活の変化を聞き取り，脳損傷の起点になった疾患・外傷であれば，あるいはこの脳画像であれば，このような障害が生じているかもしれないという**仮説**を立てて実証していくことになる．そのときに必要になるのは，脳損傷の原因となる疾患・外傷や脳の損傷部位，損傷程度により，どのような症状が生じ得るのかという神経心理学の知識である．

　さらに，神経心理学的検査に関する知識が必要である．同じ領域を測定する検査でも，それぞれの検査の特性や感度は異なる．患者や家族の訴えに加え，脳の損傷部位から想定される症状を抽出するのに適した検査を選択し，実施する必要がある．

　脳に損傷を負った患者は，脳損傷前との変化を実感できず，アセスメントに対する要望がないことも多い．あるいは，以前との違いに漠然と気づき，不安や否認からアセスメントを拒否することもある．アセスメントに際しては，自己意識性の障害や障害に対する不安や否認，生じやすい二次症状などに関する知識とともに，そのような患者に対する臨床心理学のスキルも必要である．

3. 臨床神経心理学的アセスメントの方法

　アセスメントでは，仮説を立てる際に脳損傷の起点となった疾患，発症からの期間，脳画像，既往歴，前医からの紹介状，医師の診察の際の様子などの医療情報とともに，生活史，家族や他の支援者から聞き取った行動の様子などが極めて重要な情報となる．面接や行動観察に加え，神経心理学的検査を実施することで患者から直接得られる情報と，関係者から得られる情報を統合して，生じている症状と生活上の支障や必要な支援を明確にしていく．

[表1] アセスメントの流れ

1. 情報収集	相談経路・前院からの紹介状・医療情報・インテーク情報・個人史 家族背景・診察情報・他職種からの情報など
2. 準備	仮説を立てアセスメント計画案を立てる 仮説に沿った心理検査を選択・準備
3. 面接	主訴の聞き取り・不足情報の確認・検査への動機づけ
4. 行動観察	行動特徴・認知面や情緒面・家族関係など
5. 心理検査	選択した検査を実施・解釈
6. 統合・解釈	1〜5で得た情報を統合して解釈し，支援方法を考察する
7. 報告・決定	解釈した結果を報告する・支援方法を決定する

[表2] 収集する情報

主訴	主訴の内容，誰の主訴か
希望	患者の希望，家族の希望
相談経過	急性期病院までの経過，発症時の意識レベル，紹介経路， 前院でのリハ内容
原因疾患	診断名，発症時期，事故の場合は自損・加害者・被害者・労災か
医学情報	情報提供書の内容，画像所見，身体障害の有無・重症度，合併症，既往歴
家族情報	家族構成，キーパーソン，家族関係，家族の健康状態，困っていること
個人史	生育歴，教育歴，学業成績，職歴
社会参加に必要な情報	復学・復職先，所属機関の場所，職務内容，休職期限，経済状態 復職に必要な技能，障害福祉サービスの申請・利用状況

4. 臨床神経心理学的アセスメントの実際

アセスメントの流れを表1に示す．

1）情報収集

患者に会う前に入手したい情報を表2に示す．これらの情報をもとに，生じている高次脳機能障害について仮説を立てる．さらに，休職中なのか発症を期に退職したのか，脳腫瘍であれば良性か悪性か，外傷性脳損傷であれば事故の被害者か加害者か，自損事故か労働災害かといった情報も患者の心理状態について仮説を立てる際に重要な情報となる．

生育歴のなかで学歴や職歴は，発症以前の知的水準を推し量る重要な情報である．家庭環境や病前性格は患者の人となりを，既往歴や服薬歴はどのような生活を送っていたのかを推測するために有用な情報となる．

発症前の患者を知る家族からの情報も極めて重要である．また，発症後の家族の混乱や困り感について知ることで.患者の発症後の変化に関する仮説が立てやすくなるとともに，家族支援の必要性も見えてくる．

検査室という狭く，刺激の統制がとれた空間でみられる行動と，広く刺激が多い空間，刺激となる人がいる空間で出現する行動は，多くの場合異なる．室内で観察可能な行動だけでなく，他の場面での行動に関する情報を得ることで，生活場面での症状の現れ方やその支障が見えてくるため，検査室以外での行動に対する情報も極めて重要である．

[表3] **協力を得るためにふれるべきこと**

1）検査の目的　　　　　　　　　5）患者への還元
2）検査の性質　　　　　　　　　6）検査手順の簡単な説明
3）得られる検査情報の使用　　　7）検査を受けることを患者がどう思うか
4）秘密保持

（M D Lezak（鹿島監訳），2005）[12]

2）準備

① 事前情報から，生じ得る高次脳機能障害や心理状態を推測する

　情報提供書に加えて**脳画像**は，生じている高次脳機能障害を推測し，それに基づいた評価を組み立てていくのに重要な情報である．しかし，画像がすべてを語ってくれるわけではない．交通事故による軽度外傷性脳損傷（Mild Traumatic Brain Injury；MTBI）（コラム，015頁参照）は，脳画像による所見が得られないこともある．脳画像所見は有用だが，それだけで症状が確定できるわけではないことを心しておく必要がある．

② アセスメント計画を立てる

　発症から間もない時期は，意識障害や身体状態，易疲労，病識欠如などにより，検査に対する動機が乏しいことが多い．アセスメントに対する拒否も生じ得るため，初回は検査をせず，面接のみという計画が妥当なこともある．逆に，検査の要望が表明されていたり，短期間でアセスメントを終えざるを得ない際には，心理検査の実施が必要になるので，実施できそうな検査を準備して面接に臨む．

3）面接

　アセスメントされる側はどんな思いで面接に現れるだろうか？　発症から間もない患者は突然生じた脳損傷に戸惑い，意識障害から回復したものの，自分に生じた症状について理解していないことも多い．発症から時間が経つにつれ，アセスメントに対してアンビバレントな思いを抱えているかもしれない．苦手になったことを知りたいという思いと，知りたくないという思いである．そのような思いがある可能性を念頭に置きながら，初回面接では受けたアセスメントに関する説明，その説明に対する理解，それに伴い生じている思いを確認することから始める．その思いを否定せずに受け止めたうえで，患者に伝わるような言葉を選び，アセスメントの意味を伝え，アセスメントに対する動機形成をすることが初回面接の役割になる [表3]．初回面接は「アセスメントを受けてみよう」と思えるかどうかの鍵を握っている．

　初回面接は，初めの語りかけの口調や言葉の選び方が極めて重要である．アセスメントを望んでいない患者であっても，この人は「いまなぜここにいるのか」「いまなぜこの話をしているのか」を捉える視点をもち，本人の語りに耳を傾けることが重要である[2]．

　アセスメントの同意が得られた際には，事前に得られなかったアセスメントするうえで必要な情報について聞き取っていくが，初回で尋ねるほうがよいのか，心理検査を開始してから尋ねるのかは患者の状況で判断する．

　心理検査の同意について，Lezakは「協力を得るためにふれるべきこと」[3]として表3の7項目をあげている．

　上田は，よく説明を受け，納得したうえでの本人と専門家の目標を共有した協力関係を「インフォームド・コオペレーション」[4]と呼んでいる．リハビリテーションの第一歩

であるアセスメントからこの関係を作っていくことが，その後のアセスメントや支援に必要不可欠である．

　心理検査の受け入れが確認された際には，検査を実施する．事前に準備していた検査を実施する場合と，面接時の患者の様子や面接で得た情報から，予定していた検査を変更する必要が生じることもある．

4）行動観察

　津川（2018）は心理的アセスメントの具体的手段として，「行動観察，心理検査，面接があるが，これらは独立した手段ではない．面接には行動観察も含まれ，心理検査の際には行動観察や会話も行われる．これらすべてが『仮説と修正』のプロセスと呼んでもいいだろう」[5]と述べている．行動観察は，極めて重要な情報をもたらす．ボーッとしているようであれば体調が悪いのかもしれないし，低覚醒や注意障害を生じているのかもしれない．身だしなみが乱れていれば発動性の低下，左側の衣服の乱れや髭の剃り残しから左半側空間無視が疑われることがある．表情が少ない場合や面接者の話を最後まで聞かずに性急に答える際には右半球症状や前頭葉症状が疑われる．何回か来院しているにもかかわらず，会計の場所を覚えられない場合には記憶障害が，約束の時間に遅れることが多い場合には注意障害や記憶障害のほか，遂行機能障害が疑われる．

　表情やしぐさからも心理状態を推測する．脳損傷が生じたことでどんな思いをもっているのか，自分の障害に気づいているかなど自己意識性や障害の受け入れについても推測する．家族と同席している際には，家族に対して向ける表情，家族が示す表情や応対を観察することで，両者の思いや，その関係も推測できる．

　行動観察は生じている症状だけでなく，日常生活上の支障を推測し，アセスメントの目的である支援方法を見つけるためにも欠かすことができない．

5）心理検査

（1）神経心理学的検査

　「脳のある機能に障害があるかどうかは，その機能を検査してみなければわからない」[6]ため，神経心理学的検査を実施していく．神経心理学的検査は最近では，発達障害や抗がん剤の副作用が疑われる人などにもその適応範囲を広げている．現在，わが国で用いられている神経心理学的検査の主なものを表4に，その特徴を表5にまとめた．認知症については13章を参考にされたい．

①「定量的評価」と「定性的評価」

　標準化された検査によって得られた得点で評価する**定量的評価**は，患者を客観的に理解するための重要な方法である．神経心理検査のすべてが標準化されているわけではないが，できるだけ信頼性や妥当性の高い標準化された検査を，指定された条件や方法を厳密に守り実施することで，客観性を確保することが必要である．検査の特性を充分に理解して結果を扱うのであれば，客観性の高い定量的評価は，障害の有無や重症度，障害特性を明確にすることができ，症状を説明する際に極めて有用な手段となる．

　しかし，「定量化はそれが可能な場合は有用であるが，神経心理学における有用な情報の大部分は定量化には向かない」[7]とさえ言われており，**定性的評価**が欠かせない．

　定性的評価とは，結果に至るまでの過程や遂行の形式にみられる特徴や誤り方，誤りに

［表4］主な神経心理学的検査・心理面の検査一覧

1. **スクリーニング検査**
   MMSE-J（Mini Mental State Examination）精神状態短時間検査改訂日本版
   HDS-R：改訂長谷川式簡易知能評価スケール
   COGNISTAT：日本語版 COGNISTAT ／コグニスタット認知機能検査

2. **知的検査**
   WAIS-Ⅳ（Wechsler Adult Intelligence Scale-Fourth Edition）：ウェイス・フォー成人知能検査
   WISC-Ⅴ（Wechsler Intelligence Scale for Children-Fifth Edition）：ウィスク・ファイブ知能検査
   コース立方体：コース立方体組み合わせテスト
   RCPM（Raven's Colored Progressive Matrices）：レーヴン色彩マトリックス検査
   JART（Japanese Adult Reading Test）：知的機能の簡易評価

3. **注意検査**
   TMT（Trail Making Test）
   かなひろい：かなひろいテスト
   CAT（Clinical Assessment for Attention）：標準注意検査法
   PASAT（Paced Auditory Serial Addition Test）：情報処理能力検査（CAT に含まれている）
   BIT（Behavioural Inattention Test）：行動性無視検査日本版
   CBS（Catherine Bergego Scale）：半側空間無視の重症度評価

4. **記憶検査**
   ROCFT（Rey-Osterriech Complex Figure Test）：レイの複雑図形検査
   BVRT（Benton Visual Retention Test）：ベントン視覚記銘検査
   S-PA（Standard verbal paired-associate learning test）：標準言語性対連合学習検査
   WMS-R（Wechsler Memory Scale-Reviced）：ウェクスラー記憶検査
   RBMT（Rivermead Behavioural Memory Test）：リバーミード行動記憶検査

5. **前頭葉機能検査**
   WCST（Wisconsin Card Sorting Test）：ウィスコンシンカード分類検査
   BADS（Behavioural Assessment of the Dysexecutive Syndrome）；
   　　　遂行機能障害症候群の行動評価
   ハノイの塔（Tower of Hanoi）
   語の流暢性（word fluency）
   Stroop Test（Modified Stroop Test）：ストループ検査
   FAB（Frontal Assessment Battery）：前頭葉機能検査

6. **言語機能の検査**
   SLTA（Standard Language Test of Aphasia）：標準失語症検査
   WAB（Western Aphasia Battery）：WAB 失語症検査
   SALA（Sophia Analysis of Language in Aphasia）：SALA 失語症検査
   TLPA（A Test of Lexical Processing in Aphasia）：TLPA 失語症語彙検査

7. **視知覚検査**
   VPTA（Visual Perception Test for Agnosia）：標準高次視知覚検査
   DTVP（Developmental Test of Visual Perception Consulting）：フロスティッグ視知覚発達検査

8. **自己認識の検査**
   PCRS（Patient Competency Rating Scale）：患者能力評価スケール
   TBI-31：脳外傷者の認知ー行動障害尺度
   DEX-S，DEX-I（Dysexecutive questionnaire）：
   　BADS 遂行機能障害症候群の行動評価に含まれる質問紙

9. **意欲の検査**
   CAS（Clinical Assessment for Spontaneity）：標準意欲評価法

10. **心理状態・二次症状の検査**
    POMS（日本版 Profile of Mood States）：気分評価尺度
    CES-D（The Center for Epidemiologic Studies Depression Scale）：
    　うつ病（抑うつ状態）自己評価尺度
    CAS（Cattele Anxiety Scale）：不安測定検査

[表5] 主な神経心理学的検査・精神面の検査の特徴

測定する能力		検査名	市販	時間	特徴・測定対象
スクリーニング		MMSE-J	有	5分	多領域の症状の検出が可能
		HDS-R	有	10分	想起を要する項目が多い・語の流暢性を含む
		COGNISTAT	有	25分	HDS-R よりも認知症の鑑別に感度が高い
知的機能		WAIS-IV	有	90分	対象年齢16歳0カ月〜90歳11カ月・下位項目間の比較が可能
		WISC-V	有	90分	対象年齢5歳0カ月〜16歳11カ月・下位項目間の比較が可能
		コース立方体	有	30分	非言語性知能の検出・構成能力
		RCPM	有	7分	視知覚を中心とした推理能力・失語症者の認知機能
		JART	有	10分	熟語の音読課題50語・発病・受傷前の知能を推定
視知覚		VPTA	有	90分	相貌認知を含む7つの下位項目で構成・失認について評価
		DTVP	有	40分	視知覚を5つの下位検査で評価
注意	視覚	TMT-J	有	10分	視覚探索・注意の切り替え
		かなひろい[※1]	有	5分	選択的注意・同時性注意
	聴覚	PASAT[※2]	有	10分	聴覚的な同時処理・ワーキングメモリ
	視覚・聴覚	CAT	有	100分	選択的注意・注意のスパン・ワーキングメモリ
	半側無視	BIT	有	40分	空間的注意障害・通常検査と行動検査からなる
		CBS	無	5分	日常生活場面の無視の重症度
記憶	視覚	ROCFT	無	10分	複雑な図形の記銘・模写の際の方略
		ベントン	有	15分	簡単な図形の記銘
	聴覚	S-PA	有	15分	聴覚的な記銘力・記憶方略の活用
	視覚・聴覚	WMS-R	有	60分	言語性記憶・視覚性記憶・一般性記憶・注意／集中・遅延再生
	行動記憶	RBMT	有	30分	日常生活上の支障を推定可能・展望記憶の評価
前頭葉機能	遂行機能	KWCST	有	30分	遂行機能・ワーキングメモリ・セットの維持・転換・保続
		BADS	有	30分	遂行機能・ワーキングメモリ・セットの維持・困難
		ハノイの塔	無	15分	遂行機能・ワーキングメモリ
	流暢性	語の流暢性	無	10分	喚語方略の活用・拡散的思考
	抑制	Stroop Test	無	10分	慣習的行為の抑制
	複数機能	FAB	無	15分	概念化・系列運動・葛藤指示・反応抑制など6の下位検査
言語		SLTA	有	90分	「聴く」「話す」「読む」「書く」「計算」を6段階で評価
		WAB	有	60分	失語指数が算出でき，回復あるいは増悪を評価可能
		SALA	有	適宜	40の下位テストから構成．聴覚的理解・視覚的理解など
		TLPA	有	適宜	語彙判断検査・名詞／動詞検査・類義語判断検査など
自己認識		PCRS	無	10分	本人の自覚と，本人と家族・支援者とのギャップ
		TBI-31	無	5分	本人の自覚と，本人と家族・支援者とのギャップ
		DEX-S, I	有	5分	本人・家族の気づきと，本人と家族・支援者とのギャップ
意欲		CAS	有	2週間	面接・質問紙・日常生活・自由時間・臨床場面の5構成
心理状態		POMS	有	15分	緊張・抑うつ・怒り・活気・疲労・混乱の6因子を測定
		CES-D	有	15分	過去1週間における抑うつ症状を測定
		CAS	有	10分	5つの因子とその総合から，不安傾向を測定

※1 浜松方式高次脳機能スケールの一つ
※2 CAT の下位検査の一つ

気づくかどうかなど数値化が困難で，現象の記述により表されるもの[8] である．定量的な検査の得点は，いわば神経心理評価の骨組みであり，定性的評価はその肉付けである．どちらが欠けても神経心理評価としては不完全である[9]．

　定量的評価の際に定性的評価を同時に行う際には，検査の構造を損なわないように配慮する．たとえば，WAIS やコース立方体検査など制限時間が設けられている検査では，制限時間を延長すれば課題を完成させることができるかどうかを見る．時間を延長することで課題が遂行できるのであれば，情報処理速度の低下や視覚走査，手指の巧緻性が影響している可能性を検討する．算数で少し複雑な設問になると途端に聞き返しが生じ，解答に困る様子が見られれば，聴覚的なワーキングメモリの低下が，符号や記号探しで誤答や一行あるいは一枠の記載漏れからは，注意障害が疑われる．

　WCST や BADS は，複数の情報を言語で提示し，それを念頭に置き課題を遂行することが求められる．実施する際には，言語による複数の聴覚的な情報を提示されて理解できるのか，保持できるのかを確認する．この段階で，聴覚的な注意の容量や言語理解力，ワーキングメモリの低下が評価できる．事前に確認した際に言語化できたにもかかわらず，課題遂行時には事前に提示された内容が守られないことも多い．その際に「前もってお願いしたことは守れましたか」と尋ねることで，提示した内容が保持されているかどうかがわかる．「そんなこと言われていません」という患者からは記憶障害が，内容が守られていないのに「守れましたよ」という患者からは記憶障害に加えて自己意識性の障害が，あるいは「聞いていない！」と怒る患者からは記憶障害とともに易怒性の高さが疑われる．課題をうまくこなせないことでイライラする様子からは，より刺激の多い日常生活では欲求不満や混乱が引き起こされやすく，そこで生じた怒りを他者にぶつけている可能性が推察される．

　BADS の行為遂行検査では，どう考えても課題を達成できないであろうという行動を延々と繰り返す人がいる．背景にセルフモニタリングの障害がうかがわれる．

　このように神経心理学的検査実施時における定性的評価も併せて，患者の状況をアセスメントしていくことが重要である．

②数値が意味するもの

　心理検査はどの検査でも，行われた環境的要因や本人の体調，意欲，感情などの影響を受ける．神経心理学的検査においては，脳損傷の影響による易疲労や感覚過敏，環境依存性の高さにより，実際の力を発揮できない可能性も念頭に置く必要がある．

　検査における反応は，視覚，知覚，眼球運動，手の巧緻運動，心理機能の統合された最終産物[10] であり，「検査成績の異常は極めて多様な障害の結果生じる最終共通経路」[10] であるということを忘れてはならない．例をあげれば，WAIS に含まれる符号の成績が悪いからといって，直ちにワーキングメモリが悪いと決めつけられるわけではない．実は複視のために視覚刺激を同定するのが困難だったかもしれない．また，BADS の数値が悪かったからといって，簡単に遂行機能障害と判断するわけにはいかない．その課題に含まれる言語指示の理解が困難だった可能性や，注意障害，左半側空間無視によって置かれた道具に注意が向かなかったなどの可能性を排除できるかどうかの検討が必要である．神経心理学的検査は一つの検査が一つの機能だけに対応しているわけではないことを心する必要がある．

　また，測定された数値が正常だったとしても，Teuber の「証拠がないということは，

障害が存在しないという証明にはならない」[11] という言葉を銘記すべきである．同様に，数値が異常値だったとしても，障害を証明するとは限らない．常に，検査で算出された数値が恒常的なものであるのかについての吟味が必要である．検査は限られた場面，時間，状況や刺激で実施されていることを忘れてはならない．結果が数値で表されると，数値が独り歩きすることもあるだけに，検査者は算出された数値の読み込みと取り扱いに充分に留意すべきである．

③総合点が意味するもの

Lezak は，ウェクスラー式の知能検査である WAIS について[12]，「合計としての IQ は非常に多くの機能を反映しているので，IQ は神経心理障害の検査として無意味であり，器質性の認知機能障害の指標としては信頼できないことが多い」[12] と，総合点である IQ は神経心理障害を検出しにくいと記載している．

しかし，「臨床家がこの下位検査の性質と限界をよく知っていれば，個々の下位検査あるいはその組み合わせから引き出される行動の意味や得点の関係を実感することができる」[12] と述べている．外傷性脳損傷者では情報処理速度の低下が生じやすいことや，符号の成績の際立った向上が脳損傷患者の職業上での成功と関係がある[13] など，WAIS の下位項目の性質と限界を知っていれば WAIS から多くの情報を得ることができる．

同様に，BADS は遂行機能障害のある患者の行動特徴を見るのに優れた検査ではあるものの，総合点が障害を浮き彫りにしないことがある．総合点は良くても，下位項目で一つでも低得点があった際には遂行機能障害を疑い，さらに他の検査を組み合わせたり，行動をよく観察することが必要である．BIT においても合計得点がカットオフ以上であっても，下位検査の一つでもカットオフ点以下があれば，半側空間無視がある可能性が高い[14]．

このように，総合点が障害を隠してしまうことがあり，下位項目の得点が重要な意味をもつ場合がある．障害が総合点で隠されることのないよう，総合点の意味とそれぞれの下位項目の得点の意味を熟知する必要がある．

④定量的評価における異常の判定方法

「異常」の判定には 3 つの方法がある．

A．標準化得点：健常者を含めた実施を前提に作成された WAIS などは，一定年齢範囲の健常者に実施した得点が正規分布に近くなるように作られている．IQ100 がその年齢の健常者の平均数値であり，標準偏差が 15 の分布になるようになっているため，2 標準偏差低い場合は，異常（知的障害）が疑われる．

B．カットオフ：MMSE-J や改訂長谷川式簡易知能評価スケール（HDS-R）のように，認知症かどうかを検出するために作成された検査の多くは，健常な人であればほとんど正答できることを前提としている．このような検査では，正常と異常を区切る得点としてカットオフ点を設けている．たとえば，MMSE-J ではカットオフ点が 23 点であり，これ以下であれば異常と判断できるが，カットオフ点以上，すなわち 24 点以上だったとしても，異常とは判断されないが「完全に正常」「障害がない」と言い切ることはできない．

C．正常値・参考値：神経心理学的検査は標準化されている検査が増えてきているが，症状を掘り下げて検討するために，使用される検査には標準化されていないものも多い．標準化されていない検査を実施する際は，健常者のデータを正常値として用いる

ことが多い．たとえば，語の流暢性検査では，伊藤・八田ら健常者762名のデータ[15]を正常値・参考値として利用できる．

⑤検査の特性を熟知する

　WAIS は心理職にとって極めて馴染みのある検査であるが，「頭部外傷患者など脳に病巣をもつ患者で，目的をもって行動し，合理的に考え，周囲の状況にうまく対応するための能力が非常に劣っているため，仕事や社会生活では無能である人が WAIS では正常かそれ以上の成績をとることが珍しくない」[16] ことがあり，WAIS は遂行機能や思考の柔軟性，社会性や適応能力に対しては，必ずしも感度が良くないことを忘れてはならない．

　また，もともと知的に高い人が受症後の IQ が 100 だったとしても，知的低下が生じなかったとはいえない．IQ120 だった人の IQ が 20 下がれば，それまでしていた仕事に支障が生じる可能性もある．

　WMS-R の記憶指標は RBMT のスクリーニング点に比べ重症度の鑑別力が弱い[17] が，RBMT は WMS-R には含まれない展望記憶課題を含み，日常生活場面を模した課題が多い．このため，日常生活上の支障を検出したり，患者・家族の理解を促すのに有用な検査である．

　病棟内の自室やトイレ，訓練室への道順を間違えることがなくなるのは RBMT の標準プロフィール点が 7 点以上，9 点以下では多くの日常生活上の行動に指示や監視を要する，一人での通院が可能となるのは 15 点前後から，計画的な買い物が可能となるのは 17 点以上からといった報告[18] もあり，記憶障害の程度と日常生活上の支障が推測しやすいが，記憶障害が軽い患者には天井効果が生じるため，そのような場合は WMS-R を実施することが必要である．

　このように，検査の特性や感度には違いがあるため，それぞれの検査の特性を熟知しておくことが必要である．

⑥実施する検査の順番を決める

　実施する検査を決める際には，患者のニーズ，能力，意欲や疲労に配慮して検査を選ぶ．そうすることで，患者の負担を最小限にし，検査の意義を最大限にすることができる．検査の解釈も充分にできないまま，患者を検査漬けにすることはくれぐれも避けるべきである．

　評価の第一段階では，信頼性の保証された検査をいくつか組み合わせて実施し，患者の保持している能力と障害領域を検索していく．ある程度同じバッテリーを繰り返し用いると，検査の施行法や結果の解釈，症状による検査の得点パターンの違い，共通してみられる質的特徴などに精通していけるという利点がある．広範囲の認知機能が組み込まれたバッテリーでは，問題には関係のない検査まで行わなければならないので効率が悪い．

　できることではなく，できなくなったことを明らかにされるのは決して気持ちの良いものではない．評価を受ける側の心理に充分に配慮し，初めは侵襲性の低い検査から始め，患者（被検査者）の検査に対する抵抗感が薄れてから，WAIS や WMS-R のように侵襲性の高い検査を実施する．WAIS は各下位検査とも簡単な問題から始まり，一問ごとに難易度が上がっていき，2，3 問続けて 0 点となった際に，次の検査に移るという極めて侵襲性の高い検査である．したがって，実施する際には患者に「得意なところと苦手なところをはっきりさせるのに優れているが，難しい設問まで幅広く設定されている検査」であることを伝えて，答えられないことで生じる不全感の低減を図る．

比較的侵襲性の低いスクリーニング検査を実施する際にも，受ける側のプライドに配慮する．「検査をします」という設定ではなく，「短い時間で終わる検査をお受けになりませんか」などと導入し，見当識を確認する際にも「今日は何日でしたか？」などと日常会話のように進めるほうが患者の抵抗感は少ない．

不全感が残りやすい患者に対しては，苦手な下位項目と得意な下位項目が交互になるように工夫することもできる．検査の成績が悪かった際には，患者がリラックスして自尊心を回復できるような検査を実施することや，小休止をとることも検討するなど，実施する検査の順番や施行方法に配慮し，患者を「検査嫌い」にさせないように留意する．

同じ施設に作業療法士や言語聴覚士がいる場合は，失認や失行，失語を担当していることが多く，心理職には注意や記憶，知的機能，前頭葉機能，社会的行動障害などに対する評価依頼が出されることが多い．その際は，スクリーニング検査として HDS-R より広範囲の高次脳機能障害を検出できる MMSE-J を実施し，TMT やかなひろい，RBMT と進めていくのが一般的である．前頭葉症状が懸念されれば KWCST や BADS を，知的低下や就労・復学を検討するのであれば WAIS を，それぞれの詳細な評価が必要であれば CAT や WMS-R，レイの複雑図形検査，S-PA などを加えていくといったように，核になる検査バッテリーを決めておき，そこから導き出された仮説をもとに，患者の状況やニーズもふまえて実施する検査を決定していく．

⑦残存能力や強みもアセスメントする

アセスメントにおいては，障害だけでなく，残存能力や強みも評価することが必要である．その残っている力やもっている力で，苦手になったところを代償することが必要になるからである．認知面だけでなく，根気やパーソナリティ，社会性，ストレスに対するレジリエンス，コーピングスキルなど，マイナス面だけでなくプラス面もアセスメントしていく．

⑧検査結果と日常生活の解離を理解する

数唱の評価点が高かったからワーキングメモリの問題はないといった短絡的な判断は控えるべきである．そもそも順唱はワーキングメモリを測る課題ではなく，あくまでも短期記憶の課題である．逆唱はワーキングメモリの課題といってもよいが，逆唱の成績が良かったからワーキングメモリに問題はないという判断もできない．複数の数字を逆から言えることと日常生活や業務をこなすうえで必要となるワーキングメモリは難易度がまるで異なる．検査のある項目では問題がないとされても，日常生活で支障が出ないわけではないことを理解すべきである．

同様に，記憶検査の結果が良かったため日々の生活で記憶に問題がないとは必ずしもいえない．ほとんどの記憶検査は，「～ を覚えておいてください」と提示される．しかし，日常生活では記銘すべき情報を誰かからいちいち「覚えておいてください」と明示されるわけではなく，自分から能動的に注意を向けて，記銘すべき情報を選択している．前頭葉症状のある患者では，自発性の低下や能動的注意，選択的注意に問題があり，自分で必要な情報を選択し注意を向けて記銘することが困難である．このため記憶検査の結果と日常生活に大きな解離が見られることが少なくない．

このように検査結果と日常生活で求められる認知能力が解離することがあることを知っておくべきである．そのため，日常生活や，訓練室や病棟での様子を家族やリハスタッフから聞き取り，検査で得られた評価結果と照合して，生じている障害への仮説と検証を

重ねることが重要である.

6）心理状態のアセスメント

　脳損傷によって身体機能や認知機能だけでなく，収入や社会参加先，居場所や，役割，友人や職場の人間関係，家族関係，人生の目標や張り合い，自己肯定感や自己有能感を失うことが多い[20].

　多くの脳損傷者のリハビリテーションに対応してきた Prigatano は，脳損傷者の多くに混乱，欲求不満が生じ，約半数の者に不安，抑うつ，過敏性，他者への不信，絶望感，無気力，怒り，恐怖心，社会的引きこもり，恐怖症が二次症状として生じる[21]と述べている.

　これらの心理状態に対するアセスメントは，面接での聞き取りに加え，不安や抑うつに対して POMS，CES-D がよく用いられる．これらは短い時間で実施可能で，質問項目も侵襲性が低いため，患者の心理状態を客観的に理解するのに有用である.

　TEG 東大式エゴグラムにも「挫折感を味わうことが多い」といった項目，SCT 精研式文章完成法テストにも「家の人は私を」「将来」などという項目もあるため，記載後にそれを参照しながら話し合うことで，患者の思いを理解するのに有用なこともある．TEG は状況に対する捉え方や，行動パターンを理解しやすく，患者の自己理解のきっかけとしても利用できる.

7）自己意識性のアセスメント

　自分に生じている障害を正確に認識できないという自己意識性の障害は高次脳機能障害の一つの症状である．同時に，防衛機制として生じる否認についてもアセスメントしていくことが必要である.

　自己意識性の段階は，自分には高次脳機能障害があると知っているという「知的気づき」，体験を通して高次脳機能障害があると実感できる「体験的気づき」，今の状況では仕事をした際に支障が生じるだろうと予測できる「予測的気づき」の3段階がある[図2][22]．阿部（1999）[23]は自己認識が進んでいく過程を5つのレベルで記載している．①全く気づいていない．周囲から障害を指摘されると「そんなことはない」「もともとできなかった」と障害を否定する．②漠然と気づいている．周囲から指摘されると「そうかもしれない」と否定しない．③部分的に気づいている．自分の障害について一般的な説明はでき，周囲から指摘されると気をつけようとする．④実際の場面でどのような問題が生じるかを具体的に述べることができ，補償行動をとろうとする．⑤起きそうな問題を予測することができ，補償行動を様々な場面で活用し工夫して，自分なりの方法を見出したりする.

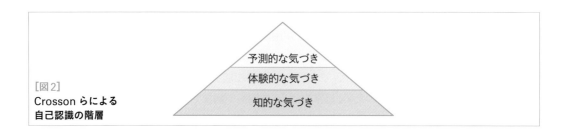

[図2]
Crosson らによる
自己認識の階層

予測的な気づき
体験的な気づき
知的な気づき

[表6] 社会的行動障害の症状

・依存性・退行	・対人技能拙劣	・抑うつ
・欲求コントロールの低下	・固執性	・感情失禁
・感情コントロールの低下	・意欲・発動性の低下	

(高次脳機能障害支援モデル事業 2004)

このような行動観察や，面接場面での自分の障害や能力についての叙述，神経心理学的検査や課題実施後の言動に加え，家族を含む周囲の人からの聞き取りからどの段階なのかを評価していく．

検査としては，PCRS（Patient Competency Rating Scale）やTBI-31（脳外傷者の認知-行動障害尺度），遂行機能障害の質問表本人用（DEX-S）および家族・介護者用（DEX-I）を患者と家族あるいは支援者の双方に実施しその差を見るのが一般的である．

8）社会的行動障害に対するアセスメント

高次脳機能障害支援モデル事業で**社会的行動障害**として記載された行動を表6に記した（12章，164頁参照）．

社会的行動障害の原因は3つである．① 扁桃体や前頭葉など感情や欲求のコントロール，あるいは意欲発動性や対人社会性に絡む部位の損傷，② 高次脳機能障害が生じたことによる心理的反応，③ ①，②と環境との相互作用である[19]．特に，社会的行動障害は入院中には目立たずとも，退院して日常生活を送るなかで顕在化することが多い．したがって，退院後の環境に対するアセスメントも必要になる．

社会的行動障害を神経心理学的検査で抽出することは難しいが，BADSの「規則変換カード課題」やStroop Testでは抑制欠如や切り替え困難が見られたり，BADSなどで口頭指示が長かったり複雑な際にイライラするなど，検査中の感情反応を観察しておくのは，社会的行動障害のリスクを推察するのに重要である．

それだけでなく，検査場面以外の行動観察，家族や支援者からの聞き取りが不可欠である．問題行動に対し，患者や家族が「元から」と説明することがあるが，よく聞くとその傾向はもともとあったものの，その傾向が先鋭化しており，問題の程度が変化していることが少なからずある．脱抑制や性格の先鋭化が生じている可能性も視野に入れ，出現頻度や出現した際の程度について聞き取る必要がある．

社会的行動障害のなかの意欲発動性の評価については，CAS（標準意欲評価法）が用いられる．脳血管障害では，意欲発動性の低下が生じやすいので，家族の理解を促す際にもCASは有用である．

9）環境に対するアセスメント

①家族に対するアセスメント

高次脳機能障害をもつ患者の家族は大きなストレスを抱え，将来に不安を感じている[図3]．以前とは異なる患者と接するたびに，発症前の家族を失ったという喪失感にさいなまれることも少なくない．

発症を機に家族の負担感は大きく変わる．たとえば夫が倒れたのであれば，妻は一家の大黒柱の代わりを務めながら，病院探しや福祉制度を利用するなど，初めてのことに大きな戸惑いを抱えるだろう．優しかった父親が怒りっぽくなり，萎縮する子どもとの関係を

4
章

臨床神経心理学的アセスメント

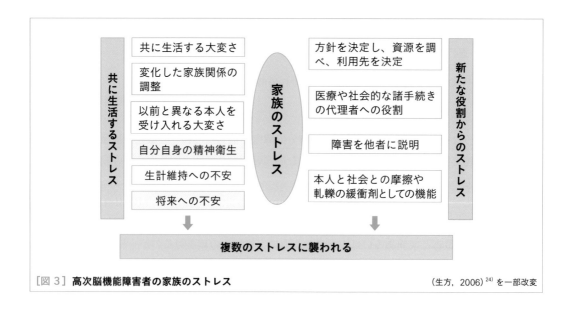

[図3] 高次脳機能障害者の家族のストレス

（生方，2006）[24] を一部改変

図中のテキスト：

共に生活するストレス

- 共に生活する大変さ
- 変化した家族関係の調整
- 以前と異なる本人を受け入れる大変さ
- 自分自身の精神衛生
- 生計維持への不安
- 将来への不安

家族のストレス

新たな役割からのストレス

- 方針を決定し、資源を調べ、利用先を決定
- 医療や社会的な諸手続きの代理者への役割
- 障害を他者に説明
- 本人と社会との摩擦や軋轢の緩衝剤としての機能

複数のストレスに襲われる

とりもったり，逆に反発する子どもに理解を促したりと，多くの役割を引き受けざるを得ない状況に置かれる．経済面やその後の生活にも影響するため，家族の抱えるストレスは極めて大きい．

前頭葉や右半球に損傷を負った患者では，自己意識性の障害を生じやすく，非現実的な目標を設定したり，以前からの目標を維持しようとする．他者に対する感情が乏しくなり，家族の思いに無関心なことも少なくない．障害に気づく家族と，気づかず我が道を行く患者との関係が悪化し，患者に拒否的な感情を抱く家族も少なくない．

家族は患者にとって日々共に過ごす人的環境であり，家族が不安定になれば患者もその影響を受ける．家族は高次脳機能障害の患者に代わって，①判断が必要な場合，本人に代わって判断をくだす（環境選択など），②生活リズムなどの必要な生活の枠組みを作る，③情報の整理やコントロールをする，④対人関係を円滑にするためのパイプ役となる，⑤本人の気持ちを支える，⑥本人に代わって医療・福祉などの資源を活用する，という6つが期待される[25]．しかし，このような役割が担えるかどうか，担えない場合はどのような支援が必要かを検討するために，家族の支援力についてもアセスメントが必要である．

介護するうえで，どんなことを負担に感じているのかについてはZarit 介護負担尺度日本語版に回答してもらうことで，負担感を共有しやすい．家族がどんなことで困っているのかについて尋ね，家族の負担を軽減するためにどのような支援が考えられるのかを検討することが重要である．

家族や周囲の人との関係が患者の行動に影響し，社会的行動障害や否認を強めることになることもある．人的環境としての周囲の人の関わりに関するアセスメントも重要である．

②物理的環境に対するアセスメント

社会的行動障害が生じる背景には，脳損傷の部位や感覚過敏，注意障害などの患者の症状だけでなく，同室の他患がうるさいとか，帰宅後の家が足の踏み場もないといった物理的な環境が影響することもある．復職する際には，職場の所在地や職場環境が復職の可否に関わることもある．患者が暮らす物理的環境についてもアセスメントが必要になることがある．

③社会的環境に対するアセスメント

就労年齢の人であれば復職ができるのかどうかは心理的側面に大きく影響を与える．経済的側面は生活の基盤となるため，情報として得ておきたい．

また，もともとどんな生活をしていたのか，今後どんな生活を希望しているのかは，その後の支援を組み立てる際の重要な情報となる．心理状態を理解するために，また，リハビリテーションのゴールを組み立てるために，社会的環境に対するアセスメントが必要になる．

10）アセスメント結果を伝える

高瀬（2020）はアセスメントを行う際の職業倫理として，①インフォームド・コンセントの徹底，②適切かつ効果的なアセスメント技法の選択，③説明責任（accountability）を果たすこと[26]と述べている．すなわち，アセスメントにおいては，アセスメントについてきちんと説明したうえで，適切なアセスメントを実施し，それをアセスメントした相手やその関係者に伝えるところまでがアセスメントなのである．

アセスメントの結果を伝える際には，充分な配慮が必要である．その配慮とは，①伝えられる側の心理に配慮し，伝え方と伝える内容を選ぶ，②専門用語を振りかざすのではなく，説明する相手が理解できるような言葉を選ぶ，ことである．

注意容量の低下が生じていれば，一度に提示する情報は少なく，伝えられる側が受け止めやすい言葉を使う，相手が理解できたことを確認してから次の情報を伝えるといった配慮をする．記憶障害の状態によっては，患者にメモをとることを勧めたり，事前にわかりやすく記載したものを用意しておくという配慮も必要である．

患者・家族の受け入れについて配慮するのであれば，苦手になったところだけではなく得意なところや強みも伝える．「注意障害がある」と断定するよりも，検査を受けた感想を確認しながら，検査結果と標準化された年齢相応の得点を示すというステップをふむ方法もある．客観的なデータを示すことで，アセスメントした者によりダメ出しされたという印象ではなく，データをもとに自分の状態を客観的に理解する場となるよう心したい．

アセスメントはあくまでも患者のために行われることを忘れずに，患者自身が伝えられてよかったと思えるようなタイミングと伝え方を常に心がけるべきである．さらに，苦手になったところへの対応方法にもふれ，その後の支援に対する動機形成となるような伝え方が求められる．

チームで行われるリハビリテーションにおいては，アセスメント結果をリハビリテーションチームに伝えることで，関連スタッフが対象者の状況をより的確に理解でき，リハビリテーションの効果に貢献することができる．伝える際には常に守秘義務も念頭に置き，アセスメントを受けた人が不利益にならないように配慮し，伝える内容を選択し，相手に伝わりやすい報告を心がけるべきである．

Q1 臨床神経心理学的アセスメントにおいて正しいのはどれか1つ選びなさい.

1. 評価の際は，まず WAIS から実施する.
2. MMSE-J で 27 点とれているので高次脳機能障害はない.
3. HDS-R で 20 点だったので認知症を疑う.
4. WAIS は前頭葉損傷患者の評価には感度が低い.
5. WMS-R は RBMT に比し，予後の判別に優れている.

Q2 アセスメント結果を伝える際の配慮点として正しいのはどれか1つ選びなさい.

1. すべてのデータを残らず伝える.
2. 苦手になったところとできるところの双方を伝える.
3. できるところを伝えると自分のできなさを認めにくいので，できないところ だけを伝える.
4. 専門用語を用い，障害を正確に伝える.
5. 回復を期待できるように障害という言葉をなるべく使わないで伝える.

Q1 | **A……4**
解説

　WAIS は侵襲性の高い検査のため，他の検査を実施し，検査者とのラポールがとれ，患者も検査に慣れてから実施するほうがよい. MMSE はあくまでも認知症のスクリーニング検査のため，カットオフ以上であっても高次脳機能障害がないとはいえない. MMSE や HDS-R でカットオフ以下であったとしても，失語などの影響で低得点になっている可能性もあるため，得点内容や反応内容を検討する必要がある. WAIS の FIQ は前頭葉損傷患者の障害を反映しにくいことがわかっている. RBMT のプロフィール点は WMS-R の記憶指標に比し，予後の判別に優れている.

Q2 | **A……2**
解説

　高次脳機能障害の患者は情報をうまく認知できないという障害が生じているので，伝える際にはどの情報をどのタイミングで伝えるかだけでなく，伝える際の情報量や難易度にも配慮が必要である. また，患者は残存能力やできるところも伝えられることで，自分に生じたできなさも受け入れられやすい. したがって，苦手になったところだけ伝えるのではなく，保たれている能力や強みについても伝え，患者が自分のできなさを認められるよう配慮する.

文献

1) BA Wilson et al: Neuropshychological Rehabilitation. 6th eds, Cambridge University Press, Cambridge, 2013, p15.

2) 津川律子，福田由利：臨床心理アセスメントを学ぶー心理アセスメントに関する基本的な覚え書き「事例で学ぶ臨床心理アセスメント」臨床心理学増刊第4号，2012，p43.

3) MD Lezak：神経心理学的検査集成（三村 将訳），創造出版，2005，p80.

4) 上田敏：科学としてのリハビリテーション医学，医学書院，2001，pp170-183.

5) 津川律子：面接技術としての心理アセスメントー臨床実践の根幹としてー，金剛出版，2018，p21.

6) Kevin Walsh：神経心理学ー臨床的アプローチ（河内十郎・他監訳），第2版，医学書院，1997，p320.

7) 脳損傷の理解 神経心理学的アプローチ（小暮久也監訳），メディカル・サイエンス・インターナショナル，1993，p7.

8) 宮森孝史：リハビリテーションMOOK 4 高次脳機能障害とリハビリテーション，金原出版，2002，p85.

9) M. D. Lezak：神経心理学的検査集成（鹿島晴雄監訳），創造出版，2005，p102.

10) Smith A：Neuropsychological testing in neurological disorders (In Friedland W F ed) Advances in neurology, vol 7 Raven Press, New York, 1977.

11) Kinsbourne M：Contrasting patterns of memory spans decrement in ageing and aphasia, J Neuro, neurosurg Psychiatry 35: 192-195, 1972.

12) M. D. Lezak：神経心理学的検査集成（鹿島晴雄監訳），創造出版，2005，pp419-420，p128.

13) Prigatano, G, et al：脳損傷のリハビリテーションー神経心理学的療法ー，医歯薬出版，1988，p128.

14) 石合純夫：高次脳機能障害学，医歯薬出版，2003，p136.

15) 伊藤恵美，八田武志：言語流暢性検査の信頼性と妥当性の検討．神経心理学研究，22：146-152，2006.

16) Kevin Walsh：脳損傷の理解―神経心理学アプローチ（小暮久也翻訳），1993，pp207–208.

17) Wilson BA：Long-term prognosis of patients with severe memory disorders. Neuropsychol Rehabil 1 (2): 117-134, 1994.

18) 原 寛美：高次脳機能障害マニュアル，医歯薬出版，2005，p48.

19) 山口加代子：高次脳機能障害の当事者，脳の働きに障害を持つ人の理解と支援，誠信書房，2022，p94.

20) 山口加代子：脳にダメージを受けた方たちのこころとその支援 病気のひとのこころ 医療の中での心理学，誠信書房，2018，p144.

21) Prigatano：脳損傷のリハビリテーション――神経心理学的療法，医歯薬出版，1988，p128.

22) Crosson, BC et al：Awareness and compensation in postacute head injury rehabilitation, J Head trauma Rehabil 4 (3): 194–196, 1995.

23) 阿部順子：脳外傷者の社会生活を支援するリハビリテーション，中央法規，1999，p38.

24) 生方克之：家族支援．高次脳機能障害ハンドブック（中島八十一・他編），医学書院，2006，p188.

25) 松田妙子：脳外傷者の社会生活を支援するリハビリテーション（阿部順子編著），中央法規，1999，p114.

26) 高瀬由嗣：心理アセスメントの理論と実践，岩崎学術出版，2020，p9.

（山口加代子）

5章 介入・支援の基本

到達目標 ·······································

● 高次脳機能障害への介入・支援の流れを理解する.
● 復職支援・復学支援について理解する.
● 高次脳機能障害者の家族支援について理解する.
● 神経心理学的リハビリテーションについて理解する.

CASE

50歳の会社員の鈴木和夫さん（仮名）は，くも膜下出血を発症し救急病院に運ばれました．その後，回復期リハビリテーション（以下リハ）病院に転院し，注意障害や記憶障害に対する認知リハを受けました．本人は「（会社に）戻れば仕事は前と同じようにできる」と言うものの，退院後はボーッとしており，このまま戻って大丈夫だろうかと不安が強い妻に連れられて，リハセンターを受診しました．鈴木さんは「（以前と）何も変わっていない」と言いますが，アセスメントを受けることには同意されました．

日常生活について妻に尋ねると，「薬の飲み忘れは多いし，『やる』とは言うもののなかなか行動を起こさず，やっても続かない．一つのことが気になると他のことが抜ける，隠れてお菓子を大量に食べる」ということでした．

神経心理学的アセスメントの結果，注意障害，記憶障害，遂行機能障害，発動性の低下や抑制欠如，自己意識性の障害が顕著で，神経心理学的リハが必要と判断されました．公認心理師は鈴木さんと妻に結果を説明し，復職に向けてリハを受けることを勧めました．また自分の状態に気づき，代償方法や環境調整の必要性についての理解を深める心理教育とともに，妻のカウンセリングや家庭での具体的な対応について助言しました．

その後，鈴木さんはリハセンター内の就労移行支援事業所に1年間通い，職場と職務内容を調整し，リハ出勤もしたうえで復職することになりました．公認心理師は鈴木

〔キーワード〕医療，福祉，就労支援，復学支援，喪失感，二次症状，心理教育，心理療法，神経心理学的リハビリテーション，地域での支援，自己肯定感

さんと妻と話し合いながら，職場に向けた高次脳機能障害についての説明と，依頼したい配慮事項を記載した書類を作成しました．鈴木さんはその書類を復職先のスタッフに配り，理解と配慮を得られたことで，就労を継続することができました．

アウトライン

　高次脳機能障害者に対する支援は，発症直後から地域での生活を再開するまで，そして，地域で安定して暮らし続けることを目的に長期間にわたる．医療，福祉，就労制度や利用可能なサービスを理解したうえで，他職種との連携のもと，当事者の社会生活を支援する．

　就労年齢にあれば就労支援が必要になる．復職や新規就労ができない場合には精神保健福祉手帳を取得し，障害者雇用や福祉的就労を，障害が重い場合は，障害福祉サービスや介護保険サービスの利用を検討することになる．学齢期であれば復学支援が必要である．元の学校に戻るのが良いのか，特別支援教育を利用するのかの判断とともに，復学後も進学，就職といった課題があるため，途切れない支援が必要である．地域で安心して暮らしていくためには，アウトリーチに加え，周囲の人が高次脳機能障害に対する理解を深めるための啓発活動も必要である．さらに，家族支援も欠かせない．

　当事者に対しては，自分の状態を理解し，それに基づく自己決定ができるための神経心理学的リハが必要である．

1．介入・支援の流れ［図1］

1）急性期病院

　通常，脳血管障害や外傷性脳損傷，脳炎などは突然発症し，生命維持のための治療が行われる急性期病院に運ばれる．急性期病院では，多くの家族が医療者から，「命の保証はできません」「助かっても植物状態かもしれません」など想像もしていなかった言葉をかけられることが多い．また，医師や看護師は医学的対応に忙しく，家族にゆっくり状況を説明する余裕がないことが多い．心理職は医師や看護師と連携しながら，可能な範囲で患者の容体や行われている医療についてわかりやすく説明し，家族の不安が少しでもやわらぐように支援したい．

　意識が回復したときの患者は，「目が覚めたらベッドの中」という状態で，自分がなぜここにいるのかを理解できずに混乱する．そのような際には，入院している理由や家族が来る時間を目に入るところに大きく記載しておくなど，患者の不安を取り除けるように支援する．易怒性のある患者に対しては，引き金となる誘発要因を排除するとともに，スタッフ間で対応を協議し，怒りが反復しないようにすることが必要である．

　身体障害や高次脳機能障害があると判断された場合は，回復期リハ病院への転院を勧められる．しかし，身体機能に障害がみられず，高次脳機能障害が見過ごされたり，高次脳機能障害が重篤でないと判断された場合，あるいは本人が強く望んだ場合には，急性期病院からそのまま退院することもある．しかし，入院中は高次脳機能障害が目立たなかった患者でも，退院後に障害が顕在化することが少なくない．

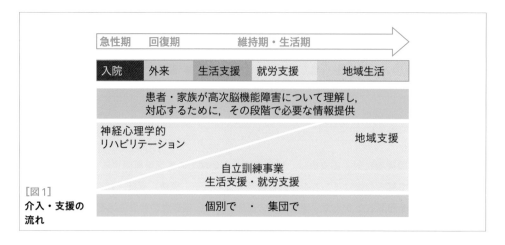

急性期	回復期	維持期・生活期 →

| 入院 | 外来 | 生活支援 | 就労支援 | 地域生活 |

患者・家族が高次脳機能障害について理解し,
対応するために,その段階で必要な情報提供

神経心理学的
リハビリテーション　　　　　　　　　　　　　　地域支援

自立訓練事業
生活支援・就労支援

[図1]
**介入・支援の
流れ**

個別で　　・　集団で

　退院後,高次脳機能障害による支障が生じる可能性が疑われる場合は,障害に関する説明と,どこでリハを受けられるのかという情報提供を行う必要がある.

　「まずは助かった」「良くなった」とほっとしている家族に,こうした説明をしても実感をもたれず,受け入れが悪いこともあるため,「帰宅してからこういう症状が出るかもしれない」と伝えるとともに,高次脳機能障害に関するわかりやすいリーフレットを渡し,症状が出たら相談できる先(各地の高次脳機能障害支援センターなど)を伝えておくことが必要である.

2）回復期リハビリテーション病院

　回復期リハ病院は,急性期後も医療が必要な患者に対し,専門職がチームを組んで集中的リハを実施し,自宅復帰を目指す.脳血管障害や外傷性脳損傷では,発症または手術後2カ月以内に入院すること,入院できる期間は150日,高次脳機能障害があった際には180日と定められている.

　回復期リハ病院における公認心理師の配置は他職種に比べて国家資格化が遅れたこともあり,極めて少ない.心理職が配置されている場合は,医師や看護師,理学療法士,作業療法士,言語聴覚士とチームを組んでリハにあたる.多くの場合,心理職には詳細な神経心理学的アセスメントや心理面の対応が必要なケース,自分の障害に気づけない自己意識性の障害や社会的行動障害が重いケース,家族間の調整が必要なケースなど,より心理学的な介入が必要になるケースが依頼されることが多い.どのようなケースについても,他のリハスタッフとアセスメント結果やそれに基づく介入方法を共有することが必要である.また,リハを実施する際には,損傷を受けた脳は疲労しやすいため,充分に休息をとり,一度に実施する量と時間に配慮する.

　多くの患者は退院後,さらに外来でリハを継続したり,福祉や介護保険サービスを利用するため,次の機関宛ての情報提供書を作成する.情報提供書は専門用語の羅列にならないように,読む相手を念頭に置き,その職種が理解しやすい言葉を用いる.また,極力抽象性を排除し,患者の全体像を伝えるとともに,具体的な対応についても記載する.

3）リハビリテーションセンター

　回復期リハ病院を退院後,さらなるリハが必要と判断される場合は,リハセンターに紹介される.リハセンターは通常,医療と福祉の総合施設であることが多い.医療的なリハ

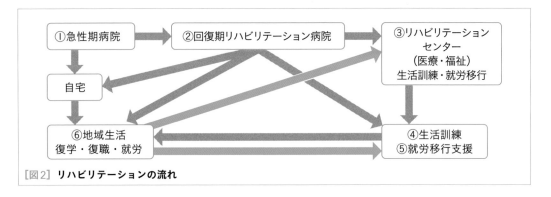

[図2] リハビリテーションの流れ

だけでなく，障害福祉サービスとして自立訓練や就労移行支援などのサービスを提供しているることもある．また，施設入所支援のサービスを提供しているところもあり，その際には入所しながら自立訓練（生活訓練）を受けることができる．

リハセンターの利用者は，回復期リハ病院の退院から直接のこともあるが，急性期病院からリハを受けずに自宅退院した人や，発症後就労したものの就労継続ができなかった，あるいは，そもそも診断を受けておらず高次脳機能障害かどうか知りたいなど，発症からの期間や紹介経路も様々である［図2］．

リハセンターにおける心理職は，アセスメントや神経心理学的リハを実施するとともに，医療スタッフやソーシャルワーカー，生活支援員，就労支援員などの福祉スタッフと情報を共有しながら，当事者・家族を支援していく．

4）自立訓練

障害者総合支援法のなかの自立訓練事業は，機能訓練と生活訓練の2種類がある．どちらも病院を退院後などに，入所あるいは通所で，生活リズムの安定，在宅生活・社会生活を送るうえで必要なスキルの再獲得，生活範囲の拡大を目的に実施される［図3］．

そこでは，日常生活において自分に生じている高次脳機能障害について理解し，その影響を軽減するための代償手段の活用の習得が課題となる．生活支援は集団で行われることが多いため，対人技能拙劣や感情の抑制困難などの社会的行動障害が顕在化しやすい．心理職は日常生活や社会生活における当事者の課題をアセスメントし，当事者と共有し，行動変容を支援していく．

5）就労

高次脳機能障害の当事者は，障害が生じていても「仕事は前やっていたからできる」と楽観的にとらえている人が少なくない．自分の障害に気づきにくいという自己意識性の障害が生じている人も多い．なかでも易疲労は当事者が自覚しにくい症状である．しかし，一般就労では通勤と業務時間を合わせて10時間近くになることを考えると，易疲労の影響を小さく見積もることはできない．記憶障害についても，日常生活ではさほど問題にならないレベルでも，就労となると新規に覚えなくてはならない情報量が桁違いとなる．情報処理速度の低下が生じている人にとっては，日常生活が鈍行列車とすれば，特急列車のようなスピードで情報処理を要求されることになる．すなわち，就労支援においても「自分の現状を理解する・受け入れる」というステップが含まれる必要がある．高次脳機能障害当事者の就労支援では，高次脳機能障害だけでなく易疲労，心理的安定，社会的行動障

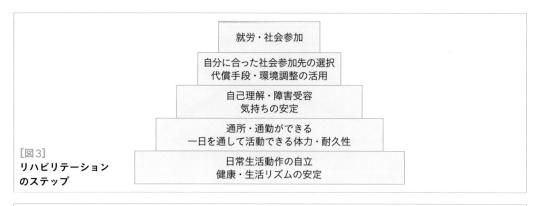

[図3]
リハビリテーション
のステップ

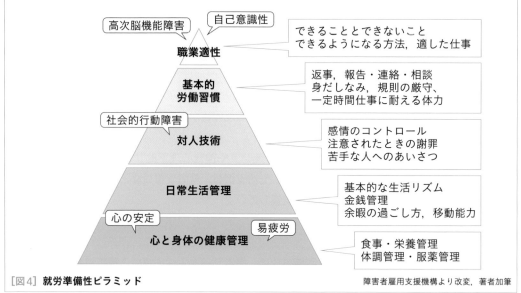

[図4] 就労準備性ピラミッド   障害者雇用支援機構より改変，著者加筆

害，自己意識性に配慮した支援が必要である［図4］.

　さらに，就労するうえで必要な代償手段を自発的に用いることの習得や，職務に集中しやすい環境（物理的環境調整）だけでなく勤務時間や職務内容を調整する，相手に指示を繰り返してもらう，メモが間違っていないか確認させてもらう（人的環境調整）などを依頼できるようになることも必要である．そのうえで，自分の現状を理解し，3つの働き方（①**一般雇用**，②障害者手帳を使って就労する**障害者雇用**，③福祉サービス事業所で支援サービスを受けながら就労する**福祉的就労**）のいずれが自分に適しているのかを見極めていく．③の福祉的就労は一般雇用や障害者雇用への準備としても利用することができる．

　障害者の法定雇用率の上昇とともに，会社の事業主が障害者のための特別な配慮をした子会社（特例子会社）を設立することが増えており，最近では特例子会社に心理職が採用されることも少なくない．

　就労はゴールではなく，就労継続がゴールであり，そこに向けたアセスメントと支援が重要である．自己理解が進んだ結果，就労しないということも一つの選択であり，その際は社会参加先の提案もしていく．

6）復学

　就労の場合は，様々なサービスを利用して2，3年かけて復帰することが少なくない．

しかし，子どもの場合は，回復期リハ病院退院後すぐに学校に戻ることがほとんどである．その理由の一つとして，子どもに対する適切なリハを提供できる医療機関が極めて少ないという現実がある．また，子どもや保護者が早期の復学を希望するというのもその一つの理由である．

しかし，多くの保護者は，病気であれ事故であれ，突然生じた障害に対し，受け入れがたい思いを抱いている．「もっと早く病院に連れていけば…」「もっと自分が気をつけていれば…」などと自責の念にさいなまれていることも少なくない．子どもが事故の被害者である場合は，加害者に対して許せない気持ちでいっぱいになっていることもある．このような自責の念や怒りが，「必ず治る」という過度の回復期待や障害否認につながることもある．

このような状況を理解したうえで，子どもの復学先に関する相談を受けることになる．小・中学校であれば，**通常級**，**特別支援教育（特別支援学級，特別支援学校）**という選択肢がある．高校であれば，それに定時制，通信制，フリースクールという選択肢が加わる．大学や専門学校であれば，復学，休学，退学を検討することになる．ほとんどの保護者にとって，特別支援教育は未知の世界であり，「元の学校に戻したい」と願うことが一般的であるが，子どもにとっては元の学校に戻ることが良いとも限らない．

発病・受傷から半年しか経っていない状況では，易疲労が強いことが往々にしてあり，情報処理速度の低下も生じていることも多い．また，多くの子どもに記憶障害が生じており，新しい知識の習得が困難である．注意障害が重篤な際には，注意の転導性が高く，衝動的に教室を飛び出すことや，他児に手を出してしまうこともある．適切な復学先を保護者だけで判断することは極めて難しい．子どもや保護者の気持ちも汲みつつ，子どもの状況に見合った復学先を選べるような情報提供と支援が必要である．

心理職は子どもの知的側面だけでなく，注意の持続時間，情報処理速度，記憶障害の状況，社会的行動障害や易疲労など，集団場面でどのような行動が現れるかを想定したアセスメントを実施するとともに，子ども自身が障害をどう受け止めているのかを確認しておくことが重要である．能力的には特別支援教育の利用が妥当と考えられても，子どもや保護者の障害への受け入れが進んでいない場合は，いったん通常級を利用し，時間をかけて特別支援教育の利用へと支援していくこともある．

復学に際しては，医療サイドと教育サイドの合同検討会議や，教育サイドに子どもと保護者の様子を伝える機会が設けられることが必要である．いずれの場合も，事前に子どもと保護者に了解をとったうえで，子どもの障害の状況や復学した際に想定されること，対応策，保護者の状況について伝えていく．復学する学校や受け入れ態勢が決まれば，試験登校を実施し，より詳細な課題の抽出や代償手段・環境調整について詰めていく．さらに復学後も，進級，進学など，子どもを取り巻く環境は年単位で変化し，学習内容や発達課題の難易度も上がっていく．大人よりも環境変化が著しいことに配慮が必要である．

支援するうえでは，高次脳機能障害だけでなく，自己肯定感が低くなっている可能性についても配慮が必要である．自己肯定感を育んでいく時期に障害を負った子どもに対し，子ども自身が自分の障害を理解し，受け入れていけるような支援が必要である．脳に損傷を負った子どもたちは健常な子どもたちに比べ，仲間関係に大きな困難と精神的ストレスを生じており，そのレベルが精神保健施設を利用している子どもたちと同程度だったという報告[1]もある．子どもたちの精神保健の観点からも，適切な復学支援とその後のフォロー

が不可欠である．

7）地域での支援

2010年に実施された調査やその他の調査でも，高次脳機能障害者の受け入れが困難と答えている施設が約半数であった[2]．その原因として「高次脳機能障害と診断されていない」「対応の仕方がわからない」ことがあげられている．

地域で暮らす高次脳機能障害者の暮らしを支援するためには，高次脳機能障害に対する啓発活動とともに，高次脳機能障害を支援する人たちが高次脳機能障害に即した支援ができるように支援していくことが求められる．

高次脳機能障害の当事者は地域生活において，スケジュール管理，服薬管理，金銭管理，調理，通所方法，支援者とのかかわりなどに支援が必要なことが多い．病院や施設でこれらの生活技術を習得したとしても，日常生活に応用できないこともある．これを解決するために支援者が生活する場に訪問し，本人のもっている力を活用しながら繰り返し行動の定着を支援し，自立させるための方法として**生活版ジョブコーチ**が開発された[3]．

生活版ジョブコーチは，支援者が地域に出向くアウトリーチ型の支援である．その役割は，①本人の現状を把握して支援の項目・目標を決め，支援手順表を作成する，②直接援助者に支援方法をコーチする，③家族に助言する，④環境を整える，の4つであり，アセスメント，プランニング，実施，モニタリングの4段階のローテーションを繰り返し，支援目標を達成すれば終了となる．すなわち，当事者の自立を支援するとともに，当事者を直接支援する地域の援助者が高次脳機能障害について理解し，その対応を習得する機会ともなる仕組みである[3]．

支援者会議や連携会議に参加し，適切な対応を協議することが求められることもある．その際にも，神経心理学的検査結果だけでなく生活における障害の現れ方や，当事者の感情と動機，喪失や人的環境などの影響による心理状態にも配慮したうえで，当事者の地域でのより良い生活に貢献するような意見を述べることが重要である．

8）ピアサポート

2000年以降，当事者主体の理念を重要視する機運が高まり，2024年現在，各自治体で**ピアサポーター**養成研修が実施され始めており，高次脳機能障害に特化したピアサポーター養成研修を開始している自治体もある．

高次脳機能障害は見た目ではわかりにくく，周囲からの理解を得られにくい．当事者自身も自分の障害について，的確に理解することが難しい障害である．多くの当事者が周囲に「わかってもらえない」という思いを抱いている．

このような当事者の思いに対し，極めて少数ではあるが，ピアサポーターとして活動している当事者が出始めている．しかし，高次脳機能障害の当事者がピアサポーターとして活動するプロセスには，それを支援する支援者が必要である[4]．

ピアサポーターとして他者の思いを聴くことを通して「人の役に立てる」という体験が，当事者自身の自己肯定感につながっていく．ピアサポートを受けた人は，「わかってもらえた」「自分だけじゃなかった」と孤独感から解放され，自己肯定感を確認する機会となる．

ピアサポーターとの出会いや，ピアサポートを体験する場をピアサポーターとともに用意していくことも，高次脳機能障害の当事者に対する重要な支援である．

2. 神経心理学的リハビリテーション

　神経心理学の領域では，認知機能の一つの症状に対して，その症状を改善するためのリハ（認知リハ）が開発されてきた．失語に対するリハ，失行に対するリハなどである．

　現在，欧米では，脳損傷に伴って生じる認知・感情・社会・行動上の問題は相互に関連し合っているため，リハの過程ではこれら全体を一つのものとして取り組むという意識が浸透してきている[2]．

　このようなアプローチを包括的全人的リハ（holistic rehabilitation）と呼ぶ．この流れを受けて，1990 年以降，**脳損傷者に対する包括的全人的リハ**を認知リハと区別して，**神経心理学的リハ**と呼ぶようになった[5]．

　包括的リハビリテーションは，米国 Commission on Accreditation of Rehabilitation Facilities（CARF）および米国国立衛生研究所（NIH）により，①各患者のニードと能力に適合し，特殊化し，包括的に目的に焦点を絞って行うプログラムである，②医学的，身体的，認知的，心理社会的，職業的，教育的，レクリエーションの各プログラムを含む[6]と定義され，「頭部外傷者に対するリハビリテーションガイドライン」で推奨されている．

　包括的リハビリテーションは亜急性期の外傷性脳損傷の患者や中度から重度の外傷性脳損傷の患者の人生の質の向上に効果があることが複数の研究者によって示されており[7]，費用対効果が高いことや，認知的，心理社会的，感情的な問題による影響の軽減，高次脳機能障害者の自立と雇用の可能性のみならず，家族のストレスを減少させる[8]ということも明らかになっている．

　この神経心理学的リハを牽引してきたのが，Prigatano，Ben-Yishay，B.A.Wilson らの臨床心理士や臨床神経心理士（1 章参照）である．Prigatano は，神経心理学的リハの原理として，高次脳機能障害の当事者に「欲求不満」と「混乱」，「自己意識性の障害」が生じやすいことを明らかにしたうえで，「患者が自分の行動を観察するのを援助し，それを通して脳損傷の直接的影響および間接的影響について教える」心理教育が必要であると述べている．さらに，「患者・家族が経験する個人的喪失に対処するのを援助する心理療法的介入も必要である」[9]とし，心理学的介入の必要性を述べている．

　日本においては，2006 年に実施されたリハ医学会の調査でリハ診療における臨床心理担当者のニーズが極めて高いことが明らかにされている．この調査では，心理職が不在の機関（調査対象の 73.0%）が希望する対応障害の 1 位が脳血管障害，2 位が外傷性脳損傷であり，希望する依頼業務は 1 位：臨床心理・神経心理学的検査（不在機関の 100%），2 位：心理療法・カウンセリング（障害受容の促進も含む）（75%），3 位：認知リハ（高次脳機能障害に対して）（21%）の順であった[10]．神経心理学的リハは今後，心理職がその力を発揮していくことが期待されている領域である．

1）認知リハビリテーション

　高次脳機能障害は発症から 6 カ月に急速な改善がみられ，その後，年単位でゆるやかな改善が見込まれる．亜急性期，および回復期には機能的アプローチに重点が置かれる．認知機能の土台となる注意機能への認知リハが実施される．その代表的なものが attention process training（APT）であり，亜急性期の外傷性脳損傷に対し有用性が立証されて

いる[6].

　APT を開発してきた一人である Sohlberg は，訓練群はすべての神経心理学的検査で改善が認められるわけではないものの，自己の障害について報告できるようになるなど，訓練がただ単に認知能力を刺激しているだけではないと述べている[11]．また，パソコンでの機能的アプローチについては，セラピストの介入がないパソコンでのリハは推奨されない[12]ということもわかっている．

　すなわち，**機能的アプローチ**は，機能回復とともに自分が苦手になったことに気づく場でもある．機能的アプローチにおいて，苦手になったことについての説明と対処方法を伝える心理教育も並行して行っていくことが重要である．課題は患者の認知障害の状況に合わせ，簡単すぎず，難しすぎず，少し努力すればでき，自分の能力の変化や改善を自覚できるようなものを実施することが必要である[13]．

　残存機能を用いて失われた機能の代償を目的とする**代償的アプローチ**は，左半側空間無視に対するアンカー法（内的代償）や記憶障害に対するメモリーノートの活用（外的代償）などがそれにあたる．外傷性脳損傷・脳血管障害の重度の記憶障害に対しては，メモリーノートなどの外的代償の使用が推奨されている[12]．しかし，なかには，「書き留めようと手帳に目を移した途端に頭の中の記憶が抜ける」と語る当事者，手帳をそれまで使用していなかった当事者や失語によって書字が困難な当事者にとっては，スマートフォンの音声入力機能の活用のほうが実際的かもしれない．このように，代償的アプローチでは，それぞれの当事者の症状と特性，動機や受け入れに合わせた代償方法を提案し，それを活用できるように支援していく．

　失われた機能の実生活上の影響を減少させることを目的に実施される**環境調整的アプローチ**には，物理的環境調整と人的環境調整がある．物理的環境調整は，注意障害では，注意を向けるべきものに向けられるようにそれ以外の刺激が目に入らないように机の位置に配慮する，物を見つけやすいように，決まった場所に物を置くことを習慣化するといったことなどである．記憶障害が重い当事者に対しては，早期から自分の病室や病院で過ごすうえでのルールや日課，移動場所がわかるように視覚化し，思い出せなくても「見ればわかる」ようにして，当事者のわからないことによる不安の軽減に配慮する．当事者が自分の病室であることがわかるようにドアに目立つ造花を飾る，病室内に病院内のルールを「パソコンは9時まで」と紙に書いて貼るといったことなどである．人的環境調整は，情報処理速度の低下が生じている当事者にはゆっくり話す，注意障害がある当事者には一度に出す情報を少なくし，短い文で伝える，図に書きながら説明する，記憶障害が生じている当事者に記憶を確認する質問を繰り返さないなど，当事者に関わる周囲の人の関わり方を調整することで，当事者が安心して暮らせることを支援していく．

2）心理教育

　心理教育では，認知リハを進めるなかで，当事者に生じている高次脳機能障害について説明する．自分のパフォーマンスが発症前と異なることに気づいた際に，患者にそれを症状として説明することで，機能的アプローチに対する動機を高め，代償手段や環境調整の必要性と具体的方法を助言していく．それぞれのアプローチが織物の縦糸であるとすれば，心理教育は横糸として，互いに作用しながら機能することでリハが進んでいく［図5］[14]．

　高次脳機能障害のなかでも，社会的行動障害や自己意識性の障害に関する**心理教育**が重

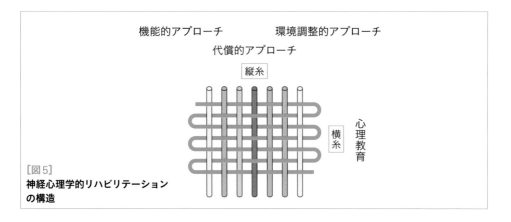

[図5]
神経心理学的リハビリテーションの構造

要である．なぜならば，特に社会的行動障害や自己意識性の障害は周囲の人間関係との軋轢を生じやすく，家族の介護負担感にも大きく影響し，社会適応の大きな阻害要因だからである．

　易怒性やこだわりなどの人格変化は当事者が自覚しにくい症状である．そのために生じる人間関係の亀裂は，当事者だけでは改善が困難である．また，自己意識性の障害は，まさに自分の障害と，それによる人間関係や社会生活上の支障を推測できないという障害である．

　社会的行動障害や自己意識性の障害は，当事者の認識だけでなく感情に充分に配慮した対応が求められる．自己意識性の障害は，気づきの低下を治療するためには，信頼された治療関係を作り，指示的な雰囲気のなかで，直面したことや失敗を取り扱うことが必要[15]である．生じている問題や障害についてその場で伝える**リアルフィードバック**[16]は，支えられているという関係のなかでこそ機能する．さらに対応方法をセットで提供することで，高次脳機能障害者は自らのできなさを補うことを学ぶ．またできていること，できてきたことを肯定的に伝えられる（**ポジティブフィードバック**）ことで，自己肯定感を損なわないような配慮も求められる．

3）心理療法

　高次脳機能障害になった山田規畝子さんは，「今の自分は能力欠損だらけ，普通のことは普通に人並みにできていた自分は"いなくなったんだな"」[17]と書いている．山田さんは整形外科医で病院長として働いていたが，高次脳機能障害になり医師としての仕事は諦めざるを得なかった．この文章を読むと，高次脳機能障害になった人の喪失感がひしひしと伝わってくる．高次脳機能障害は患者にとって大きな喪失体験である．高次脳機能障害になることで「喪失」するのは注意や記憶といった認知機能だけではなく，収入や社会的地位，居場所やそこでの人間関係，そして，人生の目標や自己肯定感といった自分に対してもっていた思いもである．

　Ben-Yishay は，外傷性脳損傷の人は「組織だった考え方ができず，志気を失い，将来に不安を感じ，自尊心が低くなっている」[18]と記載し，Prigatano は，脳損傷後に「不安，抑うつ，過敏性，他者への不信，絶望感，無気力，怒り，恐怖心，社会的ひきこもり」が生じやすいと述べ，これらの反応性障害が脳損傷後の約半数の人に生じると述べている[19]．

　二次的な精神症状として代表的な脳卒中後のうつ病（Post Stroke Depression；

PSD）の発症頻度は脳卒中患者の約 25 ～ 79％ [20] といわれ，その発症時期は，大きく二つの山があるといわれる．一つは脳卒中発症から 1 年以内，もう一つは発症後 2 ～ 3 年である．発症後 1 年以内の時期は，ちょうど回復期のリハを行う時期であり，PSD がリハの阻害因子となる．発症後 2 ～ 3 年の時期は，まさに社会参加の時期になるため，復職など社会参加する際に大きな支障となる．ほかにも不安障害，強迫性障害，統合失調症様障害が発現することがあるので，精神医学的な知識に基づいて二次症状についてもアセスメントし，心理療法を実施していく．

　心理職は，二次症状だけでなく，障害を契機に生じた人間関係の悩みや障害受容に対応することも求められる．2001 年から実施された「高次脳機能障害支援モデル事業」では拠点病院における職種別訓練関与時間を調査している．その結果，高次脳機能障害の訓練に最も多く関与していたのが心理職であり，心理職の業務内容関与時間は，カウンセリング 40.9％，訓練 36.4％，評価 22.7％ [21] であった．このように高次脳機能障害を負った人に対するカウンセリングは必須であり，心理職は，認知行動療法，社会技能訓練（SST），マインドフルネス，ポジティブ心理療法，アサーションなどについても精通し，当事者を支援することが求められている．

4）家族支援

　家族は退院した当事者と家での暮らしを再開して，「これって何？」と驚くことが少なくない．残念ながら回復期リハ病院を退院する際に，高次脳機能障害についてきちんと説明を受けている家族は少ない．多くの家族は，時間の経過とともに良くなると思っている．「高次脳機能障害がある」と伝えられても，日々の暮らしのなかでどのような影響が出るのか，どう対処すれば良いのかなど，説明や助言を受けて退院することは少ないのが現状である．しかし，家に帰れば，思いがけない当事者の行動に戸惑う．以前と異なる当事者の振る舞いに困惑する．

　当事者の家族は多くのストレスにさらされる．そのストレスは大きく 2 つに分けられる．当事者とともに生活するうえでのストレスと，家族が障害を負ったことで新たな役割を担わなければならないことで生じるストレスである（4 章参照）．高次脳機能障害はまだ社会的認知度が低い障害である．どこで支援を受けられるのか，支援を受けることでどう変わっていくのかがわかりにくい．また，高次脳機能障害は極めて個別性の高い障害でもあるため，利用する資源や方針を決める際に，家族は「この判断で良いのか」と悩む．支援者は，家族が既に問題のメカニズムや介入について理解できているとみなさないことが重要である．家族のストレスは一つではなく，短期的な出来事でもなく，現在進行形であることを認識する必要がある [22]．

　高次脳機能障害者の家族の 57.6％にうつ傾向が認められ，高齢者の要支援者の家族に比べ，介護負担感が 30 ～ 60％も高い．さらに，社会的行動障害がある人の家族では，中度以上の抑うつが 30.2％あり，「社会的行動障害なし」の人の家族の 16.7％ に比べて多い [23]．また，外傷性脳損傷者の家族にとって最も精神的負担になっていたのは，易怒性・ひきこもりなどの性格の変化であり，半数の家族が負担と感じていた．同様に，自分の障害がわからない，対人関係のトラブルの順で家族の介護負担感との相関が高かった [24]．このように，社会的行動障害や自己意識性の障害がある場合に家族の負担感が特に強いことがわかる．

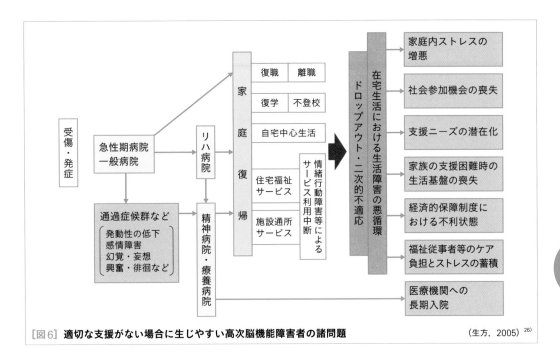

[図6] **適切な支援がない場合に生じやすい高次脳機能障害者の諸問題**   (生方, 2005) [26]

家族自身も多くの喪失感を味わう. 支援者は家族の喪失感と,「以前とは異なる当事者と生活する」という困難を理解し, 家族の気持ちに寄り添って, 具体的な対応を教示し, 支援していくことが求められる.

同時に, 家族は当事者の人的環境であり, 支援者でもある. 家族が当事者の状態を理解し, 支援できることで, 当事者がより良い生活を送ることが可能になるため, 家族に対するカウンセリングと心理教育が欠かせない.

3. 支援が目指すこと

高次脳機能障害は認知面の変化にとどまらず, 社会適応に支障が生じることが少なくない. 就業支援や就学支援を受けた人のなかで, 医学的リハを受けた群は, 51％が復職・復学が可能だったのに対し, 受けていなかった群では17％しか復職・復学ができず, 対人技能拙劣や感情コントロールの問題が生じている比率が高かった [25].

このデータが示すように, 発病・受傷から医療・福祉, 就労・復学へと連続した支援が必要であり, 充分な支援がなされずに社会復帰した場合には, 社会だけでなく家族との間に摩擦や軋轢を生じ, それを自分の力で解決することができず, 二次障害が発生することもまれではない [図6] [26].

「頭部外傷受傷後十年以上経った方たちも社会認知に問題を抱えている割合が多く, 本人・家族に対する心のケアが必要である」[27] といわれるように, 心理的なケアの必要性は長期間にわたる. 心理職はどの時期に対応するとしても, 当事者が日々の生活における支障が少なくなることを目的に対応する. そのため高次脳機能障害に関する知識だけではなく, 当事者や家族の心理についても理解したうえで, 神経心理学的リハについて学び, その力量を発揮していく必要がある. 常に他職種・他機関と連携しながら, 当事者が自己肯定感を取り戻し, 新たな人生を前向きに進んでいけるように支援することが期待される.

5章 Q and A

Q1 急性期病院での主な支援において誤っているのはどれか1つ選びなさい.
1　家族を支援する.
2　記憶障害の改善を図る.
3　情報提供書を作成する.
4　意識障害の評価をする.
5　患者の状態を家族に伝える.

Q2 高次脳機能障害者の家族にとって最も負担感が高いのはどれか1つ選びなさい.
1　記憶障害
2　注意障害
3　失語
4　身体障害
5　社会的行動障害

Q1　A……2

解説

　急性期病院では，家族の精神的な安定に少しでも寄与することが重要である．そのため，医師や看護師と連携し，必要な情報を家族にわかりやすく伝える役割が最も重要である．その一方で，意識障害の評価を行い，必要な情報をカルテに残すとともに，次の機関に伝える．記憶障害の改善については，急性期病院での主な課題ではない.

Q2　A……5

解説

　高次脳機能障害者の家族は失語や身体障害者の家族よりも精神的な負担感が高いことがわかっている．さらに，高次脳機能障害者の家族にとって最も負担感が高いのは気性の激しさ，自己中心性，攻撃性といった社会的行動障害である.

文献

1) James T et al：Peer-relationship difficulties in children with brain injuries：Comparisons with children in mental health services and healthy controls. Neuropsychol Rehabil 20: 922-935, 2010.

2) 中島八十一：高次脳機能障害の勃興と将来展望. 新興医学出版社, 2023, pp195-198.

3) 阿部 順子：チームで支える高次脳機能障害のある人の地域生活, 生活版ジョブコーチ手法を活用する自立支援, (蒲澤 秀洋監修), 中央法規, 2017, p6.

4) 高次脳機能障害者支援機関・事業所へのアンケート調査：日本損害保険協会自賠責運用益事業高次脳機能障害者者のピアサポート活動支援に関する研究 2020 年度報告書, p50.

5) B.A.Wilson et al（監訳代表　青木重陽）：高次脳機能障害のための神経心理学的リハビリテーション, 医歯

薬出版，2020，p2.

6) CARF ホームページ：http://www.carf.org/

7) Babara A.Wilson：The Brain Injury Rehabilitation Workbook：General Introduction，The Guilford Press，2017, p3.

8) Prigatano, GP：Neuropsychological rehabilitation and the problem of altered self-awareness, N. von Steinbüchel et al. (eds.), Neuropsychological Rehabilitation. Springer-Verlag New York, 1992, pp55-65.

9) Prigatano：Principles of Neuropsychological Rehabilitation：Oxford University Press, 1999, pp3-4.

10) 日本リハビリテーション医学会 関連専門職委員会：リハビリテーション診療に求められる臨床心理業務担当者に関するアンケート調査結果，Jpn J Rehabil Med 43(12): 808-813，2006.

11) Sohlberg MM, McLaughlin KA, etal: Evaluation of attention process training and brain injury education in persons with acquired brain injury. J Clin Exp Neuropsychol 22 (5): 656-676, 2000.

12) Keith D Ciceron et al：Evidence-Based Cognitive Rehabilitation：Updated Review of the Literature From 2003 Through 2008, Arch phys Med rehabil 92: 519-530, 2011.

13) Prigatano：Motivation and awareness in cognitive neurorehabilitation, Cognitive Neurorehabilitation, Cambridge, 1999, pp240-251.

14) 山口加代子：脳にダメージを受けた方たちのこころと支援，病気のひとのこころ―医療の中での心理学―，誠信書房，2018，pp139-155.

15) 先崎　章：高次脳機能障害 精神医学・心理学的対応 ポケットマニュアル，医歯薬出版，2007，p23.

16) 阿部順子：社会適応へのプロセス，脳外傷者の社会生活を支援するリハビリテーション，中央法規，1999，p36.

17) 山田規畝子：高次脳機能障害者の世界～私の思うリハビリや暮らしのこと～，講談社，2009，p2.

18) Ben-Yishay et al（大橋正弘訳）：米国における神経心理学的リハビリテーション．リハビリテーションMOOK4 高次能機能障害とリハビリテーション．金原出版，2001，p2.

19) Prigatano：脳損傷のリハビリテーション――神経心理学的療法，医歯薬出版，1988，p128.

20) Caplan B, Moelter S：Stroke：Handbook of rehabilitation psychology（Frank RG, Elliott TR eds），American Psychological Association, Washington 2000, pp75-108.

21) 長岡正範：高次脳機能障害標準的訓練プログラム　医学的リハビリテーションプログラム（概要版）高次脳機能障害支援モデル事業報告書－平成 13 年度～ 15 年度まとめ，2004，p 57.

22) Micael Oddy, Camilla Herbert：Intervention with families following brain injury：Evidence-based practice, Neuropsychol Rehabil17: 259-273, 2003.

23) 白山靖彦：高次脳機能障害者家族の介護負担に関する諸相－社会的行動障害の影響についての量的検討－社会福祉 51：p2938，2010.

24) 渡邉修：高次脳機能障害のある方のご家族への「介護負担感」に関する実態調査報告書，平成 30 年 10 月.

25) 中島八十一：高次脳機能障害の現状と診断基準，高次脳機能障害ハンドブック-診断・評価から自立支援まで．医学書院，2006，p12.

26) 生方克之：高次脳機能障害支援モデル事業による実践（神奈川総合リハビリテーションセンター編），高次脳機能障害セミナー資料，2005，pp140-150.

27) 東京医科歯科大学難治疾患研究所被害行動学研究部門：脳外傷後遺症実態調査報告 2004.

（山口加代子）

6章 他領域との協働

到達目標 ....

- チーム医療や福祉，産業，教育，司法などの他領域との連携，協働の重要性を理解する．
- 連携のとり方と留意点を理解する．
- チーム医療や他領域との協働における心理職の役割を理解し，説明できる．

CASE

小学生の二人の子どもをもつ，40歳会社員の田中光子さん（仮名）は，自転車で買い物に行く途中に自動車にはねられて頭を強く打ち，救急病院に運ばれ入院となりました．右前頭葉挫傷と高次脳機能障害の診断で，2カ月後リハビリテーション病院に転院となりました．田中さんの初回カンファレンスが開かれ，アセスメント結果と訓練目標について検討が行われました．その結果，まずは主婦としての家庭復帰を目標に3カ月間の訓練を行うことになりました．医師，看護師，理学療法士，作業療法士，言語聴覚士，公認心理師，医療ソーシャルワーカーがチームを組み，担当者間での情報交換を行いながらリハビリテーション（以下，リハ）を進めていきました．退院予定の1カ月前から外泊訓練を開始しましたが，外泊後の表情が硬いことに気づいた看護師から公認心理師に相談があったため，公認心理師が本人と面談を行うと，「子どもたちが言うことをきかず，イライラする」「疲れるので，外泊をしたくない」などの訴えがありました．そこで，夫とも面談を行うと，「妻は外泊してくると家事をやろうとするが，思うようにできず子どもたちに当たってしまう．やさしい母親だったのに，人が変わったようになり子どもたちは泣き出してしまう．どうしたら良いかわからず，退院が不安です」との話が聞かれました．

公認心理師は早速主治医にカンファレンス開催を提案し，情報共有と対応についての検討を行い，チーム内で分担して田中さん本人と夫に対して外泊時の過ごし方や困ったときの対応方法，退院後のサービス利用などについての助言を行いました．また，夫に対する家族支援を行い，夫の不安を丁寧に聞き取りながら妻である田中さんに生

　〔キーワード〕チーム医療，連携，協働

じている状況や心理面について説明し，子どもたちへの対応方法などを助言しました．その後，夫も落ち着いて対応ができるようになり，田中さん本人からの訴えも徐々に減り予定どおり自宅退院となりました．退院後，公認心理師は，主治医の指示により外来で本人と夫に対する心理面接を継続しました．退院から3カ月後，医療ソーシャルワーカーによる情報提供をうけ復職を目指して自立訓練（生活訓練）サービスの利用希望が出されたことから，利用が決定した自立訓練事業所に対してこれまでのリハの経過と支援上配慮が必要な点について文書で情報提供を行いました．田中さん自身も夫も，「自立訓練事業所職員が状況をよく理解して対応してくれるので安心です」と話し，円滑な自立訓練サービスの利用へとつながりました．

アウトライン

　田中さんのCASEのように多くの専門職がチームを組みリハに取り組む場合，チーム内の連携（協働）は不可欠である．連携がとれている医療チームでは，情報を共有することにより，当事者の些細な変化を見逃さず，目標達成を阻害する問題に発展する前に早期に介入して問題解決を図ることができる．また，チームでの一致した対応が，外部情報の取り込みやその処理が苦手となった患者の混乱や不安を軽減し，心理的安定を図るうえでも不可欠である．脳損傷後の回復や社会適応には，長期間を要することも多く，医療領域のみで当事者のニーズに応えることは難しい場合も多いことから，このCASEのように他領域の機関とも連携し支援をつないでいきながら，心理職は心理支援のみならずチームや他機関連携のコーディネーター役としての役割を担うことも期待される．

1. 臨床神経心理学とチーム医療

　リハビリテーション（以下，リハ）がチーム医療で行われるように，臨床神経心理学の実践もまさにリハそのものであり，**チームによる連携（協働）**が不可欠である．『大辞林』によれば，連携とは「同じ目的を持つ者が互いに連絡をとり，協力し合って物事を行うこと」であり，協働とは「協力して働くこと」である．ここで述べる連携や協働が目指す目的とは，当事者本人のニーズの実現に向けて可能な限り応えていくことであり，「人間らしく生きる権利の回復を目指す」[1]というリハの理念を実現することである．

　脳の損傷は，外見からは捉えにくい多様な症状をもたらすことに加えて，患者のニーズやライフステージ，発症後の心理的反応，家族やコミュニティを含む患者を取り巻く社会環境，それらによる相互作用，時間経過によるそれぞれの変化とも相まって様々な影響を及ぼすことから，その都度全体像を動的に捉えながら，連携する機関やその範囲を検討していく必要がある．そのため，医療領域にとどまらず，教育，産業・労働，福祉，司法など，領域を超えた連携が求められる．

1）チーム医療における連携−院内連携を中心に
　疾病や外傷によって脳が損傷され，認知機能が低下し日常生活活動や社会参加に困難が

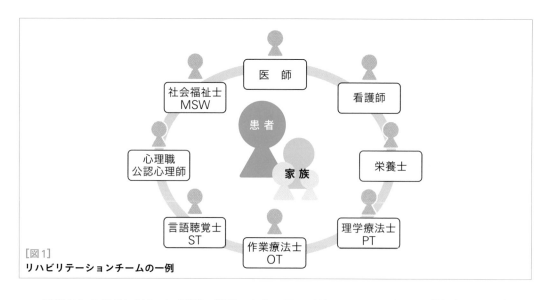

[図1]
リハビリテーションチームの一例

予想される患者に対して、医師の指示のもと、**リハビリテーションチーム**（以下、チーム）が構成される［図1］．チームを構成する各専門職は、それぞれの専門性をふまえてアセスメントを行い、カンファレンスに臨む．そして、患者に関する情報共有を図るとともに、リハ目標と訓練計画に関する検討を行う．その後も、各専門職は定期的に開催されるカンファレンスに出席し、それぞれの訓練状況や経過を報告するとともに、再評価を行い、必要があればリハ目標の変更について検討する．こうして、カンファレンスなどを通して情報共有を図ることにより、多様な専門性を背景としながらも、同じ目標に向けてチーム一体となったリハアプローチが可能となる．また、日頃から他職種との良好なコミュニケーションを心がけることにより、情報共有が図られやすくなるほか、互いの専門性や役割の理解を促進することが期待できる．一方、情報共有や連携が充分に図られていないと、患者や家族に対して方向性の異なる情報が提供され、その結果、混乱や不安を招き、ときには不信感を与えることもある．専門職によって異なる方向性を示すことがないように、各専門職は患者に対して一致した対応を心がけていくことが重要である．また、患者、家族も同じ目標に向けて協働していくという点で、同じチームの一員であることを念頭に置いておきたい．

2）院内連携から他領域との連携へ

リハが開始されるとともに、地域生活や社会参加に向けた具体的な目標設定と目標に向けたリハ実施計画についての検討が開始される．やがて、リハの進捗や目標の達成状況にあわせて、院内を中心とした連携から医療以外の領域を含めた他機関との連携を検討していくことになる．必要によっては、複数の領域を含めた連携も検討していく．ここでは、主だった各領域との連携を中心に述べる．

（1）教育領域との連携

小児期はもちろんのこと、青年期までの年齢層の患者では、**就学、復学、進学**を目標とする事例が多くなり、必然的に教育領域との連携が中心課題となる．この連携を考えるうえで押さえておきたいことが3点ほどあげられる．第1に、小児期発症の高次脳機能障害患者（児）の場合、急性期から回復期リハを含む入院治療やその後の療養のための期間が長期にわたることが多く、結果として長期欠席や休学を強いられることが多い．しかし、

学校は一般的に4月開始の学年制が敷かれているため，当事者・家族は，「同級生と一緒に進級，卒業したい（または，させたい）」と望む場合が多いことから，医療側がリハの進捗をふまえて考える復学時期よりも，当事者・家族は早期の復学を望みがちであるという点である．第2に，教育領域との連携が必要となる患者の場合，症状の理解や社会適応には発達という視点が欠かせず，復学後も医療機関による長期的なフォローが必要とされるという点である．第3に，外見から捉えにくい高次脳機能障害について発達という視点も絡めながら説明し，学校側の理解を得ていくことは，一般的に当事者・家族のみでは困難であり，医療機関が復学や復学後の就学継続に向けた支援の役割を担うことが必要になるという点があげられる．また，社会的な背景として教育領域では，**発達障害者支援法**[1]により徐々に発達障害のある子どもの受け入れに対する理解が進み始めていることもあり，同じく同法のもとに位置づけられている後天的に脳損傷を受けた子どもの受け入れも調整を進めやすい環境が整い始めている．このような背景を理解したうえで，医療機関と学校をはじめとした教育領域との連携は進められるべきであり，今後その重要性はいっそう高まると考えられる．

在籍校への復学に向けては，患者に関する情報共有とともに，復学時期や試験登校など復学までのプロセス，学習上の配慮事項などについて検討を行うことが重要である．復学の場合，復学後も毎年の進級やクラス替え，担任教諭の交替，さらには進学を含む進路決定など，次々と転機が訪れるほか，成長期による本人や同級生の心身の変化や同級生との違いの顕在化など，多くの課題が生じるため，**就学継続のための連携体制づくり**は何より重要である．同じような障害のある子どもをもち，復学の経験がある保護者が活動している家族会も，連携先としてぜひ考慮しておきたい．復学後の状況によっては，特別支援教育という選択肢を含め転校などを検討する場合もある．何より，本人の自己肯定感や自尊感情を育てる教育環境を検討していく視点が重要であり，子どもの心身両面の成長を支える長期的な支援は，本人・家族を中心に，心理職が調整役となって関連する専門職や機関と有機的に連携することが望ましい．

復学先が大学の場合は，クラス（学級）を中心とした高校までの教育環境よりも枠組みがはるかに緩やかになり，帰属する集団は学生ごとに異なるなど個別性が高くなることが多い．そこで，在籍する学部や専攻で求められる学習能力，卒業までに必要な単位と単位認定方法（出席率，試験，レポート作成，論文提出など）はもちろんのこと，履修科目の検討や登録，授業ごとのキャンパス内の移動，ノートテイクなど，細部にわたって検討や配慮が求められ，所属する学部やゼミの教官，学生相談室のカウンセラーとの連携なども重要である．サークルの友人や先輩など，インフォーマルな関係者との連携を考慮する場合もある．

(2) 産業・労働領域との連携

成人期発症の患者は，就業年齢にあたることから，復職や新規就労はリハの大きな目標となっていく．雇用契約によっては，発症による長期入院に伴い，離職に追い込まれる事例も少なくない．しかし，多くは患者自身のニーズやリハの経過，休職期間，業務内容，

＊1 発達障害者支援法：小児期においては脳外傷や脳血管障害の後遺症である高次脳機能障害についても発達障害者支援法の対象とする（平成17年4月文部科学省・厚生労働省事務次官通知）

日常生活活動能力などをみながら，復職の可能性や作業遂行能力などの検討を行う．そのうえで，雇用側の企業等が復職の時期やリハ出社（**試験出社**）の必要性，業務内容，配置転換の必要性などを検討できるように，情報提供を行うことが必要である．通常**勤務先の人事部門**が連携の窓口となることが多いが，さらに産業医とは診療情報やリハの経過などに関する情報共有を行う．また，復職支援の場合は，勤務先のみならず産業・労働領域の関連機関との連携も不可欠である．雇用側が求める条件と本人の症状や作業遂行能力，ニーズなどとのすり合わせが必要であることから，専門機関である**地域障害者職業センター**に職業能力に関する評価を依頼するほか，復職後の職場適応を図るため**職場適応援助者（ジョブコーチ）**による支援を検討する場合もある．

　また，さまざまな理由により医療の段階からすぐに復職することが困難な場合は，福祉領域との連携を進め**障害福祉サービス（自立訓練・就労移行支援）**の利用につないだうえで，復職を目指すこともある．復職後も，職場定着支援と並行して生活面の支援を行う必要がある場合には，その専門機関である**障害者就業・生活支援センター**などに支援のバトンを渡していくことになる．人事異動や会社側の経営方針の変更，組織改編，業務内容の見直しなどにより再度支援が必要となる場合も，こうした支援機関につないでおくことで切れ目ない支援が可能となる．

　新規就労を目指す場合には，**地域障害者職業センター**や**職業安定所（ハローワーク）**の専門援助部門，障害者就業・生活支援センターなどとの連携を図ることや，職業能力開発促進法に基づいて設置された**障害者職業能力開発校**の利用による職業訓練の受講も選択肢として考えられるほか，高次脳機能障害や日常生活活動の自立度，体力や生活リズムなど，支援が必要と考えられる課題によっては，福祉領域と連携をとりながら就労移行支援などの障害福祉サービスにつなぐことも考えられる．

(3) 福祉領域との連携

　リハも回復期から維持期の段階になると，地域生活を支えるための機関との連携が重要となっていく．その中核となるのが，「障害者の日常生活及び社会生活を総合的に支援するための法律」（以下，**障害者総合支援法**）に基づいた障害福祉サービスである．40歳以上で脳血管疾患による場合は，**介護保険サービス**の利用も可能である（コラム，088頁参照）．また，18歳未満の場合は児童福祉法に基づく福祉サービスもある．このように，さまざまな福祉サービスがあることから，当事者・家族のニーズを中心にどのサービスにつなぐことが適切か，患者自身の状況と患者を取り巻く環境を含めた全体像を捉えながら連携先を考えていく必要がある．また，疾病や障害という視点のみならず，背景に生活困窮の問題を抱える事例も増えており，このような事例の場合，退院後の地域生活への移行に向けては，**生活困窮者自立支援制度**や**生活保護制度**の利用も視野に入れる必要がある．債務超過などから生活困窮に陥っている場合などは，福祉領域のみではなく司法領域との連携も必要である．

　脳の回復には長い時間を要するため，脳損傷後のリハは医療の段階で完結する事例はむしろ少ない．また，その間にライフステージの変化とともに支援ニーズも変化していくため，支援には長期的な視点が必要である．障害福祉サービスや介護保険サービスを利用しながら，リハを継続するとともに，コミュニティケアの体制を構築するためには，医療と福祉領域との連携が重要となる．生活リズムを整え日常生活の自立を目指すための**自立訓練**や，復職や就労を目指すための**就労移行支援**，一般企業等での就労が困難な場合に就労

の機会を提供しながら能力等の向上を目指す**就労継続支援**などからなる訓練系サービス，**ホームヘルプ**，**行動援護**，**地域活動支援センター**，**移動支援**などの地域生活を支えるサービス，**共同生活援助（グループホーム）**などの住まいの場を提供しながら地域生活を支援するサービスなど，どのサービスを組み合わせていくことが本人の望む暮らしに近づけることが可能かを検討する必要があり［図2］²⁾，その際に医療機関からの情報提供が欠かせない．神経心理学的検査の所見はもちろんのこと，地域生活や事業所利用においてどのような配慮や対応方法が有効か，実際の生活場面や支援の場面にすぐに活かせるような助言を行うことが重要である．

(4) 司法領域との連携

平成12（2000）年の介護保険法の施行と同時に**成年後見制度**が開始されたことが，福祉と司法との連携の必要性が認識されるようになった契機といわれている（コラム，090頁参照）．障害者福祉も，行政が利用サービスの内容や利用先を決定する措置制度から，本人の自己決定による契約に基づいた制度に大きく転換され，自分の家や地域で暮らし続けたいというニーズを支える地域福祉，コミュニティケアの時代に突入した³⁾．一方，国民がどの地域でも法的なトラブル解決に必要な情報やサービス提供が受けられることを目的として，平成18（2006）年に**日本司法支援センター（法テラス）**が設立され，司法へのアクセスのしやすさが改善された．これらを背景に，サービスの利用契約や苦情解決，成年後見制度の利用など，法的支援の必要性は増し，司法との連携がより求められるようになってきた．

特に，脳損傷後に判断能力の低下があった場合には，財産管理や身上看護などの援助者を家庭裁判所が選任することができる成年後見制度の利用や，交通事故などの被害による賠償請求訴訟（自賠責保険・自動車保険），労働災害の認定請求，発症に伴う離職などによる債務超過，債務整理，自己破産，消費者被害への巻き込まれやすさのほか，社会的行動障害などから加害者にもなりうる可能性があるなど，法的支援が必要とされる事例は少なくないことを知っておく必要がある．

各種訴訟においても，脳損傷後に生じる日常生活や就労などを含む社会参加の困難さは，適切に評価されにくいことが多い．そこで，心理職も医療チームの一員として，神経心理学的検査や行動観察，面接などによって適切なアセスメントを行い，発症後に生じた生活の困難さについて主治医を通して適切に伝えていく役割を担うという点で，司法領域との連携における役割は大きい．また，個々の患者の支援に限らず，地域の司法領域の専門職とともに研修を企画することなどをとおして，脳損傷後の生活面への広範にわたる影響や生活上の困難さを伝えるなど，情報発信を積極的に行い，理解者を増やしていく機会をつくることも必要である．

(5) 家族会・当事者会やピアサポーターとの連携

患者やその家族の支援においては，専門職による支援のみならず，同じような経験をもつ立場から助言やサポートを受けることが大変有効であると言われている．その点で，**家族会・当事者会**と連携していくことは大きな意義がある．

①家族会・当事者会との連携

高次脳機能障害の当事者団体としては，2000年に日本脳外傷友の会（2018年に，**日本高次脳機能障害友の会**に改称）が高次脳機能障害者とその家族を支援する目的で当事者の家族が中心となって設立された．2023年3月現在，19の正会員団体と39の準会員団体

受傷・発症から社会参加までに関連するサービス

外傷性脳損傷や脳血管疾患などにより高次脳機能障害が残った場合に、地域生活に戻るまでには下の図のようなサービスがあります。

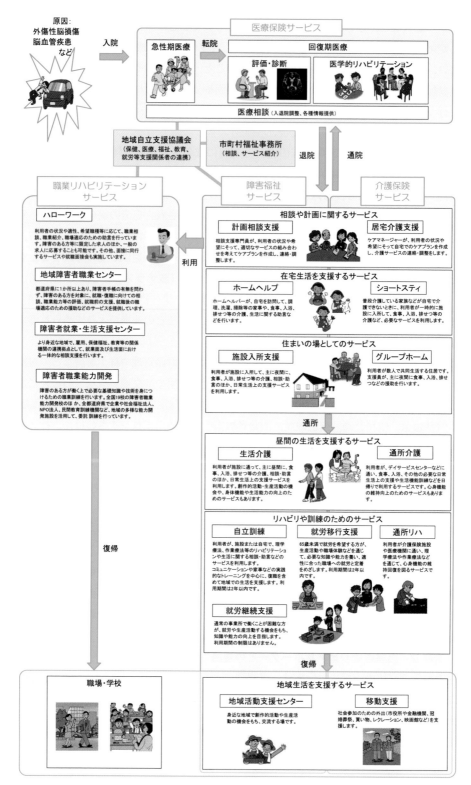

[図2] 受傷・発症から社会参加までに関連するサービス

国立障害者リハビリテーションセンター高次脳機能障害情報・支援センター HP

によって構成される全国組織である[4]．各団体では，主として家族が中心となって各種相談に応じながら，生活上の困りごとや対応法などについて互いの経験をふまえて情報交換を行い支え合うことを通して，当事者本人の身近なサポーターとして生活を支えてきた．さらには，情報発信，行政への各種交渉，人権保障や権利擁護の運動など，広く活動を展開している．

地域の当事者・家族会と連携することを通して，当事者とその家族は，専門職からでは得られない，同じような経験をしてきた立場からの助言や情報を得ることが可能となり，孤立感の解消やエンパワメント[*2]にもつなげることが可能となる．また，地域における社会活動として，心理職も当事者・家族会の活動を側面的にサポートする役割を担うことが考えられるほか，協働することを通して医療や支援の充実に向けて行政への働きかけを共に行うことも考えられる．

②支援チームの協働者として期待されるピアサポーター

これまで，医療領域では精神科医療を中心に同じ病気や障害を経験した**ピアサポーター**が医療チームの一員として参加し，長期入院から地域移行に向けた支援の担い手として活躍してきた．ピアとは同じような経験をもつ仲間のことであり，**ピアサポート**とは同じ立場や同じような経験をもつ人同士による支え合いと定義されている．そして，ピアサポートの有効性をいかす実践をしている人をピアサポーターと呼んでいる．精神科医療に限らず，同じ病気や障害を経験した人によるピアサポートは，患者や障害当事者に安心感や共感をもたらすなど，大きな心理的効果が明らかとなっており[5]，これは脳損傷を受けた当事者にとっても同様の効果が期待できるものと考える．

2021年度から**障害福祉サービス**では，一部のサービス提供事業所に対して障害のあるピアサポーターを配置した場合，またはピアサポートを実施した場合に，一定の要件を満たすことで報酬上の評価を行うという制度が創設された．障害福祉サービスを担う専門職として，障害当事者を雇用することを後押しする制度が創設されたことになる．

残念ながら，高次脳機能障害当事者であるピアサポーターは，全国的にもごくわずかであり養成は今後の課題である．しかし，ピアサポーターが配置されることによって，共感や安心感が得られるほか，孤立感の解消につながり，身近なロールモデルが得られるなどの効果が期待できる．雇用された形で活動しているピアサポーターはまだ少ないものの，地域でピアサポーターとして活動を始めた高次脳機能障害当事者は少しずつ増えている．将来的には，脳損傷を受けた人が安心して地域生活を送ることができるよう，支援チームの重要な一員としてピアサポーターが参加し，協働が実現されることが期待される．

2. 連携のとり方と留意点

他職種と連携をしていくうえで最も基本となるのは，「**顔の見える**」**関係づくり**である．その点で，カンファレンスなどの場面に一堂に会して，当事者の情報や目標を共有するこ

＊2 エンパワメント：社会的に不利な状況に置かれている者に対して，その状況を変革していくために本来もちあわせていた力を回復し，自己決定や自己実現ができるように支援することである．

とは，最良の方法であるといえる．しかし，新型コロナ感染症（COVID-19）の感染拡大に伴って，一堂に会したカンファレンスの開催が困難となり，これに代わって普及したのがオンラインによるカンファレンスである．セキュリティ面の改善や倫理的な配慮に関する検討も進んだことにより，移動時間や移動の手間が不要という利点もあり，比較的容易に開催できるようになった．対面形式，オンライン形式それぞれにメリット，デメリットはあるが，連携や協働という点では，対面形式に優るものはないと考える．今後は，カンファレンスの目的や参加メンバーなどに応じて，カンファレンス開催の形式を検討することも必要となるであろう．

医療機関の場合，他機関との連携に際して，各専門職が直接情報交換の場に参加することが難しい場合が多いため，通常，退院に際して**サマリー**や**情報提供書**を作成し，連携先の機関に提供する場合が多い．特に，臨床神経心理学の領域では，主治医の意見書のほか，作業療法士や言語聴覚士，心理職などの専門職が神経心理学的検査所見やリハの経過を記載することが一般的である．その際，予測される日常生活活動への影響や周囲から誤解を受けやすい言動，これらに対する対応方法など，具体的な場面に即した情報提供を行うことが必要である．文書による情報提供の場合は，情報が一方通行になるため，それを補うための手段を講じることも必要である．また，個人情報を取り扱うため，情報提供にあたっては当事者・家族の同意を得ることや，情報移送についての安全確保の措置をとるなど，細心の注意が必要である．郵送の場合は，書留にする，メールで文書を送信する場合はパスワードにより保護するなどの対応を行う．

領域を超えて連携していくためには，できる限り専門用語の使用を避け，連携先で想定される場面や情報提供の目的に合わせた説明や助言を行うことが重要である．また，当事者を介したやりとりばかりが連携ではない．地域での研修会などを企画，共催することも連携のための一つの方法である．研修会などによって互いの役割や機関の機能などについての理解促進を図ることも重要である．

3. 連携における心理職の役割

臨床神経心理学領域の心理職は，チーム医療の一員として医療機関に配置されているほか，都道府県などに設置されている高次脳機能障害者支援センター，障害福祉サービスを提供する事業所などに配置されている場合がある．勤務している領域や機関によって若干の役割の違いはあるものの，心理職は人の行動理解に関する専門的知識，適応への支援の視点と専門的技法をいかしながら，臨床心理学と神経心理学を融合させて支援できる強みがある．しかし，心理職は公認心理師法施行（2017年）による公認心理師誕生まで国家資格ではなかったことから，心理職の配置がない医療機関や障害福祉サービス事業所なども多い．そこで，心理職は，まず当事者・家族はもちろんのこと，連携する他の専門職や他機関の職員に対して，心理職の役割をわかりやすく説明し，当事者の支援に貢献しうる専門職であることを充分に理解してもらうことが必要である．心理職は，個室で検査やカウンセリングを実施することが中心で，他職種と協働するイメージがもてないと言われる場合も多いことから，人との信頼関係構築を基本とする心理職ならではの強みをいかし，積極的に様々な専門性をもった他職種と連携していく姿勢を示すことが重要である．

(1) アセスメント結果を,「その人らしく生きる」ための支援につなぐ役割

　神経心理学的検査を用いた認知機能に関するアセスメントはもちろんのこと,心理職は当事者のニーズ,ライフヒストリー,価値観,興味・関心,強み,脳損傷後の心理的反応,障害理解の状況,自己意識性,家族のニーズ,社会的背景など,一人の人の全体像を力動的に捉え,わかりにくいといわれる障害によって何が起きているのかをわかりやすく伝えることが重要である.そして,伝えることによって当事者が地域でその人らしく生きるためのより良い支援を目指して,どのように対応したら良いか,共に検討し協働していくことが連携のうえで心理職が担うべき重要な役割である.

(2) 当事者・家族と医療・支援チームとの調整役としての役割

　わかりにくい症状や障害というのは,周囲がわかりにくいこともさることながら,まず当事者が自身の状況を理解できないという場合が多い.症状として病識や障害認識をもちにくいということもあるが,症状や障害を抱えた状況に対して何ら心理教育的介入が行われていないという現実も認められる.いずれにせよ,置かれた状況がのみこめず,あるいは納得が得られないままにリハを受けていると,モチベーションの低下を招くのみではなく,心理的負荷の増大によってイライラ感や不安感を強め,他の要因と相まって社会的行動障害につながることも考えられる.身近で支える家族も言動の不可解さや対応の困難さなどにより,心理的ストレスを抱えていることが多い.そこで,心理職は当事者・家族の心理面の変化を常に捉えながら,その状況を連携する他の専門職などに適確に伝え,対応に関する助言を行うなど,当事者・家族と専門職との橋渡し役として,心理面からのチームの調整役としての役割を担うことが望まれる.

(3) 医療・支援チームのサポーターとしての役割

　当事者の行動面や気づきの変化は,心理職の介入のみで起こるものではない.チームのもつ力が最大限に発揮されたときに起こるものであり,心理職としても,そのためのチームに対するサポートを意識しておくことが必要である.他の専門職の支援に関する悩みや困り感に対する心理的サポートも,連携における心理職の役割として期待される.

6章 Q and A

Q1 他領域との連携や,連携における心理職の役割について,適切ではないものはどれか1つ選びなさい.

1. 個人情報保護の観点から,情報提供にあたっては充分な対策を講じる必要がある.
2. 他領域への情報提供にあたっては,できる限り専門用語を避け目的に即して具体的に説明するのが良い.
3. 司法との連携は,臨床神経心理学の領域でも重要性が増している.
4. 研修会開催などを通して,互いの役割を理解することも連携の一つの方法である.

5. 心理職は患者の認知機能の評価を行い，結果を情報提供することが主たる役割である．

Q2 高次脳機能障害者へのサービスの説明で，次のうち，正しいのはどれか1つ選びなさい．
1. 障害者就業・生活支援センターによる就業と生活面の一体的な相談・支援は，障害福祉サービスの一つである．
2. 介護保険サービスと，障害福祉サービスの併用はできない．
3. 高次脳機能障害者は，身体障害の有無にかかわらず，精神障害者を対象としたサービスの利用が可能である．
4. 高次脳機能障害者は，障害者手帳がなくても就労意欲があれば誰でも就労移行支援サービスを利用できる．
5. 大学に通いながら，就労移行支援サービスを利用することはできない．

Q1 | **A**……5
解説

　患者の個人情報を扱うことが多いことから，同意を得ることも含めて個人情報保護の対策を充分にとることが重要である．情報提供や共有にあたっては，連携先で想定される場面に即した具体的な説明や助言が望ましい．

　司法との連携は，成年後見制度の利用，交通事故被害の賠償請求訴訟，消費者被害など，臨床神経心理学の領域でもその重要性が増している．

　地域で研修会を共催することも，連携の一つの方法であり，互いの役割理解にも役立つ．

　連携における心理職の役割は，認知機能の評価のみではない．患者について一人の人として全体像を力動的に捉えて，脳損傷後に何が起きているのかをわかりやすく伝え，支援についてともに検討し，協働していくことが重要な役割の一つである．

Q2 | **A**……3
解説

　障害者就業・生活支援センターは，「障害者の雇用の促進等に関する法律」に基づいて設置されており，その相談・支援のサービスは，「障害者総合支援法」に基づく障害福祉サービスとは異なる．

　介護保険サービスに相当するものがない，就労移行支援や就労継続支援等の障害福祉サービスの併用は可能である．就労移行支援サービスの対象者は，65歳未満とされている．

　厚生労働省による平成29年度障害福祉サービス等報酬改訂等に関するQ＆Aにおいて，一定の条件を満たせば，大学在学中であっても就労移行支援の支給決定を行って差し支えないとされている．

文献

1) 上田　敏：目で見るリハビリテーション医学，東大出版会，1971.
2) 国立障害者リハビリテーションセンター 高次脳機能障害情報・支援センター HP
   http://www.rehab.go.jp/brain_fukyu/rikai/service
3) 山下興一郎：地域福祉時代における福祉と司法との連携，総合法律支援論叢第 7 号，日本司法支援センター，
   2015.
4) 特定非営利活動法人日本高次脳機能障害友の会ホームページ，2023 年 3 月 31 日アクセス
5) 東海林崇：データで読み解くピアサポートの現状と有効性．障害ピアサポート—多様な障害領域の歴史と今
   後の展望—（岩崎香編著）．中央法規，2019，p130-141.

(四ノ宮美惠子)

column
てんかんの神経心理学

てんかん発作の多くは，けいれんしたり意識を失ったりするものである．しかし，健忘や幻覚など，多彩な神経心理学的症状が，てんかんの症状として生じることもある．

たとえば，一過性てんかん性健忘（transient epileptic amnesia；TEA）では，けいれんをしたり意識を失ったりすることはないため，周囲の人からは異常に気づかれないことが一般的である．しかし，本人にとっては「今何をやっていたのか」や，「今がいつでどこなのか」といったことがわからなくなる健忘が発作的に生じている．また，TEA は意識障害を伴うような，他の発作型も有するてんかん患者に合併することが多いため，健忘もてんかん発作の一症状であるという診断に比較的至りやすい．しかし，TEA 以外の発作型が目立たず，てんかんの診断がなされていない人などでは，繰り返す健忘症として認知症と間違われることもある．

健忘を生じるてんかんは，大脳皮質のなかでも記憶を司る側頭葉にてんかん発作の焦点をもつ，側頭葉てんかんであることが疑われる．その診断は，症状の聴取や脳波検査などで行われる．同様に，視覚を司る後頭葉にてんかんの焦点をもつ，後頭葉てんかんもある．後頭葉てんかんでは，光や色，または白黒や色のついた様々な形が発作的に視野に現れる．てんかん発作の原因は，大脳における神経細胞の異常発火である．そのため，異常発火が起きる大脳皮質の部位に応じて様々な症状がみられる．

てんかんの神経心理学的症状は，発作以外にもある．たとえば，側頭葉てんかんの患者では発作が起こっていないときにも性格に変化がみられることがあり，Geschwind 症候群という名前で知られている．具体的には，宗教心が高まったり，大量の文章を書きたくなるという症状が出現する．著名な作家である Dostoyevsky（ドストエフスキー）は，Geschwind 症候群の特徴にあてはまり，その作品にもてんかんが影響を与えているといわれている．また，抗てんかん薬の副作用によって，注意障害などの認知機能障害が起こる可能性もある．

このように，てんかんの神経心理学は，その症候にも原因にも様々なものがある．しかし，これまでてんかん患者が充分な神経心理学的評価や援助の対象になってきたとは言いがたく，今後の発展が望まれる分野である．

杉本あずさ，小野賢二郎

高次脳機能障害の方の生活を支援する際に，支援者が知っておくべき諸制度について紹介する．これらの制度のほとんどは高次脳機能障害を対象に成立したものではないため，利用する際に高次脳機能障害の方のニーズとは一致しないところもある．しかし，支援者はこれらの制度の特性を知り，高次脳機能障害の方が活用できるように必要な情報を提供していくことが望まれる．

介護保険

介護保険は，高齢者の介護を社会全体で支え合う仕組みとして創設された．高次脳機能障害の方も条件を満たせば，在宅生活のサポートや日中の活動の場を利用することができる．介護保険制度は，要介護認定という手続きによって介護の必要度が判断され，その結果（要介護度）に応じてサービスを受けることができる．サービスを利用するには特定の条件を満たしている必要があり，受けられるサービスは要介護認定の結果によって異なる［図1］．なお，「40歳から64歳までの医療保険加入者で，特定疾病による要介護または要支援状態と認定されること」という条件

の特定疾病に脳血管疾患は含まれるが，外傷性脳損傷，低酸素脳症，脳炎などは含まれず，同じ高次脳機能障害であっても脳損傷の原因によって，この条件に該当しないこともある．介護保険によってどのようなサービスをどのくらい受けることができるかは，厚生労働省や自治体の資料などで確認が可能である．実際の利用にあたっては，状態に応じて適切なサービスを受けられるよう，ケアマネジャー等と相談して進めていくことになる．

介護保険のなかで，高次脳機能障害の方が退院後に利用することの多い「居宅介護サービス」には次の4つのサービスがある．①訪問サービス：身の回りの介助や買い物等の援助を受けられるものや，理学療法士，作業療法士，言語聴覚士といった専門職が訪問して機能訓練を受けられるものなどがある．②通所サービス：食事や入浴などに加え，集団や個別のレクリエーションを行う「通所介護（デイサービス）」と，専門職によるリハビリテーションを受けられる「通所リハビリテーション（デイケア）」があり，週に数回の外出を習慣化するといった目的にも有用である．③短期入所サービス：日常生活の世話やレクリ

介護保険を使える条件（対象）

条件1	①65歳以上 ②要介護又は要支援状態と認定されること
条件2	①40歳から64歳までの医療保険加入者 ②特定疾病による要介護または要支援状態と認定されること

要介護度の区分とサービス

介護サービスの必要度	高い ← → 低い						
区分	要介護5	要介護4	要介護3	要介護2	要介護1	要支援2	要支援1
利用できるサービス	介護給付					予防給付	
	市町村特別給付						

[図1] **介護保険の対象と要介護度**

エーションを受けられる福祉系（短期入所生活介護）と，医療・看護的管理下において日常生活の世話やリハビリテーションが受けられる医療系（短期入所療養介護）に分かれる．④その他：福祉用具のレンタルや購入費の支給などがある．

障害者手帳

障害者基本法において，障害は「身体障害」，「知的障害」，「精神障害」の3障害に分類されており，それぞれに対応する障害者手帳が存在する[図2]．

ここでは高次脳機能障害と関連が深い精神障害者保健福祉手帳について説明する．精神障害者保健福祉手帳は，「精神疾患（機能障害）の状態」とそれに伴う「能力障害（活動制限）の状態」の両面から総合的に判定が行われる．「能力障害」は「適切な食事摂取」，「身辺の清潔保持」，「金銭管理と買い物」，「通院と服薬」，「他人との意思伝達・対人関係」，「身辺の安全保持・危機対応」，「社会的手続きや公共施設の利用」，「趣味・娯楽等への関心，文化的社会的活動への参加」の8つの領域について，「日常生活の制限と他者の援助の必要性」がどの程度かを判定する．程度については「社会参加に関する条件（例：ストレス状況が生じると対処が困難，保護的配慮がある

場であれば可能）」や，「その場に適さない行動をとる可能性」等に関する情報が重要となる．取得にあたり，該当する精神疾患に対する初診から6か月以上経過していることが条件で，2年毎に更新の手続きが必要となる．

障害者手帳を取得することで，医療費の助成や各種手当，税の控除・減免，介護・生活サービスの利用といった公的な支援を受けることができる．また，「障害者の雇用の促進等に関する法律」により，事業主に対してその雇用する労働者に占める障害者の割合が一定（これを「法定雇用率」という）以上になるよう義務づけられており，手帳取得者はその雇用率における算定の対象となるため，手帳を取得することで一般的な雇用に加え，障害者雇用という選択肢が加わる．

障害者総合支援法

障害者総合支援法における障害福祉サービスは，障害の種別に関係なく「自立支援給付」と「地域生活支援事業」という共通のサービスを提供している[図3]．対象にはこれまで支援が行き届かなかった難病等が含まれており，障害支援区分の審査において認定された者であれば区分に応じたサービスを利用することができる．審査は全国統一基準の「認定調査」と「医師意見書」に基づいており，介

障害者手帳の種類	高次脳機能障害との関係
身体障害者手帳 **等級**：1級から7級 **対象**：「身体障害者福祉法別表」及び「身体障害者福祉法施行規則別表第5号」に該当する者	運動麻痺や失語症などがある場合は取得できる可能性がある
療育手帳※ **等級**：自治体で異なる **対象**：児童相談所又は知的障害者更生相談所において知的障害と判定された者　　※名称は自治体によって異なる	発達期（概ね18歳未満）の発症や受傷によって知的低下がみられる場合は取得できる可能性がある
精神障害者保健福祉手帳 **等級**：1級から3級 **対象**：精神疾患（統合失調症，気分障害，てんかん，高次脳機能障害，発達障害など）のために長期にわたり日常生活又は社会生活への制約がある者	高次脳機能障害は「器質性精神障害」として認定の対象となっている

[図2] **障害者手帳の種類**

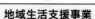

図の内容：

自立支援給付

介護給付
食事や入浴など日常生活上の支援，創作的活動や生産活動の機会を提供する

訓練等給付
生活の自立や就労を目的とした訓練や相談・日常生活上の援助を行う

補装具
補装具の購入費用を支援する

自立支援医療
障害に関する医療費の自己負担額を軽減する

地域生活支援事業
市区町村が地域の実情や利用者の状況をふまえて，柔軟に相談支援や地域活動支援等を行う

[図3] 障害者総合支援法におけるサービス

護保険や障害者手帳の条件に該当しない場合でも，障害福祉サービスによる支援が必要と認定される可能性がある．なお，介護保険が利用できる者の場合は，介護保険制度を優先して利用することになっているが，介護保険サービスに相当するものがなく，障害福祉サービス固有だと認められるものは障害者総合支援法に基づくサービスを利用することができる．

　近年働く障害者は増加傾向にあり，就労に関する知識を求められることが多い．そこで，障害者総合支援法の就労系障害福祉サービス（就労移行支援，就労継続支援A型，就労継続支援B型，就労定着支援）を取り上げる．「就労移行支援」は一般企業への就労が見込まれる者に作業等の訓練，適性に合った職場探し，就労後の職場定着の支援を実施する．「就労継続支援A型」は一般企業での雇用が困難だが，適切な支援によって雇用契約に基づく就労が可能な者に，「就労継続支援B型」は雇用契約に基づく就労が困難である者に，就労や生産活動の機会を提供する．「就労定着支援」は障害福祉サービスを利用して一般企業等に雇用された者に就労継続を目的とした支援（本人，事業所や関係機関との連絡調整や課題解決等）を実施する．それぞれのサービスの特徴，利用期間や賃金といった条件を理解し，「職業準備性[1]」の視点をふまえて適正なサービスを検討することが望まれる．

成年後見制度

　成年後見制度は判断能力が不充分な人の生活，療養看護及び財産管理に関する事務を，本人の意思や自己決定を尊重し，本人とともにその支援者である成年後見人等が行うことによって本人を保護するためのものである．たとえば騙されて高額な商品の契約を行う可能性がある場合，成年後見制度を利用して支援者が介入することにより，未然に防いだり，本人が結んだ契約を取り消したりすることができる．対象者は「精神上の障害により判断能力を欠く常況にある人」とされ，知的低下や判断能力の低下がみられる高次脳機能障害の方が該当することがある．交通事故による高次脳機能障害の方の場合，高額の賠償金を受け取ることも少なくないため，賠償金をいかに確実に管理するかという点で成年後見制度はとても重要である．成年後見制度は「法定後見制度」と「任意後見制度」に分かれ，「法定後見制度」は「後見」，「保佐」，「補助」の三つの類型によって構成される [表1]．

　高次脳機能障害の方が後見制度を利用するにあたり，「認知的な能力の制限が強い」場合は制度を利用しやすいが，「①認知能力に

[表1] 法定後見制度の３つの類型について

類型	本人の判断能力の状態	同意権／取消権	代理権	申し立てに関する本人の同意	医師による鑑定
後見	全くない〜ほとんどない	日常的な買い物等の生活に関すること以外すべて	財産に関する全ての法律行為	不要	必要
保佐	著しく不充分	重要な財産関係の権利を得喪する行為等（民法13条1項）	申立の範囲内で裁判所が定める特定の行為（本人の同意が必要）		
補助	不充分	民法13条1項の範囲内で，申立により裁判所が定める行為		必要	不要

用語の説明　同意権：本人が法律行為（売買・預貯金の出し入れ・サービスの契約等）をする際に同意を与える
取消権：本人が行った法律行為を取り消す
代理権：財産に関するすべての法律行為を代理で行う

アンバランスさがある」，「②他者への攻撃性や他罰的な傾向が強く，かつ障害認識が不充分なために後見人との関係構築が懸念される」，「③後見人報酬（近親者以外が成年後見人等になると，家庭裁判所が決定した報酬額を支払うことが多い）に不安を抱えている」，「④金銭管理能力には課題があっても就労の可能性がある（家族が制度の利用が就労に悪影響を与えないか心配する）」といった場合に，家族は成年後見制度の必要性は感じつつも申立てを躊躇する傾向があることが報告されている[2].

文献
1)　相澤欽一：現場で使える精神障害者雇用支援ハンドブック. 金剛出版. 2007.
2)　生方克之：高次脳機能障害のある人たちと成年後見制度. ノーマライゼーション 26（11）：2006, pp20 − 22.

（玉井 創太）

コラム

臨床神経心理学に関わる諸制度

7章

症候の理解①

注意障害

到達目標

- 注意機能について、いくつかのコンポーネントに分けて、その特性を説明できる．
- 注意，ワーキングメモリ，遂行（実行）機能，展望記憶は，それらが相互に重複性，連結性を有する構成概念であることを理解する．
- 注意の検査には，どのようなものがあるかを理解する．
- 注意障害のリハビリテーションには，どのような技法があるかを理解する．

CASE

45歳の上野太郎さん（仮名）は，自宅で急に左半身が動きにくくなり，救急病院に搬送されました．MRIでは右被殻を中心に中等大の出血性梗塞が認められ［図A］，アテローム血栓性脳梗塞の診断で保存的治療が行われています．発症1カ月後，さらなる機能回復の目的で，回復期病棟のあるリハビリテーション病院に転院となり，ここで集中的なリハビリテーションが開始されました．入院当初は，左弛緩性不全片麻痺（上肢＞下肢，顔面含む）と注意障害を中核とする高次脳機能障害が認められ，周囲の見守りを必要としましたが，徐々に改善し，左上肢に軽い麻痺が残りはしたものの，院内は無杖歩行，日常生活活動（ADL）も入浴，階段昇降を含め自立に至りました．一方，高次脳機能障害では注意障害が残存し，一人で動けるようになってきた分，逆に不注意による問題行動も目立つようになってきました．物品の置き忘れが多い，注意が散漫，片付けが苦手など，生活場面にミスが多発し，動作の注意深さの欠如のため，「そそっかしくて，しょっちゅうドジをふんでいる」といった印象の強い方です．一応，メモやスマホでスケジュール管理をしていますが，入力間違いや操作ミスが多く，これも代償手段としては，あまり実用的ではありません．

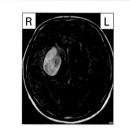

［図A］CASEの発症時MRI

〔キーワード〕注意，注意のコンポーネント，ワーキングメモリ，遂行機能，展望記憶

注意は様々な認知活動の基盤になっており，その障害は，他の認知機能の制御の誤りや変調となって現れる．日常機能へ与える影響の大きさを考えると，注意力のアセスメントならびに注意障害に対する認知訓練や代償手段の考案は，高次脳機能障害のリハビリテーション（以下リハ）のなかでも重要な領域といえる．

注意障害の症例は，CASE に提示したように，注意散漫で落ち着きがないという場合もあれば，反対に全体的にぼんやりとしており，反応や処理が緩慢な場合もある．注意機能の障害といっても，その臨床型は一様ではない．このような多様な行動特徴の背後に注意機能の障害が存在している可能性に留意して，臨床に臨むことが大切になる[1]．

1. 症候の理解

1）注意の定義

注意とは，**外的事象**（環境内の様々な刺激）や，**内的表象**（頭に思い浮かぶ考えや記憶など）のなかで，最も重要なものを選択して，それに対する脳の反応を増幅させる機能であり，適切な事象の選択，意識の集中と持続，他の事象への移動，ならびにそれら全体を制御していく機能と考えられる．人間の処理資源には限界があるため，状況にふさわしい行動を行うためには，心的資源の適切な配分が必要となり，それを注意という機能が担っている．

このような注意の機能が損なわれた症候は，病初期の脳損傷者の場合，意識障害の延長上にある症状として認めることが多いが，**注意機能の関連領域の損傷**が明確な場合は，意識清明後も注意障害が残存する．

神経心理学の領域では，注意は通常，**方向性注意**と**全般性注意**に大別され，前者の障害は一側方向への空間性注意が障害された**半側空間無視**と関連する．注意障害というと，臨床的には後者を示すことが多く，本章では，この全般性注意について概説する．

2）全般性注意の特性

全般性注意は，その内容によりいくつかのコンポーネントに分けられ，注意の障害もそれに沿って記述されることが多い．臨床の現場でよく用いられているのが Sohlberg ら[2]の分類で，ここでは注意の特性を 5 つのコンポーネント，すなわち，**焦点性注意**（内的・外的刺激に対して反応する），**持続性注意**（一定時間，一定の強度で注意を向け続ける），**選択性注意**（周囲の刺激から必要な刺激を選択し，妨害刺激への注意の転導を抑制する），**転換性注意**（注意を現在の対象から他に柔軟に切り替える），**分割性注意**（同時に複数のものに対して注意を向ける）に分けて，その機能を説明している．これらのコンポーネントは階層性を有しており，下層の機能は，それよりも上層の機能が正常に働くための基礎になる［図1］．最下層にあるのは，刺激に対して反応できる状態を実現・維持する焦点性注意であり，これは覚醒水準と重なるものと考えられる．持続性と選択性注意は，より低次の注意機能，転換性と分割性注意はより高次の注意機能と考えられ，特に後者は目的志向的な行動を制御していく機能という点で，後述するワーキングメモリや実行機能の概念とも重なる．

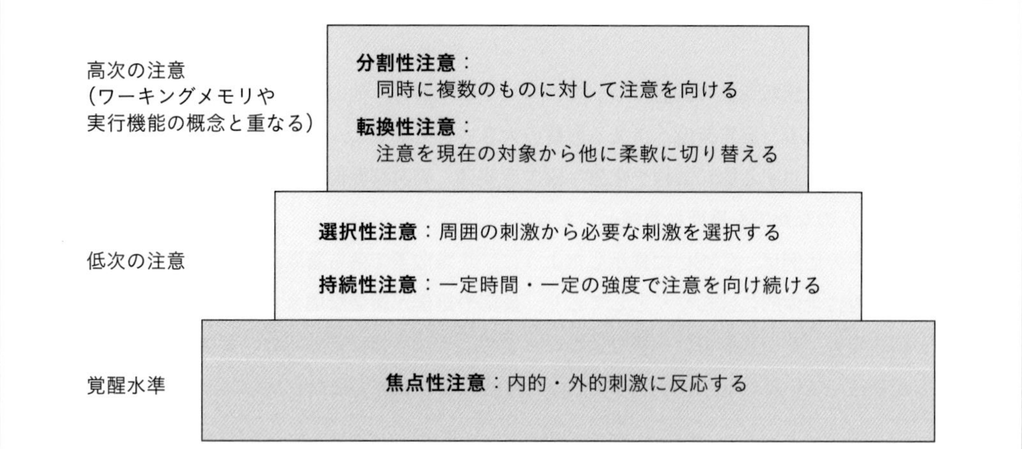

高次の注意 （ワーキングメモリや 実行機能の概念と重なる）	**分割性注意**： 　同時に複数のものに対して注意を向ける **転換性注意**： 　注意を現在の対象から他に柔軟に切り替える
低次の注意	**選択性注意**：周囲の刺激から必要な刺激を選択する **持続性注意**：一定時間・一定の強度で注意を向け続ける
覚醒水準	**焦点性注意**：内的・外的刺激に反応する

注意は，その内容によりいくつかのコンポーネントに分けられ，注意の障害もそれに沿って記述されることが多い．下層の機能は，それよりも上層の機能が正常に働くための基礎になる．

[図1] **注意のコンポーネント**

3）注意，ワーキングメモリ，遂行機能，展望記憶の重複性と連結性

　ワーキングメモリ，遂行機能，展望記憶はいずれも注意の機能と関連を有するが，その相互関係は明確に整理されているとは言い難い．たとえば，遂行機能や注意の評価項目に，同じ神経心理学的検査（Trail Making Test やストループ検査など）が用いられたり，注意力の検査バッテリーに，ワーキングメモリに関する下位検査が含まれている（標準注意検査法や，ウェクスラー記憶検査法における「注意／集中」指数の下位検査項目に，ワーキングメモリの検査でもある数唱や Tapping Span が採用されている）．さらには，同じような臨床症候であっても，文献により異なった表現（注意障害，ワーキングメモリの障害，遂行機能障害）が使用されることもある．このような混乱が生じるのは，これらが相互に重複・連結している心理学的な構成概念だからと考えられる．

（1）ワーキングメモリと注意

　当座の認知活動を達成するために，記憶素材（言語性・視覚性短期記憶）と，それらを操作している中央実行系を併存させている状態を**ワーキングメモリ**と呼ぶ．何かの認知活動をしながら，頭の片隅に処理可能な状態で記憶にとどめておく能力であり，いわゆる「**ながら記憶**」に相当する．図2に前原[3]のワーキングメモリのモデルを示す．短期的情報貯蔵庫（保持系）には，注意を当てられて活性化している長期記憶内の情報や，知覚入力から取り入れられた情報がいつでも利用可能な状態で保持される（図2の色塗りしている●◯）．注意制御機能として領域一般的に作用するシステムである中央実行系は，短期的情報貯蔵庫内の必要な記憶表象に対して注意を当てたり，切り替えたりする認知的制御を担う．

　注意制御課題にみられる個人差と，**リーディングスパンテスト**[*1] のような二重課題を通じて評価されるワーキングメモリ容量における個人差には関連性があり，注意課題の成

＊1　リーディングスパンテスト：音読しながら，同時に標的語を記銘・保持する検査（例：文章を一文ずつ提示しますので，声に出して読み上げながら，下線の箇所も覚えてくださいという教示を与え，「一番下の弟が，まぶしそうに目を動かしながら尋ねた」「彼は，人々の信頼に答えようとした」などの文章を順に提示していく）．音読処理が負荷となり，記銘と保持を妨害する仕組みになっており，資源削減状況のなかで，どれだけ標的語を再生できたかで，被検者の作業記憶の容量を表す．

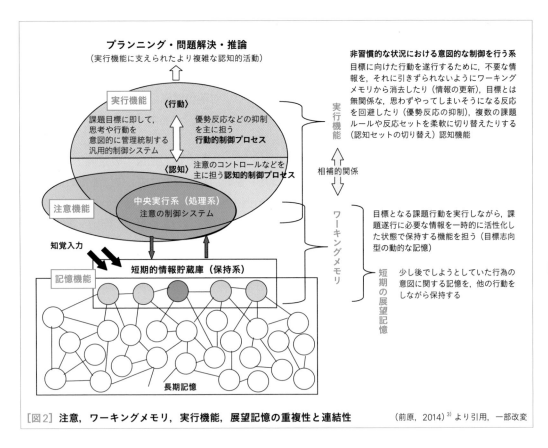

[図2] 注意，ワーキングメモリ，実行機能，展望記憶の重複性と連結性　　　（前原，2014）³⁾ より引用，一部改変

績に，定義上は記憶の制御にその守備範囲を有するシステムとみなされるワーキングメモリ機能が影響することがわかっている⁴⁾．たとえば，注意が逸れる現象である**マインドワンダリング（課題無関連思考）**＊²は，ワーキングメモリにみられる個人差と強く関連している．このようにワーキングメモリと注意の間には不可分の関係があり，ワーキングメモリをワーキングアテンションと主張する研究者もいるほど，注意のメカニズムとワーキングメモリは深く関わる研究領域になっている（ワーキングメモリのモデルを最初に提唱したBaddeley自身も，後にワーキングアテンションという呼び名のほうがふさわしいと述べている）．ワーキングメモリ，ワーキングアテンションに関する立場の違いは，このシステムの「記憶に向けた注意」と「注意を向けられた記憶」のどちらに力点を置くかの違いから生じるという指摘もある⁵⁾．

(2) 展望記憶と注意

　展望記憶は，未来に行うことを意図した行為の記憶で，日常生活のうえで必須の記憶とされている．日常生活における記憶の失敗の大半は展望記憶の失敗であるといわれており，「午後3時になったら薬を服用することになっていたが，飲み忘れる」「リハの訓練に宿題を持参する約束だったが，持って行くのを忘れた」などのように，少し後で遂行しようとした行為の意図の想起の失敗は，日常生活においては「〜し忘れる」という形で現れる．

　ワーキングメモリは，目標となる課題行動を遂行しながら，課題遂行に必要な情報を一時的に活性化した状態で保持する機能を担っているが，展望記憶のなかでも，保持期間が

＊2　マインドワンダリング：現在行っている作業とは無関係なことに思考がそれてしまう，いわゆる心ここにあらずの状態．

「ごく短期」になると，少し後でしようとしていた行為の意図に関する記憶を，他の行動をしながら保持する必要があるため（"これをすませたら，家に連絡を入れる"など），その認知構造はワーキングメモリと近似したものになる[6]．意図の保持期間がごく短い場合に限れば[注]，その状況下で生じる「〜し忘れ」は，短期の展望記憶もしくはワーキングメモリ（ワーキングアテンション）の障害を反映した症状であるといえる[7]．

(3) 遂行機能と注意

遂行機能というと，必ずといってよいほど引用されるのがLezak[8]の定義である．Lezakによれば，遂行機能とは，目的をもった一連の活動を有効に成し遂げるために必要な機能であり，目標の設定，プランニング，計画の実行，効果的な行動という4つの要素が含まれる．換言すれば，目標を実現するために，目標志向行動を計画・開始・維持していくための高次な認知機能の総称ということになるが，実際のところ，これだけでは漠然としていて，具体的にどのような働きをしているのかが判然としない．また，遂行機能の概念が広すぎて，研究者間でも想定する概念が異なっていることもある．

その点，Miyake, Friedmannの複合体モデルは，遂行機能の定義がLezakよりもさらに限定されたものになっており，目標に向けた複雑な課題の遂行に際し，思考や行動を統制する認知的制御機能で，特に"新しい行動パタンの促進や，非慣習的な状況における行動の意図的制御を行うシステム"を遂行機能としている[9]．また，遂行機能を複数のより具体的な下位機能，すなわち，ワーキングメモリ内の表象をモニターし，必要情報を常に最新のものにしておく**更新機能**，複数の課題ルールや反応セットを柔軟に変換する**認知セットの切り替え機能**，自動的あるいは優勢な反応（思わずやってしまいそうになる行動）を必要に応じて，意図的にそして制御的に回避する**抑制機能**に分類しており，それぞれの下位機能を純粋に測定できる課題を設定している．このモデルのメリットは，遂行機能をシンプルな下位機能に分割して捉えることで，様々な事象に対して具体的な介入が可能になることである．プランニングや問題解決，推論といった，従来から遂行機能そのものとみなされていた機能は，遂行機能に支えられたより複雑な認知的活動と捉えられている．前原[3]は，課題目標に即して思考や行動を意図的に管理統制する汎用的制御システムである遂行機能を，優勢反応の抑制などを主に担う行動的制御プロセスと注意のコントロールなどを主に担う認知的制御プロセスに分けている．また，ワーキングメモリにおいて記憶表象への注意の焦点化や切り替えを担う中央実行系は，遂行機能の一部でもあり，ここに認知的制御機能を想定している．

以上，注意機能と相互に重複・連結している心理機能と考えられる[10]，ワーキングメモリ，短期の展望記憶，遂行機能について述べてきた．記憶，注意，遂行機能の3つのシステムの相互作用を概念的に捉えるために，前原の提示したモデル[3]を，一部改変したものを図2に示した．

注）「長期」の展望記憶の遂行では，行為の意図の保持期間も長くなるため，その内容を想起するためには回想記憶（過去の出来事の想起能力）の機能がより関与してくる．展望記憶について検討する場合，短期の展望記憶と長期の展望記憶を区別することが必要になる．

2. 注意障害のアセスメント

注意はあらゆる認知活動の基盤になっており，その障害は，他の認知機能の制御の誤りや変調となって現れる．したがって高次脳機能障害を評価する際には，まず注意力をアセスメントし，問題が生じている場合は，その影響を考慮しながら他の認知機能へと評価を進めていく必要がある（4章参照）.

前述したように，注意はいくつかのコンポーネントに分かれ，それらが階層性をなしているため，低次の注意機能の検査は正常でも，高次の注意機能になると障害が現れることがある．したがって，注意のアセスメントに際しては，被検者の負担が過度にならない範囲で，注意の諸側面を評価できるように検査を組むことが望ましい．また，視覚入力と聴覚入力に対する注意がそれぞれ評価できるような検査項目も含めたい．以下に述べる検査は，臨床でもよく使用される机上での評価法であるが，これ以外にも，行動観察に基づく臨床的注意スケール[11]などを行うことで，個々の被検者の注意機能の特性を総合的に判断することができる.

(1) 標準注意検査法（CAT）

注意障害を評価するための総合的テストバッテリーで，下位検査の成績から注意機能を包括的に検討することができる [表1]．CASE（092頁）のCATプロフィールを図3に示すが，視覚性抹消課題・聴覚性検出課題などの注意の持続性や選択性に関する下位検査の成績はやや低値だが，数唱の順唱・視覚性スパンの同順のような即時記憶に関する下位検査の成績は正常域にあり，低次の注意機能の障害は比較的軽いと考えられる．一方で，数唱の逆唱・視覚性スパンの逆順などのワーキングメモリに関する下位検査や，SDMT，PASAT，Position Stroop の所要時間（この検査は正答率だけでは感度が低いため，所要時間も検討に加える必要がある）で明らかな成績低下が認められ，転換性注意や分割性注意などのより高次の注意機能や，注意の制御機能に障害があると考えられる．なお，初版のCATは改訂が行われ，2022年には標準注意検査法改訂版（CAT-R）が刊行されている.

(2) ウェクスラー記憶検査（WMS-R）

WMS-Rは，記憶力を総合的に測定するための検査バッテリーであるが，記憶の基盤となる注意力を評価するための下位検査も含まれている．「精神統制」「数唱」「視覚性記憶範囲（Tapping span）」の粗点から「注意／集中」の指標が算出されるが，前述したようにこれらの評価項目は，ワーキングメモリとも関連する．指標は，被験者の年齢に応じて，平均が100，標準偏差が15になるように標準化されている.

(3) Trail Making Test（TMT）

Part A と Part B があり，Part A では①〜㉕までの数字を順番に素早く結んでいくことが求められ，視覚探索の能力や手の運動と視覚の協調性が必要になる．A4サイズの用紙を縦にした検査図版と，横にした検査図版の2種類があり[12]，持続性注意，選択性注意の検査として用いることができる.

Part B では，あ〜しまでの平仮名と，①〜⑬までの数字を交互に昇順に辿りながら，できるだけ迅速・正確に結んでいくことが求められる．TMT-Aと同様，A4サイズの用紙を縦にした検査図版と，横にした検査図版の2種類がある．TMT-Bは，持続性注意，

[表1] 標準注意検査法（CAT）の下位検査と検討される注意機能

1. **スパン（単純な注意の範囲や強度：短期記憶）・ワーキングメモリ**
   1) 数唱（順唱・逆唱）
   2) 視覚性スパン（同順・逆順）
2. **選択的注意**
   1) 視覚性入力（視覚性抹消課題）
   2) 聴覚性入力（聴覚性検出課題）
3. **注意の転換能力や配分能力，または注意による行動の制御機能**
   ワーキングメモリの中央実行系，葛藤条件の監視機能
   1) Symbol Digit Modalities Test（SDMT）
   2) 記憶更新検査
   3) Paced Auditory Serial Addition Test（PASAT）
   4) Position Stroop Test（上中下検査）
4. **持続性注意**
   1) Continuous Performance Test（CPT）

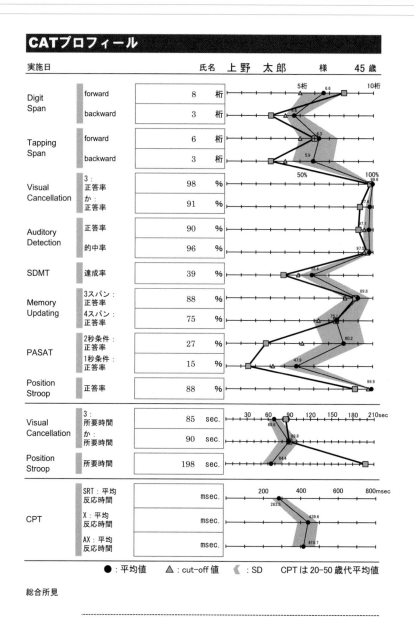

[図3] CASE の標準注意検査法（CAT）プロフィール

選択性注意に加えて，転換性注意も必要になる検査である．また，通常であれば，「①－②－③」「あ－い－う」という順に辿っていく習慣的な反応を抑制して，「①－あ－②－い－③－う」のような"非習慣的な反応を意図的に制御"していく遂行機能の検査でもあり，頭のなかで数字，平仮名を交互に昇順に辿りながら，同時に視覚走査を行う"二重課題"という点に着目すれば，ワーキングメモリの検査であるともいえる．

(4) Oral Trail Making Test-B

「①－あ－②－い－③－う」のように数字と平仮名を交互に言わせるもので，TMT-Bから，視覚と運動の要素を除いたため，筆記形式の TMT が適用できない被検者，精神反応性の低い被検者，離床が困難な被検者などにも実施が可能である．誤りに対しては，最後に正しく言えた対（「⑦－き」など）を提示して，そこから続きを言わせる（例：『「⑦－き」と言いましたので，そこから続けてください』）．

わが国ではまだ標準化されていないが，誤り方に着目すれば，注意機能のスクリーニング検査として用いることができる．

(5) かなひろいテスト

テスト I では，無意味かな文字綴りのなかから，「あ・い・う・え・お」の5文字を見つけて，2分間でできるだけたくさん○をつける．テスト II では，物語文のなかから「あ・い・う・え・お」の5文字を2分間に文意を読み取りながら，見落とさないように○をつける．テスト I での単一課題における選択的抹消作業の成績と，II における並行課題における選択的抹消作業の成績を比較することができる．テスト I では持続性注意と選択性注意，テスト II では，それに加えて分割性注意が関与してくる．

(6) 新ストループ検査II

不適切な文字を無視して，色に注意する課題（ストループ課題）と，不適切な色を無視して文字に注目する課題（逆ストループ課題）からなる．邪魔な情報を排除して大事な情報の選択に注意を向ける干渉制御の機能が，前頭葉を中心とした脳の活動と関連するとされる．幅広い年齢（7～86歳）において標準化されており，広い年齢層に実施できる．注意機能では，持続性（課題遂行の継続），選択性（拮抗する刺激から適切な反応を導く），転換性（連続して行われる4つの課題で，変換プロセスを逐次切り替える）と関連すると同時に，文字を読むという習慣的（優勢）な反応を抑制して色に注意するという，"入力と出力における情報処理の拮抗と反応選択プロセスの意図的制御"が求められる点で遂行機能の検査でもあり，検査を行っている間の，"文字を読むのではなく，色を命名する"，もしくは"色を無視して文字に注目する"という課題目標の"持続的保持"はワーキングメモリと関連する．

CASE に実施した神経心理学的検査では，即時記憶（数字の順唱が8桁，視覚性スパンの同順が6桁），近似記憶（リバーミード行動記憶検査の標準プロフィール点が 20/24，スクリーニング点が 10/12，WMS-R の言語性記憶が 84，視覚性記憶が 96，S-PA の有関係が 8-9-10，無関係が 4-6-9，ROCFT の再生が 20.5/36）の成績は聴覚性，視覚性を問わず正常域にあった．一方，高次の注意機能（TMT の A が 54秒，B が 185秒，新ストループ検査 II の課題 2 正答数が 41，課題 4 正答数が 29），ワーキングメモリ（数字の逆唱が3桁，視覚性スパンの逆順が3桁，リーディングスパンテストが 3-0-0-0），実行機能の検査（BADS の標準得点が 68，意味流暢性 23，文字流暢性 12，WCST の達成カテゴリー数が 3，ネルソン型保続が 11）には，健常群の基準値との比較で明らかな低下が認

注意障害

められた．軽度の pacing **の障害**＊3 も認められた．

CASE では，複雑な内容になると誤って覚えてしまうなどの「記銘」の障害が認められたが，記憶した情報の「保持」や「取り出し」は良好なため，いったん記銘できたことは，よく覚えていた．検査場面でも集中できていれば，記憶検査の成績は良好であった．一方，日常生活では，ドアの閉め忘れや電気の消し忘れなどの「〜し忘れ」や「忘れ物」が目立ち，これらは回想記憶よりも，注意，もしくはワーキングメモリ・短期の展望記憶の障害が強く影響していると考えられた．生活場面に現れる，一見すると記憶障害が原因のように思える問題行動の多さは，通常の記憶検査で測定する記憶力の程度とは乖離しており，記憶することはできても注意障害を背景として，「忘れてしまう症状」は起こりうることを端的に示すケースといえる．

3. 注意の神経基盤と注意障害

脳は，基本的には**ネットワーク**として機能しており，注意についても，それに関わる**神経ネットワーク**が存在することが示唆されている．この注意のネットワーク理論の先駆的な提唱者である Posner[14] は，注意を3つの機能に分け，それぞれに関わる脳の関連部位を想定している．Posner によれば，「alerting（警告）」と呼ばれる注意機能は，周囲を警戒し，機敏に反応しうる状態を準備・維持するもので，視床，皮質前方および後方領域の活性化が関与する．「orienting（定位）」は，感覚情報から必要なものを増強して不要なものを抑制したり，空間の特定の方向や領域へ意識を向ける機能で，頭頂葉，前頭葉眼球運動野の活性化が関与する．「executive control（遂行的制御）」は，情報処理が抗争するなかでの反応の競合を解消する機能を司り，それには帯状回前部を中心とした領域の活性化が関与している．したがって注意障害は，これらのネットワークを構成するどの部位の病巣でも出現する可能性があると指摘している．

Posner の理論は，健常者を対象とした fMRI などの画像データから推論されたものであるが，実際の脳損傷例における注意障害の臨床では，より大まかにはなるが，脳の左右の比較では右半球損傷，前後の比較では前頭葉損傷で生じる注意障害がリハ上問題になることが多い．また小脳など，注意機能とは直接関連がないように思える脳領域の病巣でも，注意障害が現れることがある（**小脳性認知・情動障害**）＊4．

認知症に関しては，『DSM-5　精神障害の診断・統計マニュアル』では，神経認知領域の診断基準の一つとして，**複雑性注意**（complex attention）という新たな項目が設け

＊3 pacing の障害：目的動作を遂行する際，環境からの要請に応じて，行動を適切な速度に制御できない状態を pacing の障害という．特に右半球損傷例では，遅い速度での遂行が求められる場合に本障害が目立ち，落ち着いて動作を行わなければならない場面でやたら性急に行動してしまい，ゆっくり行うように命じてもそのようにできないという現象となって現れることが多い．pacing の障害は，性急に行ってしまう傾向が，事故につながるような不用意な行動を誘発する点で，広い意味での注意障害に含まれる．わが国では机上での検査として，書字のpacing 検査，図形のトレース課題が開発されている[13]．

＊4 小脳性認知・情動障害：小脳は運動の調節や制御を行うための神経基盤であると考えられてきたが，近年では，精神機能の制御にも関与することが明らかになってきている．小脳病変で，注意や記憶などの認知機能の障害や情動変化がみられることが，臨床現場からも指摘されており[15]，小脳性認知・情動障害（cerebellar cognitive affective syndrome）という疾患概念が提唱されている．

られており，そこには持続性注意，選択性注意，分配性注意，処理速度が含まれている．
覚醒状態の実現と維持は複雑性注意には含まれておらず，それより上位レベルの注意機能
の総称と考えられる．従来，記憶障害が中核的な症状と考えられていたアルツハイマー病
のような認知症でも，初期の段階から複雑性注意が障害される．患者が示す様々なもの忘
れに類した症状には，注意障害の範疇で捉えるべきものがあり，これらを短絡的に記憶障
害に結びつけるべきではないという指摘がある [16]．

4. 注意障害への介入・支援

　注意障害が主要な症状である場合には，注意機能そのものの改善に向けたアプローチ
と，注意障害があっても，できるだけ生活に支障をきたさないようにするアプローチの両
方が必要となる．臨床的には，注意障害に加えて多彩な神経心理学的症状を随伴している
場合も少なくないが，このようなケースのリハについては，平林ら [17] を参照していただ
きたい．

(1) 机上課題を用いた直接訓練

　注意障害に対する直接訓練では，注意課題の反復練習を通じて，損なわれた注意機能そ
のものを強化しようとする**直接刺激法**，いわゆる「脳トレ」が行われる．注意機能を全般
的に刺激する**非特異的アプローチ**と，注意機能のなかでも，特に障害が強いコンポーネン
トを訓練ターゲットとする**特異的アプローチ**がある．

①非特異的アプローチ

　非特異的アプローチでは，ドリル，パズル，ゲームなど，注意を集中しながら行えるも
のであれば，いずれも教材として活用できる．最近では認知訓練にも使えるような教材集
が多く出回るようになったため，リハの現場でも対面訓練用や自習訓練用としてそれらを
用いることが日常的になってきた [18]．課題を選ぶ選択肢が増えたことは喜ばしいことで
あるが，臨床の現場では，とりあえず施行可能な教材から始めるというような安直な使用
は避けたい．やはり，認知訓練として用いる以上，いくつかの教材選びのポイントはおさ
えておく必要がある．

　まずは，筆者自身の体験からも言えるが，興味のないことに注意を維持し続けるのは難
しいということである．したがって，教材自体に面白味があり，患者が遂行するうえで，
ある種の「のり」が感じられるもののほうがよい．可能であれば，患者本人の好みを取り
入れることも必要になる．好まない教材よりは，好む教材で良好な反応が得られることは
多い．さらには，負荷が大きいと認知的・行動的制御が難しくなるという注意障害の特性
に充分に配慮して，課題の難易度を適切なレベルに設定することが重要になる．そのため
には，教材の適否についてのこまめなチェックが求められる．市販のドリル型教材などを
用いた直接刺激法については，有効性自体を疑問視している研究者も少なくない [19-21]．た
だし，実際の現場では，直接刺激法（脳トレ）の効果はともかくとしても，このような教
材を用いた訓練自体にはメリットも多いと考える．たとえば，ルーチンとして行われる注
意力検査では明らかにならなかった患者の情報が，教材を用いた訓練を実施していくなか
で得られることがある．また，訓練中に現れる誤りを，その場で指摘することができ，同
時に解決に向けた具体的指導を行うことが可能となる．これによって障害への気づきを高

め，対処法を考える継続した心理面接へとつなげることもできる．

②特異的アプローチ

特異的アプローチは，注意機能を詳細に評価して損なわれているコンポーネントを明確にし，そこに的をしぼって訓練を行うもので，代表的なものに Sohlberg[2] の Attention process training（APT）がある．Sohlberg 自身の注意モデルをもとに，持続性，選択性，転換性，分割性注意のそれぞれに対応する訓練課題が設定されており，適切な難易度の課題を用いて反復練習を繰り返し，改善に応じて順次，難易度を上げていく．弱くなっている注意のコンポーネントを，ピンポイントに繰り返し活性化・刺激化することで，注意機能そのものに良い変化が生じると仮定されている．

(2) 注意の障害によって妨げられている日常生活行為の訓練

「筋トレ」をいくら繰り返しても野球が上達しないように，机上課題である「脳トレ」を繰り返しただけでは，実際の日常生活行為や活動は上手にならない．野球がうまくなるためにはキャッチボールやバッティングそのものを練習する必要があるように，注意の障害によって妨げられている実際の行為や活動は直接，訓練しなければならない[22]．そのような場合は行動的技法を用いたアプローチが行われることが多い．注意の障害のために影響を受けている日常生活行為のなかでも，まず優先的に改善したいものを決め，その日常生活行為を分析し，行動の手がかりとなる刺激を整備し，標的となる行動の変容を図っていく．手がかりになる刺激は，最初は手厚く整備するが，標的行動が目標水準に近づくに従って，徐々にフェイドアウトしていく．

前述の APT を発展させた APT Ⅱでは，訓練プログラムを机上課題だけでなく，日常生活における行為にまで広げ，「生活行為」に準じた活動や，実際の「生活行為」の訓練を通じて，より認知訓練の生活機能への汎化を重視した内容になっている[23]．

(3) 環境調整

環境調整では，物理的，人的な環境を調整することで，注意障害による生活上の問題を軽減していく．たとえば，集中力を必要とするような作業の際には，気が散ることを防ぐため，影響を及ぼす視覚的，聴覚的刺激を遮断するような環境を設定する．注意障害による不用意な移乗動作等に対しては，ベッド周りに簡単な動作の手順を掲示して，視覚的に注意を喚起する．

動作の手順を，声に出して聴覚的に確認していくことも必要になる．病棟では，注意しないと危険な場所には，注意が向きやすくなるような様々な工夫を施すが，逆に注意を引きつけて身体を接触するとかえって危ない場所には，注意が向かないように目立ちにくくする工夫が必要になることもある[22]．

(4) 代償手段

うっかりミスを軽減するような，その人に合った代償手段を考える．たとえば，記憶を補うメモや手帳のほかに，「やらなければならないこと」をその場で手の甲にメモしておくと，目につく頻度が高いため“〜し忘れ”に有効な場合がある．忘れ物をしないように透明のビニール性の鞄を使って中身の見える化を行う，作業にあたっては，すべきことをリスト化し，開始前に注意点を確認する，見直しを徹底する，グッズ（リストバンド型のメモや付箋など）の使用などが代償手段として考えられる．

(5) 指導上のポイント

一連の動作において，複数のエラーがある場合は，一つの動作から指導していく．指導

に際しては，短い言葉で，動作内容をしぼり込むような声かけをする．注意集中の喚起のため，指さしや，患者自らが声を出して確認を行うように促すこともある．

特定の課題でミスが減少した場合，課題を変えてもミスは少ないのか，訓練場面は刺激が限定されているため，より情報量の多い場面でも対応できるかなども確認する必要がある．

(6) 職場復帰に際しての留意点

通常は，復職の前段階として，模擬的に作業を行ってもらうことで，障害特性に合わせた業務内容や業務量の見直しをしていく．意識的な注意を必要としない，手順どおりのやり慣れた作業は可能であっても，やや手順が込み入ったものになると，通常よりも大きな注意力が要求されるため，ミスが生じる可能性が高い．特に，時間の制約があり，そのなかでいくつかの作業をテキパキとこなしていくというのは難しいといえる．ミスを極力抑えるためには，時間の制約がゆるく，並行作業を避けて，一つずつできるような条件設定が必要になる．

また，注意障害にかかわらず高次脳機能障害のある人に一般的にいえることだが，自己の症状に対する自覚が乏しく，できないことでも，「できる」と言ったりすることがある．この自覚の乏しさは，脳からきている一つの症状であるため，本人の自信の程度をそのまま鵜呑みにせず，周囲からの仕事の量や内容の調整が必要になる

(7) 運転再開に際しての留意点

車の運転再開に関しては，注意力の低下がたとえ軽いものだとしても，運転時に要求される多重の操作を安全に実行できるかどうかに不安な面が残る．最近は，運転可否の判断材料として，それに特化した認知機能のアセスメントが用いられるようになってきている（コラム，132頁参照）．机上評価だけではなく，可能であれば，教習所での実車評価を加えるのが妥当と思われる．

7章 Q and A

Q1 全般性注意の機能のコンポーネントとして誤っているのはどれか1つ選びなさい．

1. 焦点性注意：内的・外的刺激に対して反応する．
2. 持続性注意：一定時間，一定の強度で注意を向け続ける．
3. 選択性注意：周囲の刺激から必要な刺激を選択し，妨害刺激への注意の転導を抑制する．
4. 転換性注意：注意を現在の対象から他に柔軟に切り替える．
5. 分割性注意：一側方向へ空間性注意を向ける．

Q2 注意の検査として適切でないのはどれか1つ選びなさい．

1. 標準注意検査法（CAT）
2. ウェクスラー記憶検査（WMS-R）
3. レーブン色彩マトリックス検査

4. Trail Making Test（TMT）
5. かなひろいテスト

Q3 注意障害のリハビリテーションで，適切ではないのはどれか1つ選びなさい．
1. 教材の反復練習
2. ジェスチャーや描画を用いた情報伝達訓練
3. 注意の障害によって妨げられている実際の行為や活動の訓練
4. 生活上の問題を軽減していくための物理的・人的な環境調整
5. ミスを軽減するような代償手段の検討

Q1 | **A……5**
解説

　全般性注意は，その内容によりいくつかのコンポーネントに分けられ，注意の障害もそれに沿って記述されることが多い．臨床の現場でよく用いられているのがSohlbergらの分類で，ここでは注意の特性を5つのコンポーネント，すなわち，焦点性注意（内的・外的な刺激に対して反応する），持続性注意（一定時間，一定の強度で注意を向け続ける），選択性注意（周囲の刺激から必要な刺激を選択し，妨害刺激への転導を抑制する），転換性注意（注意を現在の対象から他に柔軟に切り替える），分割性注意（同時に複数のものに対して注意を向ける）に分けて，その機能を説明している．一側方向へ空間性注意を向ける機能は，全般性注意ではなく，半側空間無視と関連する．

Q2 | **A……3**
解説

　注意力の検査としては，CAT，WMS-R（記憶力を総合的に測定するための検査バッテリーであるが，記憶の基盤となる注意力を評価するための下位検査も含まれており，そこから「注意／集中」の指数を算出できる），Trail Making Test，かなひろいテスト，新ストループ検査IIなどがある．レーブン色彩マトリックス検査は，非言語性の知的機能検査である．

Q3 | **A……2**
解説

　注意障害が主要な症状である場合には，注意機能そのものの改善に向けたアプローチ（教材などを用いた直接訓練）と，注意障害があっても，できるだけ日常生活に支障をきたさないようにするアプローチ（日常生活行為の訓練，環境調整，代償手段）の両方が必要となる．ジェスチャーや描画を用いた情報伝達訓練は失語症に対する訓練である．

文献

1) 浜田博文：注意の障害．よくわかる失語症と高次脳機能障害（鹿島晴雄，種村純編），永井書店，2003，pp412-420.

2) Sohlberg MM, Mateer CA：Management of attention disorders. Cognitive Rehabilitation: An integrative neuropsychological approach (Sohlberg MM, Mateer CA), The Guilford Press, 2001, pp125-161.

3) 前原由喜夫：心を読む能力の発達とワーキングメモリ．心を読みすぎる，京都大学出版部，2014，pp7-25.

4) 齊藤　智：注意とワーキングメモリ．注意と安全（原田悦子，篠原一光編），北大路書房，2011，pp61-84.

5) 土田幸男：ワーキングメモリと注意－ERP を用いた検討－．北大大学院教育学研究院紀要 **124**：65-80，2016.

6) 中島義明：展望的記憶とワーキングメモリの連結性．認知変数連結論　認知心理学を見つめ直す，コロナ社，2007，pp120-136.

7) 山根裕樹：高齢者の展望的記憶に関連する要因と今後の展望的記憶研究の展望．生老病死の行動科学 **16**：37-46，2011.

8) Lezak MD：Executive function and motor performance. Neuropsychological Assessment, 2nd eds, Oxford University Press, 1983, pp507-532.

9) 齊藤　智，三宅　晶：実行機能の概念と最近の研究動向．ワーキングメモリと教育（湯澤正通，湯澤美紀編），北大路書房，2014，pp27-45.

10) 加藤元一郎：遂行機能障害と注意障害の検査．神経心理学 **30**：140-149，2014.

11) 先崎　章，枝久保達夫・他：臨床的注意評価スケールの信頼性と妥当性の検討．総合リハ **25**：567-573，1997.

12) 武田千絵，中嶋加央里・他：縦版 Trail Making Test と横版 Trail Making Test における成績の違いについての一考察－若年健常者における縦版，横版 Trail Making Test 成績の比較から．神経心理学 **33**：207-215，2017.

13) 平林　一，野川貴史・他：右半球損傷患者の pacing を考える．MB Med Reha **99**：61-68，2008.

14) Posner MI：the attentional system of the human brain. Annu Rev Neurosci **13**：25-42, 1990.

15) 田中一成，山埼英智・他：小脳出血により生じた cerebellar cognitive affective syndrome の一症例．総合リハ **33**：793-796，2006.

16) 福井俊哉：認知症の神経心理学的解きほぐし．神経心理学 **32**：229-238，2016.

17) 平林　一，稲木康一郎・他：脳血管障害例における注意障害のリハビリテーション．失語症研究 **18**：127-135，1998.

18) 平林　一：記憶障害．PT・OT のための高次脳機能障害 ABC（網本和編），文光堂，2015，pp149-170.

19) Malec J, Rao N, et al：Video game practice effects on sustained attention in patients with craniocerebral trauma. Cognitive Rehabil **2**：18-23, 1984.

20) Ponsford JL, Kinsella G：Evaluation of a remedial programme for attentional deficits following crossed-head injury. J Clin Exp Neuropsychol **6**：693-708, 1998.

21) Owen AM, Hampshire A, et al：Putting brain training to the test. Nature **465**：775-778, 2010.

22) 妹尾弘幸：生活密着型認知症予防の考え方．実践認知症ケア 2（妹尾弘幸著），QOL サービス，2013，pp12-31.

23) 豊倉　譲：注意障害．よくわかる失語症セラピーと認知リハビリテーション（鹿島晴雄，大東祥孝・他編），永井書店，2008，pp471-481.

（平林　一）

8章 記憶障害（健忘症）

到達目標

● 健忘症を2つの時間的な区分（発症の時点・検査の時点を基準）から理解する.
● 健忘症の原因や記憶と関連する脳部位を理解する.
● 健忘症に併存することが多い症状を理解する.
● 健忘症の評価に用いる検査やリハビリテーションに有効な方法を理解する.

CASE

43歳の会社員の佐藤一郎さん（仮名）は，通勤途中にくも膜下出血を発症し入院となりました．自分の名前や生年月日，働いていた会社などは即答することが可能でしたが，看護師が入院した経緯を説明してもすぐに忘れ，会うたびに同じ質問を繰り返していました．また入院した経緯を覚えていないだけでなく，3年前から単身赴任をしていることも覚えていませんでした．入院中に心理職が顔を出すと，「自分は出張でここに来ていて，これから取引先の人に会う予定です」といった現実には存在しないような発言が多くありましたが，退院してからはこのような発言は認められなくなりました．ただし発症から半年が経った現在でも，心理職が尋ねると「（休職中にもかかわらず）今も会社に通っています」と言うことがあります．発症から1年が経ち，ほぼ一人で行動することはできるようになりましたが，記憶の検査で日付などを尋ねると正確に答えられませんでした．

〔キーワード〕即時記憶，近時記憶，遠隔記憶，前向性健忘，逆向性健忘，記銘，保持，再生，側頭葉性健忘，間脳性健忘，前脳基底部性健忘

　健忘症は，脳の障害により新しいことが覚えられない，あるいは覚えていたことを思い出せなくなることを特徴としている．小説やドラマなどで登場する記憶喪失（心因性健忘）では，自分の名前や親兄弟のことまで忘れてしまい新たな人生を歩むという設定が多いが，器質性の健忘症は発症前の記憶が失われても幼少期や思春期の記憶は保たれ，一方で新しいことを覚えることが困難な点を特徴としている．健忘症には，記憶の問題のほかに現実とは異なることを言う作話や，今いる場所や時間がわからなくなる見当識障害などの症状を随伴することも少なくない．記憶の障害そのものは直接的な訓練による改善が困難であるため，リハビリテーションには，残存する機能を活用した代償手段の利用や環境調整が推奨されている．

1. 症候の理解

1） 健忘症の定義

　記憶には**短期記憶**や**意味記憶**がその概念に含まれ，それらの障害も**記憶障害**と表現されることがある．本章では，そのなかでもエピソード記憶の形成やその取り出しの障害である**健忘症**について扱う．なお，健忘症は外傷や疾患のほかに心理的な問題によっても生じることがあり，また永続的な場合や一過性の場合もあるが［図1］，本章では健忘症のなかでも**健忘症候群**［表1］[1] を中心に解説する．

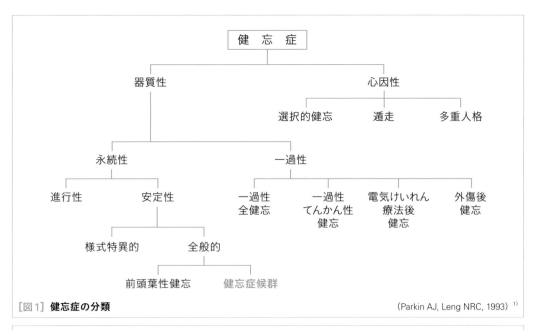

［図1］**健忘症の分類**　　　　　　　　　　　　　　　　　　　　　　　　　　　　（Parkin AJ, Leng NRC, 1993）[1]

［表1］**健忘症候群の定義**

・即時記憶が障害されていない	・（患者ごとに異なった長さの）逆向性健忘
・意味記憶や知的機能がほぼ保たれている	・手続き記憶は保たれている
・重度で永続的な前向性健忘	

（Parkin AJ, Leng NRC, 1993）[1]

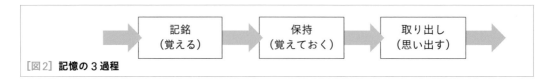

| 記銘
（覚える） | 保持
（覚えておく） | 取り出し
（思い出す） |

[図2] 記憶の3過程

2）症候理解のための心理学的な枠組み

健忘症の病態は，心理学で用いられる情報処理的な枠組みや時間を軸にした臨床的な枠組みを利用すると理解しやすい．

記憶は，心理学的には情報の流れとして理解され，それらは**記銘**（符号化：encoding），**保持**（貯蔵：storage），**取り出し**（検索：retrieval）の3つの過程から構成され [図2]，健忘症もこのいずれかの過程の障害により生じる．

（1）記銘

記銘は覚える過程であり，心理学的には短期記憶から長期記憶への情報の移行，神経科学的には記憶の固定化に該当し，脳のなかでは回路（パペッツの回路やヤコブレフの回路）が形成される（12章，167頁参照）．関連する脳部位としては，海馬を中心とした側頭葉内側部，前頭葉の眼窩面に位置する前脳基底部，視床を含む間脳が代表的である．これらの領域が障害されると記憶の回路が障害を受けるため，適切に情報が記銘されなくなり**健忘**（**前向性健忘**）となる．一般的な記憶検査は，この過程の障害の検出を目指したものである．

（2）保持

記銘された情報は保持されるが，情報がすべて保持されるのではなく，一部は忘却される．典型的な健忘症の患者は記銘に問題があるために，保持の障害が露見することはまれであるが，一部のてんかん患者（**てんかん性健忘**）では，記銘力検査で正常な成績であっても数日から数週間の単位で急速に忘却が生じる加速的な**長期忘却**（accelerated long-term forgetting）を示すことがある（コラム，087頁参照）．

（3）取り出し

健忘の患者では，情報の取り出しは一般的には再生や再認によって確認される．再生は意図的に思い出すことであり，再認は情報を同定したり選択肢のなかから選ぶことである．記銘されていない情報や忘却された情報は取り出すことができないため，記銘や保持の問題の有無も取り出しの過程により確認される．しかし取り出しに失敗したとしても，意識的・無意識的に保持されている情報の存在が確認されることがある．

取り出しの障害は，思い出すべき情報が喉まで出かかっている**舌端**（tip of the tongue）**現象**や**喚語困難**として知られるが，これらは記憶障害としてだけではなく，言語障害としても生じる．また，これらの障害では，保持されているのに適切に思い出すことができないという自覚を伴っている．一方で，プライミング課題や再学習課題などを用いると，意識して取り出す（思い出す）ことをせずに保持を確認することができる．

記憶の取り出しでは，覚えたことの内容だけではなく，いつ・どこで覚えたなどの文脈情報も正確に思い出される必要があり，前頭葉損傷を伴う健忘では，このような文脈情報の障害や，覚えた内容の前後関係の障害が生じる．

健忘症の症候は前述のような枠組みのほかに，臨床的には次項の**時間軸による整理**が有効である．時間軸による症候の理解には2種類あり，一つは評価時点である“現在を基準”とした**即時記憶，近時記憶，遠隔記憶**という3種類の記憶による理解，もう一つは“発症

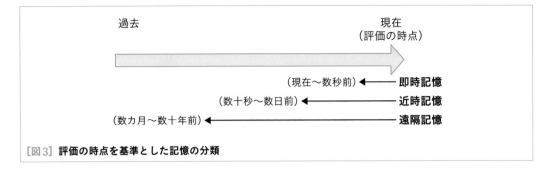

過去　　　　　　　　　　　　　　　　現在
　　　　　　　　　　　　　　　　　　（評価の時点）

（現在〜数秒前）◀━━━━ **即時記憶**

（数十秒〜数日前）◀━━━━━━━ **近時記憶**

（数カ月〜数十年前）◀━━━━━━━━━ **遠隔記憶**

［図3］**評価の時点を基準とした記憶の分類**

した時点を基準"とした**前向性健忘／逆向性健忘**の分類による理解である.

3）時間軸による症候理解①［図3］

（1）即時記憶

　現在を基準とした場合,今から数秒前あるいは干渉を受けるまでの記憶は即時記憶といい,心理学の概念である短期記憶にほぼ相当する.なお,介護保険の意見書には中核症状として「短期記憶の問題あり／なし」を記載する欄がある.おそらくは近時記憶の障害を指していると考えられるが,訂正されることなく使用され続けている.健忘症では即時記憶（＝短期記憶）が保たれることが一般的であり,意見書で求められていることと矛盾するが,介護現場では一般用語となりつつあるのでそのような現場では注意が必要である.

　干渉とは,頭のなかで別の作業をさせることであり,たとえば何かを覚えてもらったあとに,暗算をさせたり別の質問に答えさせたりして,覚える作業（リハーサル）を阻害することである.即時記憶の評価は,一般的には数字の系列を読み上げ,それを復唱させる数唱課題で行うことが多く,健忘症患者では保たれる能力でもある.

（2）近時記憶

　一方で健忘症患者は,干渉を受けると干渉前に覚えていたことを思い出すことが難しくなる.このように干渉前に覚えたことが思い出せない状態が近時記憶障害であり,健忘症の典型的な症候である.検査（たとえばMMSEなど）では,単語を覚えさせたあとにシリアル・セブン（100から7を連続的に引き算させる課題）など別の課題を実施して,干渉を加えたあとに遅延再生を求めることでその障害を確認する.

（3）遠隔記憶

　発症より前の古い記憶は遠隔記憶と呼ばれ,社会的な出来事や個人のエピソードを聴取することで障害の有無が確認される.遠隔記憶の評価は通常の検査には含まれていないため,障害が疑われたら,後述する自伝的記憶検査や遠隔記憶検査を実施する必要がある.また遠隔記憶の障害の程度には個人差がある.

4）時間軸による症候理解②［図4］

　発症した時点を基準とした場合,発症よりも古い記憶と新しい記憶に分けられ,発症よりも古い記憶の障害は**逆向性健忘**,新しい記憶の障害は**前向性健忘**という.

（1）逆向性健忘

　逆向性健忘は発症を起点として過去に遡り記憶が障害された状態であり,失われる期間が数時間のこともあれば数十年に及ぶこともある.いずれの期間も思い出せないという状態であるが,そのメカニズムには複数あり,特に短期間の場合には記憶の固定化の失敗,

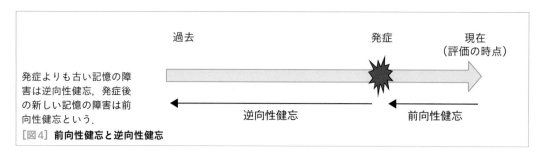

過去　　　　　　　　　　　発症　　　　現在
　　　　　　　　　　　　　　　　　　　（評価の時点）

発症よりも古い記憶の障
害は逆向性健忘，発症後
の新しい記憶の障害は前
向性健忘という．

逆向性健忘　　　　　前向性健忘

[図4] 前向性健忘と逆向性健忘

長期間の場合には記憶痕跡の消失や想起の失敗などがある．逆向性健忘は古い記憶が保た
れ，新しい記憶であるほど（発症に近いほど）障害が顕著であり，このような時間による
記憶成績の差を時間的勾配（temporal gradient）という．なお発症前の記憶すべてを含
め遠隔記憶（remote memory）と表現されることもある（ただし，現在を基準にして一
定時間以上過去の記憶という意味でも，遠隔記憶という概念が用いられることもある）．
したがって逆向性健忘の評価は，遠隔記憶の評価と同様となる．

(2) 前向性健忘

　前向性健忘は発症後に生じた記銘の障害であり，発症から現在に至る記憶の障害を表
す．覚えられないために覚えていない状態を指し，前向性健忘は健忘症の患者の典型像で
もある．

　健忘症の患者では，前向性健忘と逆向性健忘を併存することがほとんどであるが，まれ
に一方を伴わない孤立性の前向性健忘や逆向性健忘が生じることがある．また，前向性健
忘と逆向性健忘の区分は特定の時点を基準とするために，発症の時期が明らかではない認
知症などの変性疾患や慢性疾患などでは適用が困難な概念である．

5) 記憶内容による症候理解

　図5は神経科学の分野でもよく知られた記憶の分類である[2]が，ここに示されている
ように記憶は一様ではなく，脳の異なった領域の機能を反映した複数の記憶システムが併
存する．器質的な健忘症患者では事実や出来事を覚える**宣言的記憶**（declarative
memory）のシステムが障害される一方で，新しい技能や習慣，条件づけといった**非宣
言的記憶**〔non-declarative memory（**手続き記憶** procedural learning ともいう）〕
のシステムは保たれている．そのため健忘症患者でも体で覚えることは新たに習得するこ
とが可能であり，快・不快などの情動的な反応も新たに形成することが可能である．

　出来事や事実としての記憶は，それぞれ意味記憶，エピソード記憶と表現されることも
ある．また，健忘症はエピソード記憶障害と表現されるように，その中核はエピソード記
憶の獲得の障害であり，意味記憶の獲得は相対的には可能である．

　このような枠組みのほかにも視覚性記憶と言語性記憶，自伝的記憶と社会的記憶などの
区分もあり，それぞれ単独で障害が生じることがあり，異なった脳領域が関わっていると
考えられている．

6) 併存することが多い症候

　リハビリテーションの現場では，純粋な健忘症はまれであり，多くは他の症状や認知機
能の障害を併存している．

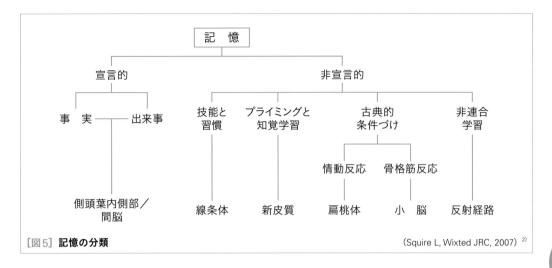

[図5] 記憶の分類 　　　　　　　　　　　　　　　　　　　　　　(Squire L, Wixted JRC, 2007)[2]

(1) 作話

　健忘症患者において，最もよく認められる症候が作話である．作話は本人に嘘をつくという意図があるわけではないが，記憶の欠落を無意識に埋め合わせようとする働きによって生じ，結果として嘘を言ってしまう症候である．作話には，促されなくても自発的に生じる**自発作話（空想作話）**と，問いかけに対して応答する際に生じる**誘発作話（当惑作話）**がある．特に前脳基底部の損傷により生じた健忘（前脳基底部性健忘）の急性期において，自発作話が生じることが多い．作話が生じる要因には健忘が必須であるが，健忘だけで生じるわけではなく，前頭葉機能や病識の低下が関与しているともいわれている[3]．

(2) 見当識障害

　見当識障害も健忘症に併存することが多い症候である．一般的には，時間や場所についての誤った認識を指すが，人についての誤った認識を指すこともある．健忘症において必ず生じるわけではなく，背景には，健忘とともに時間認知の障害や地理認知の障害，あるいは相貌認知の障害が想定される．

(3) 病識低下

　健忘症では，病識低下（自身の記憶障害に対する自覚や洞察力の低下）を伴うことが多く，そのため，多くの患者では自身の健忘を自覚していない．病巣の部位やその広がり，また病因によっても障害される程度は異なり，たとえば重篤な健忘症患者として知られるH.M. は，自身の健忘について自覚していた[4]．このように，側頭葉性健忘では著明な前向性健忘を認める一方で，病識は保たれることがある．また，無酸素脳症による健忘症の患者は，自身の病態に対する洞察力の低下が特徴的である．

7）健忘症に関連する脳部位と病因

(1) 健忘症に関連する脳部位の理解（2 章参照）

　健忘症を引き起こす代表的な部位として，側頭葉内側部（海馬），間脳（視床），前脳基底部が知られている [図6]．海馬を中心とした側頭葉内側部は，アルツハイマー病や無酸素脳症などにより障害を受けやすい領域で，障害されると重度の前向性健忘（記銘力の障害）が生じる．健忘症患者として有名な症例 H.M. も，この領域が手術により摘出され重篤な健忘症となった．間脳は脳の中心部にありコルサコフ症候群の責任病巣である．前脳基底部は前頭葉の眼窩面に位置し，くも膜下出血（前交通動脈瘤の破裂）で損傷を受け

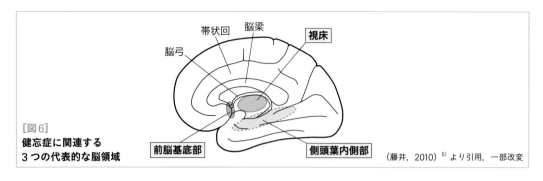

[図6]
健忘症に関連する
3つの代表的な脳領域

帯状回　脳梁
脳弓
視床
前脳基底部
側頭葉内側部

（藤井，2010）[5] より引用，一部改変

やすい領域である．このほかにも脳梁膨大後域や脳弓なども記憶に関連するネットワーク（パペッツの回路やヤコブレフの回路）として知られ，それらの障害によっても健忘が生じる．

　障害された領域により記憶障害の性質は異なる．側頭葉内側部の損傷では記銘が困難で再認成績も悪い重度の前向性健忘となるが，前脳基底部の損傷では，ある程度の情報の記銘・保持が可能である一方で，いつどこで覚えた情報なのか，あるいは複数の出来事のなかでどちらが新しい情報なのかなど，情報の文脈やその前後関係の判断が困難となる．また，間脳や前頭葉病変の患者は障害に対して無自覚であったり，見当識障害や自発的な作話を示したりすることがある．

(2) 関連する疾患

　健忘症と関連する疾患としては，脳血管障害のほか，変性疾患（認知症），外傷性脳損傷，脳炎，脳腫瘍，無酸素脳症などがあげられ，障害を受けた部位により症候は異なる．このほか，背景疾患によっても症候は異なり，変性疾患（前頭側頭型認知症）やウイルス性の脳炎では意味記憶の選択的な障害が，無酸素脳症では視空間認知障害が生じることがある．

　このように，一括りに健忘症といっても障害を受けた部位や原因により異なるため，周囲の対応やリハビリテーションも大きく異なってくる．

2. 記憶障害のアセスメント

　患者がより良い生活を送れるようにすることが心理職の役割である．後述するように，記憶の障害そのものを変化させることは難しいが，生活で生じる困難や本人が感じる苦悩を低減させることは可能である．そのためには残された機能をいかすことに加えて，周囲の対応の変化や認識の変化を促すことも大切である．したがって介入にあたっては，本人だけでなく家族を含む周囲の環境や人々もアプローチの対象となる．なお，健忘症の背景疾患としては認知症も含まれることから，以下では認知症の可能性も考慮に入れた流れとなっている．

1）インテーク（面接）

　一部の患者では本人が記憶の障害を自覚し，そのことを主訴に来院することもあるが，そのような場合は健忘症ではなく別の背景（発達障害や抑うつによる適応障害の可能性）を有することが少なくない．健忘症の患者の多くは，周囲が異常に気づき，来院・来所へつながることが多い．初回の面接時では本人が困窮感を認めなかったり，不安や怒りを示

したりすることも少なくない．また実際に本人への面接を始めてみると，取り繕いや作話のために表面上は健忘症と感じさせないことも少なくない．一方で，質問のたびに家族のほうを振り向き，一つひとつの質問に同意を求めるような場合もある．このような態度は健忘症の行動上の指標となる．

　健忘症患者の多くは，本人が病識をもたないことからも，家族や知人からの情報は貴重な判断材料となる．なお，たとえ本人に自覚がなくても，家族からの聴取は本人が同席しない場面で実施することが望まれる．家族からの発言が，本人に覚えていないことを知らしめるだけでなく，患者への否定的な発言を含むことがあり，患者に心理的な影響を及ぼすことがある．このような経験は，たとえ顕在的にそのようなエピソードを忘れたとしても，面接者や施設に対するネガティブなイメージを植え付ける原因ともなる．

　ただ，患者によっては席をはずした隙に徘徊を始めることもあるため，家族との同席が必要な場合がある．そのような場合にも，患者の座席の位置や表情などに注意をはらいつつ家族の話を聞くこととなる．座席の位置に関しては，あえて家族と面接者とは距離をおいて患者を座らせることで心理的な距離をおくこともあるし，逆に患者を家族と面接者との間に座らせ，会話の当事者として認識させながら家族の話を聞くこともある．そうすることによって患者の立ち去り反応を軽減させることもある．また患者は家族の話に対して無頓着なこともあれば，話の一つひとつに対して感情を示すこともある．そのような場合には，日常生活でも衝突が繰り返されている可能性が考えられるため，早急な介入や支援が必要である．

　いずれにしても，面接者は暗黙裏に患者の行動の背景を考え，次の行動を予測し（すなわち仮説を考え），そして実際の行動により予測の評価や次なる予測の修正をしながら，面接を進めていくことが大切である．

2）検査による評価

　一般にはインテーク（面接）のあとに評価を行うことになるが，施設によっては評価のみを求められることがあるかもしれない．そのような場合にも，上記のような視点で常に観察し，考えながら評価を行うことが必要である．

　実施する検査の選定方法には大きく分けて次の3種類がある．一つは，**スクリーニング検査**のみの実施，二つ目は，あらかじめ**テスト・バッテリー**を構成し，顕在的・潜在的な機能障害を悉皆的に検索するアプローチ，三つ目は，面接や脳画像，あるいは既に実施した検査などから得られた情報にもとづく**仮説検証型のアプローチ**である[6]．テスト・バッテリーとは，あらかじめ複数のテストを組み合わせて患者の障害像の総合的な把握を目指す手続きのことであり，たとえば知能検査と記憶検査を組み合わせて実施することもあれば，これに前頭葉機能検査を加えて実施することもある．テスト・バッテリーによるアプローチは，海外では Halstead-Reitan 神経心理学バッテリー[7]のようにあらかじめ構造化されたバッテリーが提供されていることもあるが，わが国では施設ごとにバッテリーを構成していることが少なくない．

（1）スクリーニング検査

　スクリーニング検査は，わが国では認知症のスクリーニングとして多用されているが，外傷性脳損傷や脳血管障害における障害の概要や記憶障害の有無を把握するためにも有用である．スクリーニング検査の多くは記憶機能の評価を行っているため，時間的制約や以

下に示すような検査に耐えられない場合には，記憶検査の代替となる．

最も一般的な検査は改訂長谷川式簡易知能評価スケール（HDS-R）[8]と Mini-Mental State Examination（MMSE）[9]である．なお，MMSE は当初，日本版が森ら[10]により標準化されたが，図版のみ変更が加えられたり手続きが変えられたりと，施設ごとに異なった用いられ方がなされてきた．加えて現著者らによる版権の問題も生じた．このような背景をふまえて，近年は正式な日本版（MMSE-J）が作成されているため，実施にはこの版の利用が望まれる．なお，MMSE や HDS-R は見当識や遅延再生の評価項目が入っているが，刺激の提示から再生までが比較的短時間であるため，より軽度の健忘症を評価する場合には，提示から再生までの時間が長い MoCA[11]や COGNISTAT などが適している．

（2）記憶の総合検査

記憶検査は，複数の記憶要素を評価したうえで，それらをもとに総合的に記憶の障害を判断する総合検査と，記憶要素ごとに評価する個別検査がある．

記憶の総合検査として代表的なものは，ウェクスラーにより開発され翻訳されたウェクスラー記憶検査（WMS-R 記憶検査）である．記憶障害の要素を「言語性記憶」「視覚性記憶」「一般的記憶」「注意／集中力」「遅延再生」の 5 つの指標で表現できる点を特徴としている．ウェクスラー知能検査と同様に 100 ± 15 で結果が算出されるため，テスト・バッテリーとして構成されることが多い検査だが，施行時間が長く患者への負担が大きい検査でもある．一方，日本版リバーミード行動記憶検査（RBMT）は，日常場面に沿った内容で検査を行うため患者への負担が少なく，さらに同等の内容の検査が 4 種類用意されているため，繰り返して検査を行うことが可能である．結果はスクリーニング点と標準プロフィール点から表記され，カットオフ点も示されている．WMS-R と異なり障害の構造を把握することはできないが，日常の様子や回復の状態を把握する場合に有効な検査であり，予後の予測にも有用である．

（3）記憶の個別検査

特定の要素の記憶機能を評価する検査としては，言語性の検査として三宅式記銘力検査（東大脳研式記銘力検査）が，視覚性の検査としてはベントン視覚記銘検査が長く用いられてきた．

三宅式は記憶検査として大正末期に開発されたものがもと[12]となり東大脳研式記銘力検査として標準化されたが，施設ごとに独自の刺激語を用いて利用されていることも少なくない．これらの問題を解決するため，最近になって日本高次脳機能学会により標準言語性対連合学習検査（S-PA）が開発された．手続きは三宅式記銘力検査と同様に 10 組 × 2 系列の単語対を用いた対連合学習課題で，連想価の高い有関係対と連想価の低い無関係対の 2 種類の系列から構成されている．

ベントン視覚記銘力検査は 10 枚の図形を順番に見せ，それぞれを描かせる課題である．4 種類の手法があるが，一般的に用いられているのは図形を 10 秒見せ，図形を取り去った直後に描かせる手法である「施行 A」である．本検査は図版が 3 セット用意されているため，経過や治療による変化を捉えることが可能である．

Rey-Osterrieth 複雑図形検査（Rey-Osterrieth complex figure test：ROCFT）[13]は，図 7 の図版を模写させたあと，直後あるいは数分間の遅延の後に再生させる課題である．一般的には 36 点満点で評価するが，描き方の特徴なども分析対象とすることにより，遂行機能も含め様々な機能を把握することが可能である．

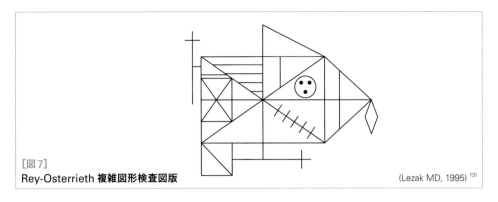

[図7]
Rey-Osterrieth 複雑図形検査図版 (Lezak MD, 1995) [13]

　言語性記憶の評価としては，Rey auditory verbal learning test（RAVLT）[14] が欧米では用いられることが多い．15 個の単語を学習させ，即時再生や遅延再生・再認を求めることで患者の学習プロセスや前向干渉の影響の有無，記憶の保持と再生能力や記憶の体制化能力など幅広い認知機能が評価可能である．残念ながら，わが国では標準化されていない．

　逆向性健忘の評価は社会的記憶と自伝的記憶という観点から行われることが多い．特に個人差の比較が困難な自伝的記憶に関しては量的な側面だけでなく，質的な側面からの評価が行われている．逆向性健忘の定量的な評価は，過去には社会的記憶検査が作成され，社会的な出来事に関する記憶を評価することが可能であったが [15]，検査が作成されたのが 1990 年代前半であり，現在の結果をそのまま各年代に適応することは困難な状況である．

　自伝的記憶の検査には，構造的な検査と非構造的な検査がある．構造的な検査としては自伝的記憶インタビュー（Autobiographical Memory Interview）[16] が，非構造的な検査としては Croviz の Cue Word 法 [17] が用いられている．自伝的記憶インタビューは，子ども時代，成人初期，成人後期に分けて，決められた質問項目に従って回答を求める手法であり，回答の有無だけではなく内容の具体性によっても評価される．Cue Word 法は，単語を呈示し，それにまつわる個人的な経験を想起させる手法である．評価は自伝的記憶インタビューと同様に内容の具体性を中心に行われる．

3．記憶障害への介入・支援

1）介入・支援にあたりおさえておきたいこと

　残念ながら，衰えた筋力を鍛えるようには記憶を鍛えることはできない．そればかりか記憶障害の患者にそのようなアプローチをとれば，自信喪失などの二次障害につながることにもなる．また記銘の障害と取り出しの障害の違いを理解していないために，覚えていない事項をヒントで誘導したり思い出させようとすることも，同様に患者の負担となる．一方で記憶のシステムは一様ではないために，顕在的には覚えていなくとも潜在的に覚えていることがあったり，逆向性健忘には時間的勾配があるために過去のすべての期間の記憶が障害されるのではなく，古い過去の記憶は覚えていたりすることもある．また脳の部位や大脳半球の側性化の差を反映した形で記憶要素の差が生じることもある．このように残された機能や記憶障害の特徴をふまえることで，健忘症患者のリハビリテーション（以

下リハ）が可能となる．したがって健忘症の治療やリハはその特徴やメカニズムを知ったうえで行うことが重要である．

2）健忘症のリハビリテーション

てんかん性健忘のように服薬により発作の改善とともに前向性健忘が改善することもあるが [18]，健忘症患者の多くは健忘症状が永続する．前向性健忘（記銘や保持の障害）や見当識障害がリハの対象となる場合は，以下のような手法がある［表2］[19]．

これらの手法のなかでは，反復訓練の効果は明らかではなく，患者の負担にもなることから，環境調整などその他の手法を用いるべきである．最も一般的なのは外的代償法であるメモリーノートやアラームの使用である．特に近年ではスマートフォンの普及により，家族や職場と情報やスケジュールの共有が容易になったことから，患者への負担が軽減され適応の可能性が広がっている．記憶成績の向上を目指す手法としては，手がかり漸減法（vanishing cues）[20] や誤りなし学習（errorless learning）[21] の手法が開発され，限られた環境のなかではあるが，その有効性が示されている．ただし，患者によっては誤りが多い試行錯誤による学習のほうが病識の向上につながることが報告されている [22]．また，脳血管障害による記憶障害を対象とした複数の研究からは，記憶障害の認知的なリハは短期的にはその有効性が確認されているが，長期的な効果に関しては充分な結果が得られていない [23]．機能回復を目的とした訓練は，近年ではコンピューター支援型認知リハビリテーション（computer-assisted cognitive rehabilitation：CACR）によって個人の状態に合わせて問題設定が行われ，一部では効果が示されているが，全般的な記憶機能の向上にはつながっていない [24]．すなわち，画一的に認知的なリハを実施するのではなく，効用や限界を充分に理解したうえで実施すること，記憶力の改善にとどまらず，本人に残された能力や強み（あるいは好み）を明らかにしつつ，様々な人的・物的・環境的リソー

[表2] **健忘症に対するリハビリテーション** (鹿島・他，1999) [19]

	（例）
1. 反復訓練	繰り返し練習する
2. 環境調整	引き出しにラベルを貼る
3. 外的代償法	
a. 情報を外部に貯蔵する方法	メモリーノートの使用
b. 内部に貯蔵された情報にアクセスするための手がかり法	アラームの使用
4. 内的記憶戦略法	
a. 視覚イメージ法	視覚的イメージにして覚える
b. 言語的戦略法	物語にして覚える
5. その他の方法	
a. 領域特異的な知識の学習	生活に関連した顔と名前を覚える
b. 手続き学習（procedural learning）	電子手帳の使い方を覚える
c. 手がかり漸減法（method of vanishing cues）	記銘すべき単語のヒントを徐々に減らしていく
d. 誤りなし学習（errorless learning）	患者が間違えることを避けて覚えさせる
e. 見当識訓練（reality orientation：RO）	適切な人物や日時についての情報提供
f. 運動によるコード化（motor coding）	動作を伴って覚える
g. 機能回復訓練	注意障害に対する訓練／メタ認知の訓練

スに目を向けて，生活の質の向上へ向けた支援が重要となる．

　また，リハにあたってはグループでの実施も有効である．記憶力の改善については限定的な効果しか確認されていないが，同じ境遇にある人が集まるということは，不安の軽減や相互の影響が期待できる点，またセラピスト単独の訓練よりも大きな影響力をもつという点からも[25]，グループでの実施はリハの選択肢の一つとなろう．また，認知機能に着目するだけではなく，心理療法を通じて感情面にも配慮し，患者の地域や社会参加を目指したアプローチが統合的アプローチ（holistic approach）である．機能的な向上を認めるだけではなく，社会参加や自尊感情に対しても有効であることが報告されているが，時間や労力がかかる難点が指摘されている[24]．

　以上のように記憶障害のリハには複数のアプローチがあるが，それぞれ特徴や限界がある．リハそのものが目的とならないように，本人やその関係者にはどのようなニーズがあり，実施しようとするリハが本人や周囲の人々にどのような意味があるのかを意識したうえで実施することが重要である．

8 章　Q and A

Q1　逆向性健忘の説明として正しいものを 1 つ選びなさい．
1. 前向性健忘を必ず伴っている．
2. 発症の時点を基点としている．
3. 逆向性健忘の長さは患者にかかわらず一定である．
4. 認知症などの変性疾患の病態を反映するのに適切な概念である．
5. 逆向性健忘では古い記憶が障害され，新しい記憶が保たれやすい．

Q2　前向性健忘と関連しない部位を 1 つ選びなさい．
1. 間脳
2. 下前頭回
3. 後部帯状回
4. 前脳基底部
5. 側頭葉内側部

Q3　作話の説明として正しいものを 1 つ選びなさい．
1. 病識の低下は伴わない．
2. 健忘症に必須の症状である．
3. 前頭葉の障害に関係することが多い．
4. 当惑作話は，促されなくても自発的に生じる．
5. 空想作話は，問いかけに対して応答する際に生じる．

Q4 健忘症の改善に関する記述として最も適切なものを1つ選びなさい.

1. 服薬によって改善する記憶障害がある.
2. 記憶すべき項目の反復訓練が大切である.
3. 手がかりを徐々に増やすことが効果的である.
4. 環境調整において家族が手を出してはならない.
5. 外的代償法とは,覚える事項を視覚的にイメージする記憶法である.

Q1 | A……2

解説

1. 前向性健忘を伴わない孤立性の逆向性健忘が報告されている.
3. 逆向性健忘の長さは病態や重症度によって大きく異なっている.
4. 認知症は発症の時点を同定することが困難であるために,前向性健忘と区分することが困難なことがある.
5. 逆向性健忘においては古い(若年期の)記憶が保たれ,発症時に近い新しい記憶がより障害されやすい(=時間的勾配).

Q2 | A……2

解説

　前向性健忘は大脳辺縁系やパペッツの回路／ヤコブレフの回路と関係が深く,側頭葉内側部や間脳,前脳基底部などが含まれ,これらいずれの領域が障害されても健忘が生じる.なお,下前頭回はブローカ失語にかかわる領域である.

Q3 | A……3

解説

1. 一般的には病識の低下を伴っている.
2. H. M. などの純粋健忘症候群では作話を伴わないことがある.
4. 当惑作話は,問いかけに対して生じる反応である.
5. 空想作話は,促されなくても自発的に生じる作話である.

Q4 | A……1

解説

1. てんかんに付随して健忘が生じることがあり,服薬による治療が可能なことがある.
2. 反復訓練は効果がないばかりか患者の負担となることもある.
3. 記憶障害へのアプローチの一つに手がかりを徐々に減らす「手がかり漸減法」がある.
4. 重度の障害の場合には,環境調整は家族や支援者によって行われる.
5. 外的代償法とは,メモ帳やスマートフォンなどの道具を用いて記憶の想起や検索を補助する手法である.

文献

1）Parkin AJ, Leng NRC : Neuropsychology of the amnesic syndrome, Psychology Press, 1993.

2）Squire L, Wixted J, et al : Recognition memory and the medial temporal lobe: a new perspective. Nat Rev Neurosci **8(11)** : 872-883, 2007.

3）船山道隆，三村　将：記憶障害と作話．BRAIN and NERVE **60(7)**：845-853，2008.

4）Corkin S : What's new with the amnesic patient H.M.? Nat Rev Neuroscix **3** : 3-10, 2002.

5）藤井俊勝：記憶とその障害．高次脳機能研究（旧 失語症研究）**30(1)**：19-24，2010.

6）Crawford JR : Assessment. The blackwell dictionary of neuropsychology（Beaumont JG, et al eds），London, Blackwell, 1996, pp108-116.

7）Reitan RM, Wolfson D : The Halstead-Reitan Neuropsychological Test Battery : Theory and clinical interpretation. 2nd eds, Neuropsychology Press, 1993.

8）加藤伸司，下垣　光・他：改訂長谷川式簡易知能評価スケール（HDS-R）の作成．老年精神医学 **2**：1339-1347，1991.

9）Folstein MF, Folstein SE et al : "Mini-mental state". A practical method for grading the cognitive state of patients for the clinician. J Psychiatr Res **12(3)** : 189-198, 1975.

10）森　悦朗，三谷洋子・他：神経疾患患者における日本語版 Mini-Mental State テストの有用性．神経心理学 **1(2)**：82-90，1985.

11）Nasreddine ZS, Phillips NA et al : The Montreal Cognitive Assessment, MoCA: a brief screening tool for mild cognitive impairment. J Am Geriatr Soc [Internet] **53(4)** : 695-699, 2005.

12）三宅鑛一，内田勇三郎：記憶ニ関スル臨牀的実験成績(上)・(中)・(下)．神経学雑誌 **23**：458-488，523-565，1923.

13）Lezak MD : Neuropsychological Assessment, 3rd eds, Oxford University Press, 1995.

14）Schmidt M : Rey Auditory Verbal Learning Test : A handbook, Western Psychological Services, 1996.

15）深津玲子，藤井俊勝・他：長期記憶に対する年齢の影響．臨床神経学 **34(8)**：777-781，1994.

16）Kopelman MD : The Autobiographical Memory Interview（AMI）in organic and psychogenic amnesia. Memory **2(2)** : 211-235, 1994.

17）Crovitz HF, Schiffman H : Frequency of episodic memories as a function of their age. Bull Psychon Soc **4(5)** : 517-518, 1974.

18）緑川　晶，河村　満：記憶保持のメカニズムーてんかん性健忘の検討から．BRAIN and NERVE **60**：855-860，2008.

19）鹿島晴雄，加藤元一郎・他：認知リハビリテーション，医学書院，1999.

20）Glisky EL, Schacter DL : Long-term retention of computer learning by patients with memory disorders. Neuropsychol **26(1)** : 173-178, 1988.

21）Wilson BA, Baddeley A, et al : Errorless learning in the rehabilitation of memory impaired people. Neuropsychol Rehabil **4(3)** : 307-326, 1994.

22）Ownsworth T, Fleming J, et al : Do People With Severe Traumatic Brain Injury Benefit From Making Errors? A Randomized Controlled Trial of Error-Based and Errorless Learning. Neurorehabil Neural Repair **31(12)** : 1072–1082, 2017.

23）das Nair R, Cogger H, et al : Cognitive rehabilitation for memory deficits after stroke. Cochrane Database of Systematic Reviews. **2016(9)** : CD002293, 2016.

24）Gopi Y, Wilding E, et al : Memory rehabilitation: restorative, specific knowledge acquisition, compensatory, and holistic approaches. Cogn Process **23(4)** : 537–557, 2022.

25）Wilson B, Moffat N. : The development of group memory therapy. In: Clinical Management of Memory Problems. Boston, MA: Springer US, 1992, pp 243–273.

（緑川　晶）

9章 遂行機能障害

到達目標

● 遂行機能障害を4つの要素から理解する.
● 遂行機能障害に関連のある脳部位を理解する.
● 遂行機能障害のアセスメントに用いられる検査を理解する.
● 遂行機能障害に対する介入・支援方法を理解する.

CASE

35歳の有能なサラリーマンであった山本幸一さん(仮名)は,外回りの営業の途中,信号を無視した暴走車に横断歩道ではねられ,2週間の意識不明の重体となりました.身体のけがは予想以上に早く回復し3カ月後には家庭に戻ることができましたが,以前は率先して行っていた家事や,毎朝新聞を読むこと,趣味であったスポーツにも意欲を示さず,自分からやろうとしなくなってしまいました.会話のやりとりには問題がなく,以前に覚えていた事柄やどんな仕事をしていたかについては話すことができましたが,仕事に戻ることについては関心がない様子でした.いつから仕事に戻るのかと聞いても,「もう少ししたら」としか答えず,焦りもなく早く復帰する必要性を感じていないかのようでした.妻から買い物を頼まれれば出かけることはできましたが,買い忘れがあったり,目的の商品を探して何時間も店内をうろうろとし,結果として何も買わずに帰ってくることもしばしばありました.

アウトライン

遂行機能障害は目的のある行動を効果的に行えないことを特徴としている.全般的知的能力には低下がみられず,記憶や注意に障害がなくても遂行機能障害がみられる場合もある.

〔キーワード〕遂行機能, 前頭葉, 発動性, 目的的行動, 計画の立案, セルフモニタリング, アウェアネス

遂行機能障害をもつ人は，自ら行動を開始しない，自分の障害に気づいていない（アウェアネスの低下）こともあり，就労に際して大きな障壁となる．リハビリテーション（以下リハ）においては遂行機能への負担を軽くするために環境を調整し，物理的空間を体系化する方法や課題の手順を明確にし，繰り返し練習する方法がある．障害に対するアウェアネスがあり問題に対処していこうという意欲のある人には，言語を用いた自己教示法で行動を制御する方法が推奨される．

1. 症候の理解

1）症候理解のための心理学的枠組み

遂行機能（executive function）とは，目的のある一連の行動を有効に行うために必要な認知能力のことを指す．**実行機能**と訳されることもある．遂行機能は，家事・料理・買い物・仕事・外出・旅行など日常生活のあらゆる場面で必要となり，何かの問題に遭遇した時に，それを解決するために用いられる認知能力である．社会的に責任ある適切な行為を行うために不可欠な能力でもある．この遂行機能には，①意思あるいは目標の設定，②計画の立案，③目的ある行動もしくは計画の実行，④効果的に行動する，といった要素が含まれる[1]．

(1) 意思あるいは目標の設定

問題解決のためには，まず「問題を解決する」という意思をもち，「どうしたいのか」という目標を明確に設定することが必要である．この目標の設定には，発動性（自ら行動を開始する能力）と動機づけが関わってくるし，自分や環境の認識といった状況の把握，そして目標を明確にする能力や解決されるまで目標を維持する能力が必要である．

ここに問題があると，対人場面においては会話を始めなかったり，感情の平板化を示したりする．また日常生活では冷蔵庫が空になっていても買い物に行こうとしなくなるなどの問題が生じる．

(2) 計画の立案

「問題を解決する」という目標を達成するためには，自分自身や取り巻く環境を客観的に捉えて計画を立てることが必要となる．そのためには問題解決に必要な手段・技能・材料・人物などを想起する能力，もしくは解決のための新しいアイディアを発案する**生成的思考**あるいは**発散的推論の能力**，**認知的柔軟性**が必要である．そして，それらを評価して必要なものを取捨選択して，行動を方向づける枠組みを**構成・組織化する能力**が必要である．

生成的思考に問題があると対人場面では会話を生み出すことができず，言いたいことがなさそうにみえる．またオープンクエスチョン（決まった解答がない質問）に答えることができない．日常生活では買いたい物がなかったときに他の代替品を考えることができないなどの問題が生じる．

構成・組織化する能力に問題がある場合には，話をまとめることが苦手で，話が回りくどく，話題が飛んだりしてなかなか核心に至らない．買い物の際にはリストを作ることをせず，広い店内で買い物をするときに案内図を利用せずに行き当たりばったりに探して時間を効率的に使えなくなったりする．

（3）目的ある行動もしくは計画の実行

　計画を実行するためには，計画の立案のなかで導き出された一連の行動を正しい順序で適切なタイミングで開始し，維持，あるいは中止する能力が必要である．そのためには計画の内容を最後まで維持する能力と，計画にはない行動を行いたくなる衝動をコントロールし，排除する能力が必要である．計画の内容を最後まで維持するためには**ワーキングメモリ**が必要であり，適切なタイミングで開始するためには**展望記憶**の能力が必要である．課題を維持する能力に問題があると，会話の最中に興味を失ってしまったり，同じ話題を保つことができなかったりする．買い物ではリストに書いてあってもリストにある物すべてを購入しなかったりすることが起こる．

　衝動をコントロールする能力に問題があると，自分が話す順番まで待てずに他者が話しているのを遮ったり，そのときの話題にふさわしくない内容を話したりする．日常生活では衝動買いが多くなり，買い物をしているときに魅力的にみえた物は不必要な物でも，予算を超えている物でも買ってしまうなどの問題が生じる．

（4）効果的に行動する

　目標を達成するためには，自分が何を行っているのかを意識でき，そして自分自身の行動が計画通りに行われているのかを監視し，必要があれば自分の行動を調整もしくは修正する能力が必要となる．これらの能力は**アウェアネス**，あるいは**セルフモニタリング**といわれる．

　アウェアネスに問題があると，自分の障害に対して認識がない．日常生活では，冷蔵庫に食料品がなくても食料品を買いそろえることが重要な問題であるということに気づかないというように問題に対する認識が乏しくなる．セルフモニタリングに問題があると，会話場面では相手が自分の話題に関心がなくてもそれに気づかず話し続けたり，自らの行動を振り返る力が乏しくなる．

　これらの要素は関連し相互依存的な関係にあるが，発動性の障害のような１つの要素だけに問題を抱える人もいるし，反対に複数の要素に問題を抱える人もいる．

　遂行機能は，注意と記憶の間で相互依存し重複する部分を有している［図１］[2]．そのなかで課題の持続（**課題持続性**）や同時に２つ以上の課題を行う（**分割性注意**），あるいは課題を切り替える（**転換性注意**）といった能力は注意機能と重複する．ワーキングメモリ，展望記憶，アウェアネスは遂行機能と注意と記憶の３つの機能と重複して関与している．このなかでも特にワーキングメモリが３つの機能の土台となっている．

２）遂行機能障害に関連のある脳部位

　遂行機能には**前頭葉**が大きく関与している（2章，019 ～ 020頁参照）．しかし，前頭葉のなかでも部位によって関わる機能は異なる．発動性と動因には**前頭葉内側領域**（medial frontal lobe region）が関連し，特に**前部帯状回**（anterior cingulate cortex）は発動性にとって重要な領域である．

　反応抑制には**眼窩部・腹内側部**（orbito frontal cortex・ventromedial frontal cortex）が関連しており，これは行動の中止に関わっている．この部位の損傷では衝動性亢進，不適切な情動反応などの社会的行動障害が生じる．

　体系化には**背側円蓋部**（dorsolateral convexity）が関連しており，行動や思考の整理，順序化，時間調整行動（必要な時間を推測して行動を調整する）に関わっている．ここは

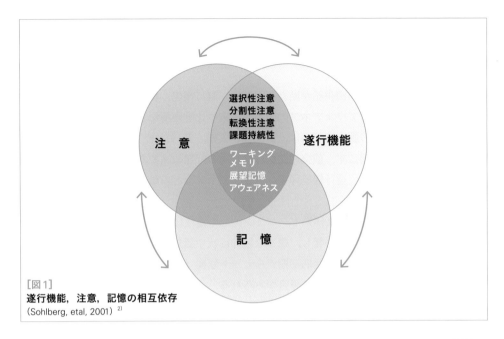

[図1]
遂行機能，注意，記憶の相互依存
(Sohlberg, etal, 2001)[2]

図中: 選択性注意 分割性注意 転換性注意 課題持続性 ワーキングメモリ 展望記憶 アウェアネス 注意 遂行機能 記憶

重要でない情報をワーキングメモリから消し去り，反応しなくてもすむようにする機能を果たしている．さらに整理された状態で情報の検索や順序づけに必要な過程を手助けしている．

　背外側前頭皮質（dorsolateral prefrontal cortex）損傷例ではワーキングメモリの容量低下，思考の柔軟性に問題が生じる．また背外側皮質は何に注意を向けるかといった**表象**（心の中に保たれたイメージ）の活性に関与し，注意・表象を維持する役割を果たしており，それに対して前部帯状回はそのような場面で起こりうる認知的な葛藤を捉え，反応の抑制に関わることで注意の制御に関与している．

　生成的思考には**前頭葉傍矢状領域**（parasagittal frontal lobe region）が関連しており，この生成的思考は創造性，流暢性，認知的柔軟性，問題解決スキルに関わっている．ここに損傷を受けると融通がきかなくなり，自分と異なる見方を理解するのが困難になる．

　アウェアネスは前頭前野と右頭頂部の相互作用と強く関連しており，これらは自らの行動や感情をモニタリングし，環境からのフィードバックを取り入れて行動を修正することに関わっている．誤りを察知してそれに対応するためにはアウェアネスが必要である．

　以上のように，遂行機能には前頭葉が大きく関連しているが，前頭葉は頭頂，側頭，後頭の皮質と相互に密接に結合しており，そのため高次の聴覚，体性感覚，視覚情報が前頭葉に伝達される．さらに学習，記憶，情動処理を司る辺縁系（海馬や扁桃体）とも結ばれているため，他の部位の損傷や障害によっても遂行機能障害が出現することがある．

3）遂行機能障害を引き起こす疾患

(1) 外傷性脳損傷

　遂行機能には**前頭葉**が大きく関わっているため，前頭葉が損傷を受ける疾患では遂行機能障害が起こりやすい．特に交通事故や転落などによる外傷性脳損傷では脳組織への急激な加速・減速により前頭眼窩面と側頭葉前部を損傷しやすいため，遂行機能障害が起こる可能性が高い．また急激な回転の力によって脳の神経線維に剪断や伸長といった損傷を引き起こす．これは**びまん性軸索損傷**（diffuse axonal injury；DAI）と呼ばれる．この

123

びまん性軸索損傷は前頭葉白質，脳梁・前部帯状回に集中しやすい．ただこの軸索損傷は脳画像検査で捉えきれず，異常がないと判断されることもある．

(2) 脳血管障害

　脳血管障害では脳への血流供給が断たれた結果，脳に損傷，機能不全が生じる．右中大脳動脈の脳血管障害ではアウェアネスの障害，皮肉や比喩理解などの障害，注意障害などが生じる．後大脳動脈の脳血管障害は，自発性の欠如，アパシー，感情の平板化，重度の注意・記憶障害を引き起こす．前交通動脈は動脈瘤の好発領域であり，これが破裂し出血すると，脱抑制，無関心，遂行機能障害，アウェアネスなどの障害が生じる．

(3) パーキンソン病

　パーキンソン病は黒質 - 線条体系ドーパミン神経の変性による運動障害であるが，進行すると神経伝達物質の異常を併発し，様々な精神症状や認知機能障害が生じる．その様相は進行時期によって異なるが，発病初期からセット変換（注意の構えを切り換える能力），空間性ワーキングメモリ，計画性に障害がみられる．

(4) 認知症

　認知症のなかでは，前頭側頭型認知症で，アウェアネスの欠如，衝動性コントロールの低下，自発性の低下が生じる．

(5) 脳炎

　脳炎はウィルスによる感染が主な原因である．最も一般的な感染因子は単純ヘルペスウィルスである．ウィルス感染によって脳のどの領域が損傷を受けたかにより症状は異なるが，前頭葉眼窩部が損傷を受けると遂行機能障害，攻撃性や易刺激性といった行動障害，記憶の符号化・検索障害が起こる．

2. 遂行機能障害のアセスメント

1) インテーク（面接）

　患者本人が遂行機能障害を自覚して検査を受けに来ることはまれである．これはアウェアネスの問題があるときに顕著である．

　また全体的な知能に低下がみられなくても，あるいは記憶や注意といった他の認知機能に問題がみられなくても遂行機能には問題があり，そのために職場復帰や就労が困難になるケースもある．そのような理由から，脳損傷の場合には遂行機能障害の評価を必ず行うことが求められる．

　しかし，遂行機能を評価することは，実は非常に困難である．なぜなら一般的な認知機能検査は，通常，患者の回答を方向づけるための明確な教示や構造的な枠組みを備えて標準化されているからである．このような構造では，遂行機能障害をもつ患者に良い成績がとれるような充分な手掛かりが与えられてしまうため，障害が隠されてしまう可能性がある．遂行機能の能力が要求される課題を用いる自然な状況での行動観察が，遂行機能障害を評価する最良の方法であると思われる．たとえば，買い物のときに効率よく店内を探しているか，調理をするときにレシピ通りに正しい手順で作れているか，一週間の中で学習，余暇，外出，休息等を計画を立てて行えているかを観察する．しかしこれらはすべての評価場面でできるわけではない．そのため患者や家族に面接し，実際の生活場面での状況に

ついて聴取することが重要である.

2）検査による評価

(1) ウィスコンシン・カード分類検査（WCST）

遂行機能検査として代表的なもので，正答を得るためにはどのような規則があるのかを見い出すことが求められる抽象的問題解決課題である．患者は異なる色（赤・緑・黄・青），形（三角，星型，十字，円），数（1個〜4個）が印刷された4枚のカードに合わせて，手持ちのカードを分類していく．あらかじめ決められている分類カテゴリーに合致すると「正解」，合致しないと「不正解」の手掛かりが与えられる．この手掛かりによって自分の分類の仕方を変え，できるだけ多く「正解」が得られるようにしていく．わが国においては慶応版WCST[3]がダウンロードしてコンピュータ上で利用できる[4]ため，幅広く用いられている．

結果は達成カテゴリー数，保続性エラー数，認知の構えの喪失数から評価され，中等度から重度の前頭葉損傷においてWCSTの成績が低下する．また軽度の脳損傷や回復良好な様々なレベルの脳損傷患者において，保続エラーと認知の構えの喪失が特徴的である．

(2) ストループ検査（Stroop Test）[5]

ストループ検査は，制限時間のなかで色の名前が書いてある文字のインクの色を読むことが求められる干渉課題である．干渉を含まないコントロール条件と比較することで，抑制する能力と干渉刺激へ対処する能力を測定することができる．つまり，赤のインクで「青」と書かれているものを読むときの正答は赤である．この課題は干渉効果（同時に目にする二つの情報が干渉し合う現象）を引き起こす．

干渉を含まないコントロール条件では，黒のインクで書かれた色の名前を読んで答える．これらの異なった条件下での成績を比較することで優勢となる反応（文字を読む）を抑制する能力と干渉刺激へ対処する能力を測定することができる．

(3) 言語流暢性検査[6]

音韻流暢性課題では，「あ，か，し」といった頭文字から始まる単語を制限時間内にできるだけ多く言うことが求められる．その際に使って良い単語にはいくつかの規則がある．

意味流暢性課題では，意味分類（たとえば動物や野菜）に従ってできるだけ速くたくさんの単語を言うことが求められる．音韻流暢性課題は前頭葉の障害に鋭敏であり[7]，意味流暢性は側頭葉の病変に鋭敏である[8]．健常者に比べて脳損傷を負った人では，単語数が少なく，エラーが多い傾向がある．

(4) 遂行機能障害症候群の行動評価（BADS）

BADS[9]は，単独の検査ではなく，遂行機能を検査するためのいくつかの課題を集めたテストバッテリーである．この検査には次の6つの検査が含まれている．

①規則変換カード検査

これは検査者がめくるトランプのカードを，決められた規則に従って「はい」か「いいえ」と答えることが求められる．第2の規則のときに第1の規則に引きずられずに抑制する力が求められる．

②行為計画検査

基盤となる台に水の入ったビーカーと試験管が取り付けてある．患者は試験管の底にあるコルクを取り出すことが求められる．規則を守りながらどのようにコルクを取り出すの

かを計画し，計画に従ってステップをふみながら実行して目的を達成する能力が測定される．

③鍵探し検査

10cm 四方の正方形とその下 5cm の所に黒い点が書かれた紙が用いられる．正方形が広場を示し，その広場のどこかで鍵をなくしたと仮定される．広場のなかを系統的に効率よく探すことができるかどうかが評価される．

④時間判断検査

時間的な長さを推論することが求められる．たとえば日本語版では，「やかんのお湯が沸騰するのにかかる時間」などが問われる．

⑤動物園地図検査

動物園の地図が描かれた検査用紙を用い，患者はいくつかの規則に従って 6 つの場所を効率よく計画的に回れるかどうかが評価される．

⑥修正 6 要素検査

この検査は①口述問題，②物品呼称，③計算，の 3 種類の課題がそれぞれ 2 つのパートに分かれている．患者は 10 分間で計 6 パートの課題すべての少なくともどこか 1 部分に手をつけることが求められる．この検査はどれだけ正解を出したかは評価されず，規則を守って実行できたか否かが問われる．

(5) 遂行機能障害の質問表（DEX）[9]

これは脳損傷の後遺症として，一般的に起こる注意および遂行機能の低下に関わる問題について 20 の質問で構成されている．それぞれの問題の発生頻度を「全くない」から「いつも」の 5 段階で答える．形式として「自己」と「他者」が行う用紙があり，得点が高いほど遂行機能障害が重度であることを示す．しかしアウェアネスの問題がある場合，「自己」評価が低く，「他者」評価が高いという乖離が生じるため，この乖離をアウェアネス障害の程度として評価することができる．

3. 遂行機能障害への介入・支援

遂行機能障害に取り組むにあたっては多種多様なアプローチがあるが，治療者は患者の性質と機能レベルを包括的に評価して，特定の状況で能力改善を図るべきか，それとも能力低下をもたらした認知機能の改善によって，最終的には多様な状況に汎化することができるようにするのかを判断してアプローチ法を選択することが重要である．

1）環境調整

これは遂行機能障害の症状を軽減するための臨床的な配慮である．これにより発動性や自己制御の障害から生じる問題の防止，またはそれらを回避できるように患者の環境や外界をつくりあげることである．これには 2 つのカテゴリーがある．

(1) 物理的空間の体系化

患者の物理的空間の体系化を助けることで遂行機能にかかる負担を軽減することができる．これは自己制御や発動性低下により生じる問題を防止したり回避することに役立つ．例として以下のようなものがある．

・使い方の一連の動作を思い出すために➡洗濯機，食器洗浄機，パソコンなどの操作を記したメモをそれぞれの器具の隣に貼る．

・一月（あるいは一週間）の行動予定を思い出すために➡大型の家庭用予定カレンダーを活用する．

・必要なことをするのを忘れたり，時間をかけすぎたりしないようにするために➡就寝前または起床後の手順（たとえば消灯，暖房を切る，目覚まし時計をかける，薬を飲む）を紙に書いて寝室の見えるところに貼る．

どのような方法を選択するかは，いつ，どこで問題が生じているかによるため，患者とその家族あるいは介護者からの情報が不可欠である．そしてこれらを効果的に使用できるようになるために，専門家からの訓練と促しが必要である．

(2) 生理学的要因の操作

脳損傷患者は身体的に居心地が悪かったり，生理的な影響を受けた場合に，その影響を受けやすく，認知機能，特に遂行機能がより混乱する．そのため遂行機能障害をもった患者を支援する際には以下の生理学的要因を考慮する．

①栄養

食料や水分の摂取量を調整したり，アルコールやカフェインのような行動に変化をきたす物質を制限する．脱水や血糖値の変動は認知能力に影響を及ぼす可能性がある．

②睡眠

睡眠障害は脳損傷の後遺症として一般的であるが，睡眠不足は遂行機能障害の症状を悪化させる．睡眠パターンの改善には行動学的方略やリラクセーションを活用する．

③活動

患者が自分のペースを保ち，過剰な刺激を取り除くことができるようなスケジュールを組めるように援助する．患者にとって最も効率の上がる時間帯を利用して，訓練や課題を組み込む，休憩時間を組み込む，復職する際にはパートタイムから始めるなどの配慮する．患者の活動レベルを考慮することで，発動性，体系化，衝動性，課題維持の障害を最小限に抑えることができる．

④服薬モニタリング

脳損傷後の薬物の作用は脳損傷を負っていない人とはかなり異なる場合がある．また遂行機能障害を負った人にとって処方どおりに服薬できないという問題はよく生じる．服薬を確認すること，いつ服用したかをモニタリングすること，疑いのある認知機能面への副作用を記録することが処方する医師への有益な情報となる．これを効果的に行うために，記憶のための外的補助具を活用することも必要である．

2）特定課題ルーチン

特定課題ルーチンは遂行機能障害をもった患者に特定の状況に適応する行動，または一連の行動を教えることである．これによって患者は一度そのスキルを修得すると，自動反応的であっても，ひとりでに新たな行動を開始し，それを維持することができるようになる．手続きは以下の通りである．

1. 課題を分析し，ルーチンを連続した一つひとつの動作に分けて書き記す．その際に困難な課題はできる限り簡素化する．たとえば，整容の場合，歯みがき，ひげそり，整髪に分ける．

2. ルーチンの各手順を明確にし，患者が各手順を完了したことを判断できるようなチェックリストを作成し，導入する．たとえば，歯みがきは歯みがき粉を歯ブラシにつける，歯ブラシで歯をみがく，口を水でゆすぐ，の手順に分けてチェックリストに示し，終わったら丸印をつける．
3. 誤りなし学習を活用し，各手順を充分に練習する．
4. 課題を成功させるための強化と動機づけを訓練に充分に盛り込む．

　この訓練で教えることができるルーチンには，更衣，洗濯，家事全般，電話をかける，メールを書く，バスへの乗車，テレビなどの操作，園芸・絵画などの趣味も含まれる．

3）計画の立案

　これは治療として活動を計画する機会を患者に繰り返し与えるものである．この訓練の基礎となっているのは，課題として対象となる特定の遂行機能は練習によって改善につながる，または少なくとも同じ分野の関連課題における能力は向上するという考え方である．これは汎化を期待せず，特定の手続きを自動的にできるようにすることを狙った特定課題ルーチンとは対照的なものである．代表的なものとして，おつかい課題がある．これは患者に，治療施設内または地域のなかで用事を与えるものである．この課題は患者が計画立案，順序化，行動の開始および遂行に対応するようにまとめられている．患者は特定の**代償方略**（たとえば「to-do」**リストの活用**）も用いながら，または治療者から開始，計画立案，体系化などの特定の要素に対する援助も受けながら，目標を遂行できるようにする．

　おつかい課題としては以下のようなものが含まれる．
・病院での課題：売店に行って営業時間を把握する．食堂に行って日替わりランチは何かを調べる．
・地域での課題：コンビニエンスストアでおにぎりの値段を調べてくる．バスの時刻表を手に入れる．

　より能力の高い患者にとっては，計画の変更を余儀なくさせるような課題を用いて訓練することもできる．たとえば場所が移転してしまっている店をあえて指定して，そこで新たな移転場所を聞いて目的の店まで到達させたり，数人で会食をする計画を立てさせ，会合の当日に参加人数の変更を伝えるなどである．

4）自己教示法

　自己教示法は，患者に独り言を通じて自らの行動を制御することを教えるものである．このアプローチは Vigotsky と Luria の初期の研究に基づいている．彼らは，意思に基づく行動は内言によって媒介されると提唱している．特に Luria[10] は，子どもの外言は自分の行動を制御する役割をもち，やがてそれが成人の内言による制御習慣に内面化していくとしている．

　その手続きは，次のようになる．
1. 複数の手順からなる課題を行う際に，まず自己教示の手順を治療者が設計する．
2. 自己教示の手順に従って課題を行う模範を治療者が示す．
3. 患者が自己教示の項目を声に出しながら，課題を行う練習をする．
4. 自己教示を活用しながら課題を遂行することができるようになったら，自己教示をささやきながら課題を実施する．

5．ささやきから内言へ，しだいに声を消していく．

　この訓練を最初，治療場面での課題に対して行い，その後，実生活での問題を使って行う．この方法は計画性障害やその他の遂行過程における障害に対して効果があるといわれている[11]．

5）メタ認知方略

　これは言語による自己教示を用いて**自己モニタリング**を促進させるものである．患者は複数の行動からなる課題（たとえば食事の準備）を実施している間，意識的に各行動について考慮するように訓練を受ける．患者は次のような6つの段階で訓練される．

1．「私は何をしているのか？」と自問する（停止）．

2．「主課題」を定義する（定義）．……「自分は夕食の準備をしている」

3．各手順をリストにする（リスト作成）．……買い物，材料の準備，調理．

4．各手順についてわかっているかを自問する（学習）．……「何を買えばいいのか？」「どれをどう切るのか？」「どれをどう調理するか」

5．課題の遂行（遂行）．

6．「やろうとしていたことをしているのか？」と自問する（確認）．

　この訓練によって，患者は日常的な目標管理課題において改善がみられただけでなく，訓練に含まれていなかった課題にまで改善が拡大することが報告されている[12]．ただし，このアプローチの適用は，自らの障害についてある程度のアウェアネスと洞察力をもち合わせ，障害に対処していこうという意欲のある患者に限定される．

9章　Q and A

Q1　遂行機能障害のある患者に特徴的ではないのはどれか．

　1．会話が回りくどく，なかなか核心にいたらない．

　2．昨日の夕食を思い出せない．

　3．自分から行動を開始しない．

　4．自分には障害や問題はないという．

　5．衝動買いが多い．

Q2　遂行機能障害の症状に含まれないものはどれか．

　1．発動性の障害

　2．計画性の障害

　3．前向性健忘

　4．セルフモニタリングの障害

　5．生成的思考の障害

Q3 遂行機能障害に関連のない脳部位はどれか.
1. 前頭葉内側領域
2. 眼窩部・腹内側部
3. 背外側皮質
4. ウェルニッケ野
5. 前頭葉傍矢状領域

Q4 遂行機能障害への介入・支援としてふさわしくないものはどれか.
1. 機器操作のメモを貼る
2. 精神分析的心理療法
3. おつかい課題
4. 睡眠パターンの改善
5. 自己教示法

Q1 A……2

解説

　遂行機能障害は発動性の障害や計画性の障害,セルフモニタリングの障害,衝動コントロールの障害に特徴づけられる.そのため会話がまわりくどいのは会話内容を構成・組織化する能力が低下しているためであり計画性の障害の現れである.自分から行動を開始しないのは発動性に問題があるためであり,衝動買いが多いのは衝動コントロールに問題があることによる.昨日の夕食が思い出せないのはエピソード記憶に問題があるためであり,遂行機能障害のある患者の特徴とはいえない.

Q2 A……3

解説

　遂行機能障害の症状としては,自分から行動を起こそうとしない発動性の障害,問題解決のための計画を立案できない計画性の障害,自らの問題解決のための行動が計画に沿ったものであるかどうかを振り返ることができないセルフモニタリングの障害,問題解決のために新しいアイデアを思いつくことができない生成的思考の障害が挙げられる.これらのために問題を解決することができない.順行性健忘は新しいことを覚えることができないという記憶障害の症状であり,遂行機能障害の症状ではない.

Q3 A……4

解説

　前頭葉内側領域は発動性に関わっている.眼窩部・腹内側部は反応抑制,行動の中止に関わっている.背外側皮質が損傷を受けるとワーキングメモリーの低下,思考の柔軟性に問題が生じる.前頭葉傍矢状領域は生成的思考に関わっている.ウェルニッケ野は側頭葉上方にあり聴覚的言語理解に乏しいウェルニッケ失語症に関連が深い部位である.そのため遂行機能障害とはあまり関連がない.

Q4 | A……2

解説

　遂行機能障害への介入としては，特定の状況で遂行機能への負担を軽くして改善を図るのか，あるいは遂行機能そのものを改善させ最終的には多様な状況に般化させていくのかに大別される．機器操作のメモを貼ることは物理的空間を体系化することで遂行機能への負担を軽くし，発動性低下や自己制御の問題を防止する．生理学的要因は脳に影響を及ぼすため，睡眠パターンを改善することで遂行機能の低下を抑える．おつかい課題は計画を立てることを繰り返し練習することで遂行機能の改善を目指す．自己教示法は独り言を通じて自らの行動を制御することを覚えていくものである．これらに対して精神分析的心理療法は洞察によって自らの行動や感情の問題の原因に気づき解決に導くものであるが，遂行機能障害のために発散的推論の能力やアウェアネスに制限のある患者にとっては不向きである．

9
章

遂行機能障害

文献

1) Lezak M : Neuropsychological assessment, 3rd eds, New York: Oxford University Press, 1995.（三村　将，村松太郎監訳：レザック神経心理学的検査集成，創造出版，2005.）

2) Sohlberg, M.M.&Mateer, C.A. : Cognitive Rehabilitation: An Integrative neuropsychological approach, NY: Guilford Press, 2001.（尾関　誠，上田幸彦監訳：高次脳機能障害のための認知リハビリテーション：統合的な神経心理学的アプローチ，協同医書出版，2012.）

3) 鹿島晴雄，加藤元一郎：Wisconsin Card Sorting Test（Keio Version）（KWCST）．脳と精神の医学 **6**：209-216，1995.

4) 旧脳卒中データバンク・アーカイブ
http://strokedatabank.ncvc.go.jp/archive/

5) Golden, C J : Stroop color and word test. Wood Dale, IL, Stoelting, 1978.

6) 伊藤恵美，八田武志：言語流暢性課題の信頼性と妥当性の検討．神経心理学 **22**：146-152，2006.

7) Coslett HB, Bowers D, etal : Frontal verbal amnesia. Phonological amnesia. Arch Neurol **48**：949-955, 1991.

8) Newcombe HB : Value of Canadian hospital insurance records in detecting increases in congenital anomalies. Can Med Assoc J **101**：121-128, 1969.

9) 鹿島晴雄，三村　将・他：BADS　遂行機能障害症候群の行動評価　日本版，新興医学出版，2003.

10) 天野　清訳：言語と意識（Luria, A.R. : Language and cognition. Washington, DC: Winston, 1982.），金子書房，1982.

11) Ciceron, KD, Giacino, JT, : Remediation of executive function deficits after traumatic brain injury. Neurorehabil **2**：78-83, 1992.

12) Leiven B, Robertson IH, et al : Rehabilittion of executive functioning: An experimental-clinical validation of goal management training. Int Neuropsychol Society **6**：299-312, 2000.

（上田幸彦）

自動車運転のための評価と手順

病気などによって神経心理学的症状を呈する人が職場復帰・社会復帰をする際には，自動車運転再開を望むことが多い．高次脳機能障害は，主に道路交通法施行令第33条の2の3で示す「自動車等の安全な運転に必要な認知，予測，判断又は操作のいずれかの能力を欠くこととなるおそれがある症状を呈する病気」に該当する．認知症では免許取り消しとなるが，回復の可能性がある病態では「その他の認知症」の対応に従うことになり，法律上は「6カ月以内に回復する見込み」などの診断をすることになる．ただし，「回復の見込み」に関する判断基準は不明確であり，運転不可となる基準もない．そのため，実際は病状の診断ばかりではなく，医学的立場から安全に運転できるか否か，注意機能障害，視空間認知障害，行動障害，性格変化などの程度を判断する必要があり，標準的な神経心理学的評価や運転再開の手順の作成が求められている．

運転を再開する際に，交通規則を遵守する，安全で常識的な運転をするなど一般的な「知能」が保持されていることは前提となる．「注意機能」は，聴覚性に比べ視覚性注意がより必要となり，全般性注意は図[1]に示すとおり運転の各場面で必要であり，机上検査としてTrail Making Test（TMT）は簡便で有用であるとの報告も多く，最も実施すべき検査であろう．また，Wechsler Adult Intelligence Scale（WAIS）符号問題や反応時間を測定する検査（Continuous Performance Test: CPTやシミュレーター検査）も有用である．方向性注意の障害は半側空間無視が有名でありBehavioural Innattention Test（BIT）を実施し，特定の方向に対する情報の見落としを生じていれば通常は運転再開を許可しない．また，走行位置や車間距離の把握などを司る「視空間認知機能」も重要であり，Rey-Osterriethの複雑図形（ROCF）の有効性の報告が多い．道路標識等文字の把握やカーナビの音声に従う「言語機能」，ミラーからの位置情報や速度，交通規則の「記憶」，効率の良い道順での移動や，天候や渋滞の影響を考慮した運転計画などの「遂行機能」も運転には必要である．運転適性に特有の検査としてStroke Drivers Screening Assessment（SDSA），有効視野 Useful Field of View（UFOV）の報告も多い．

福岡県安全運転医療連絡協議会では回復の可能性がある病気や病態では運転再開に関して以下の手順[2]を提案している．

1. 前提条件として，公安委員会の運転免許適性検査基準を満たしていること，さらに免許取り消しまたは停止となる病気（認知症，2年以内のてんかんなど）がないことを確認する．病前の運転や事故状況，障害や運転能力の自己認識の重要性も指摘されており確認・評価を行う．

2. 神経心理学的症状は軽度または回復し，日常生活や社会生活に明らかな支障を生じていないことを確認する．認知機能全般を把握するため，Mini-Mental State Examination, TMT, ROCF, Frontal Assessment Battery，標準言語性対連合学習検査は必須で実施し，場合によりWAIS符号問題，BITなどを追加することを推奨している．日本高次脳機能障害学会ではホームページ上で「脳卒中，脳外傷等により高次脳機能障害が疑われる場合の自動車運転に関する 神経心理学的検査法の適応と判断[3]」を公開しており，フローチャートに沿って評価できる形式であり，運転再開支援に不慣れな医療機関でも活用しやすい．

知的機能		
遂行機能	効率の良い道順での移動．天候や渋滞の影響を考慮した運転計画．	
記憶機能	ミラーで得た位置や速度の記憶の反復．標識や交通規則の記憶．	
注意機能		視空間認知機能

持続，選択
信号，道路標識，他車，歩行者など集中すべき対象への注意の集中．

転換
変化する状況に応じた注意の転換．

配分
前車や側方車などへ注意の配分．

車線内での適切な走行．

車庫入れ，縦列駐車に重要．

走行中，前後左右の車との車間距離を把握．

他車の速度，走行している方向を把握．

言語機能
道路標識等文字の把握．カーナビの音声の理解．

[図] 運転に関する認知機能

3. 可能であればシミュレーター評価を実施する．簡易自動車運転シミュレーター（SiDS）が推奨されているが，他のシミュレーターにより能力を確認してもよい．

4. 医学的に実車教習を安全に実施可能と判断できる場合，可能であれば指定自動車教習所で教習を受け，「安全運転可能」と判定を受ける．

5. 公安委員会提出用診断書を作成し，運転免許試験場で安全運転相談を受け許可を得て運転を再開する．

以上のような手順は全国で統一されたものではなく，各都道府県で対応が異なる場合もあり確認が必要である．日本リハビリテーション医学会からは，「脳卒中・脳外傷者の自動車運転に関する指導指針[4]」が発刊されており，参考可能である．

文献

1) 加藤徳明：自動車運転再開の可否判断と問題点・注意点．MB Med Reha260：54-60，2021.

2) 蜂須賀研二：門司メディカルセンターの自動車運転再開の取り組みと指針改訂．日本安全運転・医療研究会誌1：30-39，2021.

3) 日本高次脳機能障害学会 BFT 委員会 運転に関する神経心理学的評価法検討小委員会：脳卒中，脳外傷等により高次脳機能障害が疑われる場合の自動車運転に関する神経心理学的検査法の適応と判断．https://www.higherbrain.or.jp/07_osirase/img/20200706_unten2.pdf

4) 日本リハビリテーション医学会：臨床医のための脳卒中・脳外傷者の自動車運転に関する指導指針策定委員会（編）：脳卒中・脳外傷者の自動車運転に関する指導指針，新興医学出版，2021.

加藤徳明

コラム

自動車運転のための評価と手順

10章

症候の理解④

失語

到達目標

● 失語および失読失書の症状を理解する.
● 失語の原因と失語を生じる脳部位を理解する.
● 失語に併存することの多い症状を理解する.
● 失語のアセスメントに用いる検査やリハビリテーションの方法を理解する.
● 失語への介入・支援の方法を理解する.

CASE

56歳の会社役員の高木賢二さん（仮名）は，会議中に右手のペンを落とし，椅子から崩れるように落ちてしまいました．目は開いていて質問に答えようとはしますが意味不明な発話となっていたため，救急搬送されました．CTの結果，脳出血と診断されそのまま入院となりました．右手と右足に麻痺が出ましたが，すぐに改善し，歩行もできるようになりました．一方，言語については簡単な質問も理解できず，意味不明な内容を話し続けてしまう状態でしたが，本人はそんな自分の言語症状に気づいていないようでした．文字を理解したり，書いたりすることも困難でした．2週間後に回復期リハビリテーション病院に転院となりました．その頃には，自分の話していることが周囲に伝わっていないことに少し気づいてきたようでした．回復期リハビリテーション病院では，言葉を理解する力や，言いたい言葉を正しく想起する力を上げるプログラムを受け，およそ半年後，日常的な会話のやりとりが何とか可能となりました．同時に，復職に向けて主治医や言語聴覚士，医療ソーシャルワーカーらとともに会社の上司と今後について話し合い，自宅退院後に外来通院して言葉の力をさらに回復させ，会社でできることを探っていくことになりました．そして退院から1年後，元の会社に復職を果たしました．言葉の症状は残っており，発症前と同様の働き方はできずに落ち込む姿もみられましたが，家族や上司，部下の援助のもと，比較的軽い責任の仕事をして2年後に定年退職となりました.

〔キーワード〕ブローカ失語，ウェルニッケ失語，錯語，発語失行，流暢性，総合的失語症検査，言語聴覚士，拡大・代替コミュニケーション

アウトライン

　失語は後天性の脳損傷によって，言語の基本的な機能がすべての側面で低下する症候群で，コミュニケーションに大きな影響を与える．言語の基本的な機能とは，聞いた言葉を理解する（聴覚的理解），読んで理解する（読解），話す（発話），書く（書字）の4つである．症状は個人差が大きく，脳の損傷部位によって，これらの機能が様々なパターンで障害を受ける．文字の読み書きの問題が，音声言語の問題とは独立して生じることもある．麻痺や感覚障害，視野障害などの身体症状や，他の高次脳機能障害が併存することが多い．言語症状はリハビリテーション（以下リハ）によって改善はするが，個人差が大きい．多くの場合，発症前と同じレベルになることは困難であり，環境調整や代償手段の活用も必要となる．社会参加への大きな阻害となる症候であり，介入・支援には全人的な理解が必要とされる．

1. 症候の理解

1）失語の定義

　失語は大脳の後天性の損傷による**言語機能の障害**である．言語機能には**聴覚的理解，読解，発話，書字**がある．失語では，これらの言語機能すべてに症状が出現する．鑑別すべきコミュニケーション障害としては，運動機能の障害によって構音（発音）に異常を生じる運動障害性構音障害，心因性失声症，認知症，右半球病変によるコミュニケーション障害，意識障害などがある．

2）失語の原因疾患

　失語の原因は，成人では脳梗塞，脳内出血，くも膜下出血などの脳血管障害が最も多く，小児では外傷性脳損傷が多い．このほか，脳腫瘍，脳炎，てんかんなど，脳に損傷をきたす疾患はどれもが原因となりうる．通常これらの疾患の発症に伴い，失語も突然起こる．ただし，脳の変性疾患によって初期に失語症状のみがみられ，数年間はその他の高次脳機能障害は目立たないものの，徐々に進行して最終的に認知症となるタイプもある．

3）失語をきたす脳の部位

　言語の主要な機能は，右利き者の95%以上，非右利き者の65%以上が左大脳半球に偏って存在する（これを**側性化**という）．したがって，失語のほとんどが左半球損傷によるが，右半球損傷によって失語になる場合もある．後者は非右利き（左利きや両手利き）の人に多いが，まれに血縁者にも左利きがいない，左利きの素因の全くない右利きの人が右半球の損傷によって失語をきたすことがあり，この場合は**交叉性失語**と呼ばれる．

　古くから言語野として知られている部位には，脳の前方にある**ブローカ野**と後方の**ウェルニッケ野**がある［図1］．ブローカ野は左下前頭回後方とされ，弁蓋部，あるいは弁蓋部と三角部の後方が含まれる．ただし，ブローカ野のみに限局した病巣では一過性の軽度の失語を示すのみ，あるいは失語症状を全く示さないこともあり，その機能はまだ充分に解明されていない．ウェルニッケ野は通常，左上側頭回の後半もしくは後方1/3とされる．ウェルニッケ野の機能についてもまだ一定の見解には至っていない．さらに，頭頂葉の下

頭頂小葉にある**縁上回**，縁上回の後方に位置する**角回**，前頭葉の内側にある**補足運動野**，ブローカ野とウェルニッケ野を結ぶ**弓状束**など非常に多くの脳部位が言語の処理に関わっている（2章，027頁参照）．

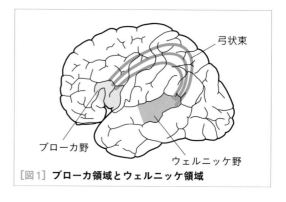

[図1] **ブローカ領域とウェルニッケ領域**

4）失語に併存することが多い症状

身体症状としては，麻痺や体性感覚の障害，視野障害を多く併存する．左大脳半球の損傷によって失語が生じることが多いので，麻痺や感覚障害は利き手である右に起こることになり，失語をもつ人の日常生活をさらに困難なものとする．神経心理学的症状としては，口舌顔面失行，観念運動性失行，観念性失行，構成障害，半側空間無視，発動性低下，知的低下などが併存しやすい．各々については他章を参照されたい．

5）言語の処理過程と失語でみられる言語症状

(1) 聴覚的理解

①語音認知もしくは音韻認識

聴覚的理解の最初の処理段階は，聞こえてきた一つひとつの言語音の音響分析をし，それがどの言語音であるかを同定する過程である．また，提示刺激が複数の言語音から成る場合は，それらがどのような並びかを認識する．この過程の症状は，**語音認知障害**あるいは**語聾**と呼ばれる．音は聞こえている．しかし，それがどの言語音なのか，どのような並び方をしているのかが認識しにくくなる．重度の例では1音の認識もできないことがある．

②単語の意味（語義）理解

語音認知もしくは音韻認識の過程で認識された言語音の並び（音韻列）は，意味と対応され理解に至る．しかし，**意味（語義）理解障害**があると，一つひとつの言語音や並び方は認識できても，その単語の意味が理解できなくなる．検査者に「このなかで猫の絵はどれですか」と聞かれて，たとえ「猫」と正しく復唱できても猫の絵を指さすことができなかったり，「ご出身はどちらですか」と聞かれて，「ご出身ですか．今日は大丈夫ですけど」などと質問の意図を理解していない反応が返ってきたりする．軽度の場合はよく使われる単語は理解できても，頻度の低い語やなじみのうすい語，特に抽象的な語の理解が困難になる．ただし，この意味（語義）理解には，語音認知だけでなく，提示された単語のモーラ数（拍）やアクセントといった情報も活用される．そのため，語音認知障害があっても，なじみ深い単語の理解は可能な場合がある．

失語における意味理解障害は，言語的な意味，すなわち語義に限定される場合も多いが，たとえば物の概念自体が曖昧になるといった症状がみられるケースもまれではない．

③文の理解

文や文章を理解するためには，そこに含まれる単語の理解に加えて，処理が終わるまで提示された文を記憶しておく**言語性の短期記憶**が必要である．この機能の障害は聴覚性の**言語性短期記憶障害**といわれる．非常に重度の例では，1音の提示であっても「聞いてすぐに音が消えてしまう」と訴えることがある．さらに，文の理解には文の構造や助詞の働

きを理解する力，すなわち**統語の理解力**も必要となる．「子どもがバナナを食べる」のような，動作主と目的語を入れ替えると意味をなさなくなる非可逆文と呼ばれる文の場合は，「子ども」「バナナ」「食べる」それぞれの単語の意味が理解できれば文全体の意味も理解できる．しかし，「男の子が女の子をほめる」のように，動作主と目的語が入れ替わっても意味としては成り立つ文，すなわち可逆文は単語が理解できるだけでは文の正確な理解に至らない可能性がある．「男の子を女の子がほめる」というように語順が入れ替わると別の意味になってしまうため，助詞の正確な理解が必要となる．

(2) 発話

発話の過程は，脳内に想起されたものごとの意味や概念を表すために必要な語の想起，その語に対応する言語音列の想起，個々の言語音を構音（発音）するために必要なプログラムの活性化を経て行われる．さらにいずれかの時点で，その意味に見合ったアクセントが付与される．文の場合は想起された語の構成，助詞の選択も必要である．

失語の発話の症状については，**流暢性**という分類がある．非流暢タイプの発話は，表出される発話量が少なく，一度に表出される句の長さも短い．後述する発語失行あるいは失構音などと呼ばれる症状のために，音の歪みや置換（別の音への誤り），発話速度の低下，アクセントやイントネーションの平板化（抑揚のない話し方），音がぶつぶつ途切れて聞こえるような話し方となる．これに対して流暢タイプの発話では，表出される量が減少することはなく，句の長さにも問題はない．音の歪みやアクセント，イントネーションの異常もない．しかし，言い誤りは出現する．

すべての失語でみられる発話の症状として，絵や実物などの名前や言いたい内容に該当する単語を想起する**喚語**（かんご）といわれる過程の障害がある．誤り方としては，無反応や「わからない」と言うなど目標語に関しては何も表出されない**喚語困難**，言い誤りである**錯語**（さくご），日本語として存在せず目標語も推定できない**新造語**がある．このうちの錯語にはいくつかの種類がある．**音韻性錯語**は，目標語にはない音が表出されたり，表出された音の位置が誤ったりするもので，目標語が推定できる程度の誤りとされる．**語性錯語**あるいは**意味性錯語**は，目標語とは違う単語が表出されてしまうものである．目標語と意味的に近い語性錯語を意味性錯語ということもある．ほかにも，目標語と音が似ている別の語になる**形式性錯語**，単語同士が結びついて日本語にはない語となる**記号素性錯語**，遠回しな言い方になる**迂言**（うげん），前に言ったことが別の課題で表出される**保続**などの誤り方がある．表1にそれぞれの例を示した．

句や文レベルでは，文が完成せずに終わってしまったり，助詞の誤使用や脱落，文構造の単純化などが生じたりする．全く意図が不明となる発話は**ジャルゴン**といわれる．

失語の近縁症状に**発語失行**がある．**失構音**，**アナルトリー**などいくつかの用語があるが，臨床的にはおおよそ同じ症状を指すと考えてよいと思われる．発音するための運動器官に麻痺や感覚障害がないのに，音が歪んだり別の音が表出されたり，発話速度が遅くなったり，アクセントやイントネーションが平坦になったりするような症状である．発音のための運動プログラム（構音プログラム）の障害と考えられており，責任病巣は左中心前回の下部が重視されている．

(3) 復唱

復唱は，インプットすなわち聴覚的理解の過程と，アウトプットすなわち発話の過程の双方が関わる言語様式である．正しく復唱するためには，まず先に述べた語音認知の能力

[表1] **失語における喚語に関する誤り方**

言い誤り	定 義	例
音韻性錯語	目標語が推測できる程度の音の誤り	カメラ「らめか」 とうもろこし「そうもらこす」
語性錯語	別の語への誤り	猫「さくら」
意味性錯語	語性錯語と同義もしくは意味的に類似した語への誤り	猫「いぬ」
形式性錯語	音的に類似した別の語への誤り	さくら「サラダ」
記号素性錯語	単語が2つ以上結びついて日本語にはない音の並びとなる	「えんふとん」
新造語	日本語にない音の並びとなる	「せらすとんたき」
迂言	遠回しな言い方	ゾウ「あの，鼻の長い」 りんご「みかんじゃなくて」
保続	前に表出した言葉が後になって再度出現する	

が必要である．ただし，聴覚的理解の項で述べたように，なじみ深い語であれば語音認知が多少あいまいでも単語が同定できて復唱できることもある．復唱，特に文の復唱においては，意味理解の能力も影響すると考えられる．さらにインプット側においては，言語性聴覚性短期記憶の能力が必要である．文の復唱においてその関与はより大きい．

　アウトプット側の症状としては，喚語について述べた無反応や音韻性錯語，語性錯語，新造語が復唱でもみられる．刺激が長くなればなるほど音の言い誤り，すなわち音韻性錯語が出やすくなる．ちなみに，刺激が長くなると誤りやすくなる現象は**語長効果**といわれている．興味深い誤りとして，風船（balloon）と提示されて凧（kite）というような意味性錯語の出現する例が報告されている．

(4) 読解

　聴覚的理解と同様に，読解にも意味理解の過程が必要である．視覚的に同定された文字や文字列に対応する意味が抽出されて理解に至る．さらに文の場合も，聴覚的理解と同様に統語の理解力が必要とされる．聴覚的理解と異なり，聴覚性言語性短期記憶は必要とされないが，長文の読解にはワーキングメモリが関わると考えられている．一般的には，頻度が高くなじみ深い単語が理解されやすい．たとえば，「青年」と「清洌」，「さくらんぼ」と「でくのぼう」，「シュークリーム」と「オーソライズ」ではいずれも前者が理解されやすい．また，同じ単語であっても，通常見かける**表記形態**（**表記妥当性**が高いといわれる）のほうが理解されやすい（たとえば，「こうこうやきゅう」と「高校野球」，「しーでぃー」と「CD」，「すぱげってぃ」と「スパゲッティ」）．読解では，音読するかどうかは別として，文字列を言語音列に変換（音韻化）してから理解に至る場合と，音韻化せずに理解される場合がある．たとえば「犬」は音韻化しなくても理解できるが，「そうであったにちがいない」は，音韻化せずに理解することは困難である．

　失語のない人でも，読めないが意味はわかる単語もあれば，音読ができても意味がよくわからない単語もある．失語においては，この音韻化と意味理解の**乖離**が通常よりも大きいことが多い．音韻化の成否は音読で確認することになるが，正しく音読できても意味がわからない状態，音読はできないが意味が理解できる状態，音読も意味の理解もできない状態のいずれもが出現しうる．一人の症例であっても単語によって反応が異なることも多

い．また，症例によって漢字と仮名の読解力に乖離が生じる場合がある．失語では概して漢字の理解が仮名に比べて保たれることが多いが，後述する超皮質性感覚失語では逆のパターンを示す．

(5) 音読

音読は，文字や文字列を音韻化して口頭で表出する過程である．音読においても一般的には，頻度が高くなじみ深い語，また同じ単語であれば表記妥当性の高いほうが容易である．文字や文字列を直接音韻化する過程と，意味理解を経てから音韻化する過程の双方が活用されると考えられる．

誤り方としては錯語と同様に，音を誤る音韻性錯読，別の単語になる語性錯読，意味的に関連する語へ誤る意味性錯読（音が似ている他の語に誤る形式性錯読，複数の形態素が結びついて日本語にはないものとなる記号素性錯読，新造語的誤り）が出現する．さらに文字言語であることを反映して，形態が似た文字への読み誤り（「おんど」→「あんど」，「き」→「さ」）である**視覚性錯読**あるいは**形態性錯読**という誤り方もある．ただし日本語，特に漢字単語の場合，視覚性錯読は意味的にも類似することが多い（「梅」→「桜」，「森」→「林」）．また，漢字語の音読に特徴的な誤りとして，その単語の読みとしては正しくないが，漢字 1 文字だけをみれば正しい読み方となる，**規則化錯読**あるいは LARC (Legitimate. Alternative Reading of Component) **エラー**と呼ばれる誤りも出現する（「歌声」→「かせい」，「寿命」→「すめい」）．読解と同様に，症例によって漢字と仮名の音読力に乖離が生じる場合がある．

(6) 書字

書字には**自発書字**，物の名前を書く**書称**，**書き取り**の 3 つの形態がある．自発書字は単語の場合は，意味に該当する語を書くという過程なので書称と同様に考えることができる．書称は，呼称の過程を経る，すなわち意味や概念から言語音を想起して，それを文字に変換する経路と，音への変換を経ずに直接文字に変換する経路の双方が働くと考えられている．書き取りは聞いた言語音あるいは言語音列を文字に変換する過程である．

書字の誤り方には，別の仮名文字を書いてしまう**音韻性（字性）錯書**，別の単語になる**語性**あるいは**意味性錯書**，似た形の文字に誤る**形態性錯書**，実在しない形となる**新造文字**，音は同じ別の漢字に誤る**類音的錯書**などがある．句や文の書字には構文の能力が関わる．

また近年，書字とは別に，キーボードでの文字入力が困難となる**タイピングの障害**が関心を集めている．

6）失語のタイプ

失語にはいくつかのタイプ分類法が存在する．現在最も広く用いられている分類は，**発話の流暢性**，**聴覚的理解障害の重症度**，**復唱**によって分類するものである［図2］．以下，それぞれのタイプの特徴を簡単に記載する．

(1) ブローカ失語

ブローカ失語は，理解は単語レベルでは比較的良好だが，統語理解に障害を認める．発話は非流暢で，典型例では発話量が減少し，表出される句の長さが短くなる．構音は歪みや置換を認め，発話開始の困難や発話速度の低下，アクセントやイントネーションの平板化，音の不自然な途切れなどによって，たどたどしい話し方になる．表出される文は単純な構造が多く，助詞が抜けたり，誤って使われたり，動詞の変化が乏しくなったりする．

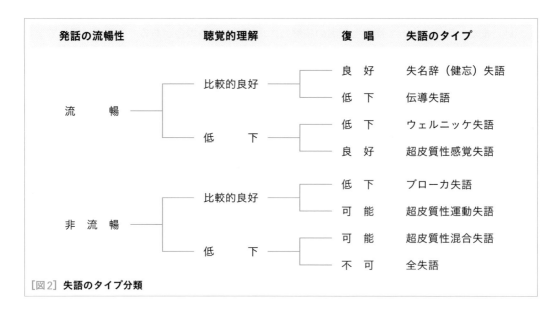

発話の流暢性	聴覚的理解	復唱	失語のタイプ
流暢	比較的良好	良好	失名辞（健忘）失語
		低下	伝導失語
	低下	低下	ウェルニッケ失語
		良好	超皮質性感覚失語
非流暢	比較的良好	低下	ブローカ失語
		可能	超皮質性運動失語
	低下	可能	超皮質性混合失語
		不可	全失語

［図2］**失語のタイプ分類**

これらは，統語理解面の障害とあわせて**失文法の症状**とされる．音声言語の症状を反映して文字言語にも障害が出るが，仮名に比べて漢字の処理が良好な場合が多い．左下前頭回後方領域，中心前回下部を含む比較的広範囲な損傷で出現する．身体症状としては右片麻痺，神経心理学的症状としては口舌顔面失行，観念運動失行を伴いやすい．

（2）ウェルニッケ失語

ウェルニッケ失語は，典型例では単語レベルの理解も困難な比較的重度の理解障害を呈する．語音認知障害や単語の意味（語義）理解障害がみられるが，病巣によって語音認知の障害は示さない場合もある．発話は流暢だが，様々な種類の錯語や新造語を含み，**ジャルゴン**となることもある．発症初期には，**発話衝迫**や**語漏**という，話し始めると止まらなくなるような症状がみられることがある．左上側頭回後方のウェルニッケ野を含む，側頭葉から頭頂葉にかけての比較的広範な病巣で出現する．視野障害や観念性失行を伴うことがあるが，基本的に麻痺はない．初期には言語症状に対する病識が乏しい．

（3）伝導失語

伝導失語は，聴覚性言語性短期記憶障害と音韻性錯語を特徴とする．単語レベルの理解は保たれるが，聴覚性言語性短期記憶障害によって長い文の理解には困難が生じる．音韻性錯語を修正しようとする（と考えられる）**接近行動**と呼ばれる症状も特徴的である．聴覚性言語性短期記憶障害と音韻性錯語のため，復唱は困難となる．頭頂葉にある縁上回と縁上回の皮質下，上側頭回と下前頭回を結ぶ弓状束で生じると考えられている．体性感覚の障害，口舌顔面失行，観念失行を伴うことが多い．

（4）超皮質性失語

超皮質性失語には3タイプあるが，いずれも復唱が保たれることを特徴とする．**超皮質性運動失語**は自発話の際立った減少と発話開始困難を認め，発話があっても句の長さが短く，声量が低下する．構音の異常は認めず，理解も比較的良好とされる．左前頭葉の背外側や，前頭葉の内側にある補足運動野が責任病巣とされている．**超皮質性感覚失語**は理解面では語の意味理解障害を主たる症状とし，復唱や音読ができても意味の理解に至らない．相手の発話を繰り返す**反響言語（エコラリア，オウム返し）**や，相手が途中まで言った発話に対して求められていないのに，そのあとに続けて発話してしまう**補完現象**（「今日は

いい」に対して「天気です」，「犬も歩けば」に対して「棒にあたる」など）がみられることがある．発話には**語性錯語**が出現する．病巣は，左側頭葉から後頭葉，左前頭葉の報告がある．超皮質性感覚失語の近縁に，**語義失語**と呼ばれる失語タイプがある．語義理解に障害を認め，「案山子」を「あんざんし」，「海老」を「かいろう」と音読する誤りや，「新聞」を「親文」，「大臣」を「第人」と書くような誤り方を特徴とする．**超皮質性混合失語**は，重度の理解障害と反響言語しか出ないような重度の発話障害を特徴とする．

(5) 失名辞（健忘）型失語

失名辞（健忘）型失語は，理解は良好で復唱も保たれるが，喚語障害が認められる失語タイプである．指示代名詞が多く使われたり，遠回しな言い方である迂言が出現したりする．基本的に失語タイプのなかでは最も軽度であり，予後も最も良い．

(6) 全失語

全失語は最重度のタイプである．理解はほとんどできないか，あるいは非常に簡単な日常的な眼前の事象に関わる内容に限られる．発話は，常に同じ音や単語あるいは非単語が単調に繰り返し表出される**再帰性発話**，イントネーションがある程度豊かに表出され何らかの情報を伝える**残語**となることが多い．改善してブローカ失語に移行する例もある．

すべての失語がこの8タイプに分類できるというわけではなく，たとえば伝導失語とは分類できず，伝導失語に近いタイプとしか記載しようのない場合もある．また，皮質下にある被殻や視床といった部位の損傷で失語症状を呈し，かつ上記8タイプに分類できないような**皮質下性失語**というサブタイプもある．理解面は比較的良好だが，喚語障害があり，声量低下や構音障害を認めることがある．復唱は比較的良好で，復唱時には構音障害も軽減するのが特徴的であり，予後は比較的良好とされる．

さらに，特定の言語様式のみに症状を認める**純粋例**もある．語音認知障害に限定される**純粋語聾**，発語失行のみを認める**純粋語唖**（**純粋発語失行**），読むことだけに症状が出て，自分で書いた字も直後に読めないという症状がみられる**純粋失読**，書くことのみが困難となる**純粋失書**，症状が文字言語にほぼ限定される**失読失書**がある．失読失書は主に左頭頂葉や側頭葉後下部の損傷で起こりやすい．後者では漢字に選択的な症状となることが多い．

脳の変性に伴う**原発性進行性失語**は，**非流暢／失文法型**，**意味障害型**，**ロゴペニック型**の3型に分類されることが多い．非流暢／失文法型では，発語失行あるいは失文法があり，複雑な構文の理解に困難を示す．意味障害型は**意味性認知症**とも呼ばれ，喚語障害，単語の理解障害を認める．また，事物の理解にも困難が生じる．ロゴペニック型は流暢で発語失行は認めないが音韻性錯語を特徴とし，単語の理解は保たれる．

7）失語の経過

失語における言語機能の回復は長期間にわたることが知られている．自験例ではリハに対する意欲がなく，本格的なリハ開始が発症から3年以上経過した時点という例があった．その時点では3語しか話せなかったが，開始から3年後には簡単な日常会話が可能となり，失語の自助グループである「失語症友の会」に一人で参加するまでになった．一般的には，発症初期には自然治癒による回復も含め比較的大幅な改善があり，その後回復はゆるやかになり，さらに長期にわたってまさに薄皮をはぐような回復が続く．回復には発症年齢，

病巣の位置と大きさ，原因疾患や合併症，合併する失語以外の高次脳機能障害，家庭環境などの社会的要因，抑うつの有無，本人の性格などが関わるとされている．

2. 失語のアセスメント

失語のアセスメントは実はなかなか難しい．様々な情報を統合し，問題点を探っていく．情報は発症後のものだけではなく，もともとどのような人で，どんな生活を送っていたのか，どのようなコミュニケーション活動をしていたのかなど発症前の情報も必要である．その人とその人を巡る環境を広い視点で把握する力が求められる．とかくできないことや誤りの出現に着目しがちだが，まずはその人の全体像を捉えることが重要である．

1）臨床観察
通常，失語の発症は急性であり，発症直後の面接では意識状態が混濁していたり，自身の状況が理解されていなかったりすることが多い．また，麻痺を合併している場合，発症初期には麻痺に対するショックが大きいが，時間が経過して少し落ち着いてくると言語症状に対するショックのほうが大きくなったと話す失語のある人も多い．家族などの周囲の人たちもコミュニケーションがとれずに困惑する．

失語における言語症状は，併存する高次脳機能障害や心理状態などによって修飾される．したがって，まずは失語以外の状態について観察することが重要である．具体的には，礼節，状況判断，人格変化，感情，病識，見当識，注意，空間性注意，エピソード記憶などについて観察する．

2）検査による評価
大きく分けて，**スクリーニング検査**，**総合的な失語検査**，**掘り下げ検査**がある．

スクリーニング検査は標準化されたものはなく，施設ごとに独自の検査を作成して用いているのが現状である．

総合的な失語検査は，失語の有無や重症度あるいはタイプなどの鑑別診断，言語症状の全般的な把握，介入への手がかりの取得，経過による変化の確認を主な目的として実施される．日本で用いられている代表的な総合的検査には，**標準失語症検査（SLTA）**，**WAB失語症検査 日本語版**，**老研版失語症鑑別診断検査**がある．SLTA は 1978 年に日本で作成された検査で，「聴く（聴覚的理解）」「話す（発話）」「読む（読解）」「書く」「計算」の5項目からなり，それぞれに下位項目が設定されている．「聴く」と「読む」で同じ刺激が使われているので，聴覚的理解と読解のどちらがより保たれているかという比較が可能である．「読む」と「書く」においては漢字と仮名それぞれについて検査するようになっており，いずれも同じ刺激が使用されている．一度の刺激で正答に至らない場合，たとえば「聴く」の項目では課題の繰り返し提示，「話す」のなかの呼称課題では語頭音の提示などを行うことになっており，ヒントの効果をみることができる．WAB 失語症検査は Kertesz, A が作成した英語版を翻訳したもので，失語だけでなく，失行や半側空間無視，非言語性の知能検査などが含まれている．失語指数が算出できるため，失語症状が総体としてどう変化したかが追いやすくなっている．また，得点による失語タイプの分類が試み

られている点も特徴である．ただし，タイプ間で得点に重複があり，臨床観察とあわせて判断する必要がある．失語症鑑別診断検査は Hilder Schuell らが作成した Minnesota Test for Differential Diagnosis of Aphasia を基にして作成された．

掘り下げ検査は，市販されて多くの施設で使用されているものもあるが，必要に応じてそれぞれのセラピストが作成しているものも多い．認知神経心理学的理論に基づいて作成された検査[*1]には**失語症語彙検査**，**SALA 失語症検査**がある．使用されている単語の頻度や親密度，心像性といった属性が統制されている．前者は単語に特化し，後者は文の課題を含む．必要な課題を選択して使用することができる．理解面の掘り下げ検査として，語音認知については語音異同弁別検査，単語の理解としては**標準抽象語理解力検査**，文レベルの理解には**トークンテスト（日本語版）**がある．さらに，理解と表出の両側面から統語機能を詳細に評価し治療プログラムに役立てられる**失語症構文検査**，通常の失語検査がほとんど施行できない重度の失語向けの**重度失語症検査**，コミュニケーションにターゲットをしぼった**実用コミュニケーション能力検査**などがある．

3. 失語への介入・支援

失語の治療には主に言語聴覚士（ST）があたる．失語における一つの大きな問題は，社会的な認知度が低く，失語者自身も家族や周囲の人たちも，失語になって初めて失語という症候を知るという点にある．本人や家族にとっても，何が起きたのかを理解したり，これからどうなっていくのかを想像することが非常に難しい．外見からはわからないため周囲の理解も得られにくいことが，本人や家族をさらに苦しめることもある．

失語における困難さは音声言語，文字言語を活用するすべての活動に及ぶ．会話，電話やメールでのやりとり，新聞やテレビ，ラジオなどからの情報収集，買い物，公共交通機関の利用，役所や銀行の手続き，読書，映画や舞台鑑賞などの趣味活動など，きりがない．さらに，社会への参加という観点からみると，復職や復学における困難さはもちろんのこと，友人との付き合いがなくなったり，地域の活動に参加できなくなったりするなど，参加の範囲が非常に狭くなることも多い．また，家庭内の重要な決定事項について相談にのれないことで，親としての役割がそれまでのように果たせない，経済的な中心的役割を担えないなど家庭における問題も大きい．さらには，自分自身に関する重要な決定も他の人がすることになるなど，実に様々な問題が生じる．臨床家は，失語によってコミュニケーションの最も重要な手段を奪われることがどれほどつらく大変なことであり，無力感や孤立感を与えるものかを理解して寄り添う必要がある．

失語における言語治療については，**刺激法**，**機能再編成法**，**遮断除去法**，**認知神経心理学的アプローチ**などいくつかの理論的な枠組みが示されている．詳細は成書に譲るが，臨床家は言語のどの側面が低下し，どの側面が比較的保たれているのかを詳細に評価し，実行可能な目標を設定して，症状だけでなく性格や好み，生活環境などを考慮して最適なプ

[*1] 認知神経心理学的理論に基づいて作成された検査：言語に関する健常な情報処理モデルを基に作成された検査であり，検査結果から処理モデルにおいてどこに損傷があるかを詳細に捉え，治療に役立てることを目的とする．

[表2] 失語における言語機能訓練の具体例

語音認知	言語音あるいは言語音列の異同弁別
単語の意味理解	音声や文字で提示した単語に該当する絵の選択 類義語あるいは反対語の選択
喚語	絵の呼称　漢字単語の音読
構文	提示された文に該当する絵の選択　助詞の選択
書字	写字　書称　文章の要約　日記
コミュニケーション能力	実用的コミュニケーション訓練（PACE）

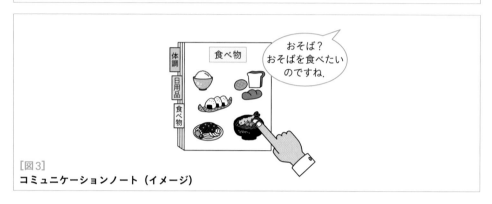

[図3]
コミュニケーションノート（イメージ）

ログラムを立案する．そして，そのプログラムが真に有効であるかどうか一定期間をおいて再評価し，必要に応じて修正していく．言語治療は，失語のある人に「会話ができた」「改善してきた」という喜びを提供し，コミュニケーションへの意欲を高められるようなものでなければならない．言語機能訓練の具体例を表2に示す．

　また近年，**反復経頭蓋磁気刺激**（repetitive transcortical magnetic stimulation；**rTMS**）や**経頭蓋直流電流刺激**（transcranial direct current stimulation；tDCS）という脳刺激による治療方法も注目されている．

　失語のある人が活用できる**拡大・代替コミュニケーション**（augmentative and alternative communication；**AAC**）としては，ジェスチャーや描画，その人に必要な事項についての絵や簡単な単語を記載した**コミュニケーションノート** [図3] などがある．発症前にメールを使っていた人なら，予測機能があるため文章をすべて打たなくてすむメールは活用しやすい場合がある．しかし，失語におけるAACは非常に限定的であり，どんな手段をもってしても，発症前と全く同じように言葉を理解したり，言いたいことを伝えることは困難である．したがって，失語臨床に関わる専門職には，失語のある方の言語機能を最大限に改善させることが非常に重要である．それとともに，言語障害が重度であっても豊かなコミュニケーション活動を促進し，地域社会でその人らしい生活を送れるように支援することが求められる．失語のある人に関わる家族など周囲の人たちへの介入も非常に重要である．失語のある人やその家族の自助グループとしては全国に**失語症友の会**が結成され，言語聴覚士などの専門職も支援している．また，地域社会で失語者を支える仕組みとして，2019年度から障害者総合支援法に基づく失語症者向け意思疎通支援者の養成と派遣が各自治体で開始されている．

Q1 失語（進行性失語を除く）とアルツハイマー病の鑑別に有用なものはどれか1つ選びなさい．
1. 喚語能力　　2. 近時記憶　　3. 言語理解
4. 書字　　　　5. 意識障害

Q2 失語に併存しやすい高次脳機能障害はどれか1つ選びなさい．
1. 相貌失認　　2. 口舌顔面失行　　3. 右片麻痺
4. 視野障害　　5. 着衣失行

Q3 正しい組み合わせはどれか1つ選びなさい．
1. 音韻性錯語……猫の絵に対して「犬」と言う
2. ジャルゴン……桜の絵に対し「ふこれ」と言う
3. 迂言……………ハサミの絵に対して「ホチキス」と言う
4. 新造語…………時計の絵に対して「時間をみる」と言う
5. 意味性錯語……雀の絵に対して「ハト」と言う

Q1 | A……2
解説
　アルツハイマー病に伴う言語障害においても，喚語能力，言語理解，書字の誤りは出現する．意識障害はどちらにおいても基本的な症状ではない．

Q2 | A……2
解説
　麻痺や視野障害などは高次脳機能障害ではなく，神経学的障害である．相貌失認は熟知している顔などの認知が困難となるもので，両側後頭側頭葉もしくは右の後頭葉が，着衣失行は右半球が責任病巣と考えられており，主に左大脳半球損傷で起きる失語とは合併しにくい．

Q3 | A……5
解説
　音韻性錯語は目標語が推定できる程度の音の誤りであ．ジャルゴンは意味のわからない発話で句や文，文章レベルの誤りであり．迂言は遠回しな言い方，新造語は日本語にない音の並びとなるものである．意味性錯語は語性錯語と同じように別の単語への誤りを指す場合と意味的に類似したものへの誤りを指す場合の両方がある．

（春原則子）　　145

11章

症候の理解⑤

失行, 失認

到達目標 ....

● **失行の概要を理解する.**
● **失認のメカニズムを理解する.**
● **基本的な脳内メカニズムを理解する.**
● **失行, 失認のアセスメントのポイントを理解する.**
● **失行, 失認の介入・支援について理解する.**

CASE

62歳の山本寛一さん（仮名）は脳梗塞を発症し, 病院に救急搬送されました. 身体的には麻痺はほとんど認めず, 歩行も可能でしたが, トイレから自分のベッドに戻れないことや, 体温測定ができないことなどがありました. また, 食事のときにはスプーンを見つけられず, 手で食べようとしていることもありました.

体温測定は, 置いてある体温計を使うように言われたときにはできていませんでしたが, 体温計を手渡されたときには測定ができました. しかし, 体温を読み上げることはできませんでした. スプーンも, 手渡されたときは使えていましたが, 食べてみるまで何を食べているかわからない, と言っていました.

アウトライン

　失行は, 学習された意図的行為ができなくなる障害で, 右利きの場合は, 通常左半球の損傷によって起こる. 失認は, 特定の感覚について対象を認知できない障害で, 視覚失認, 聴覚失認, 触覚失認がある.

　臨床場面では, 失行を有している場合と, 一見失行のようだが, 実は失認のために道具を正しく認知できず, 失行様の障害があらわれている場合がある. 当事者の呈する障害が行為

〔キーワード〕肢節運動失行, 観念運動性失行, 観念性失行, 視覚性失認, 触覚性失認, 聴覚性失認, 脳梁, 側性化, 半側空間無視

の障害であるのか，失認が影響した二次的な障害であるかの見極めには，適切なアセスメントを行うこと，脳の損傷・保存部位から考察することが必要である．左右半球をつなげる脳梁とその離断症候を知っていることは，脳機能と障害を考えるうえで助けになる．

　リハビリテーションには，把握した障害構造に基づき，障害された機能の改善を目的としたアプローチに加え，保存された機能の活用，環境調整や家族指導なども実施する．

1. 症候の理解

1）失行

　失行とは，その運動・行為を行うために必要な運動機能が保存され，何をするのかもわかっているし，それに必要な対象の認知もできているのにもかかわらず，目的とする運動・行為ができない状態のことである．

　失行の定義や分類など，理論的には諸家の意見や議論がある[1,2]．本章では，失行を「**高次の運動障害**」と捉え，臨床場面で比較的目にすることが多い障害を理解することに主眼をおく．

（1）肢節運動失行，観念運動性失行，観念性失行

　失行の理解の基礎となるのは，Liepmann の3類型である**肢節運動失行**，**観念運動性失行**，**観念性失行**である．これらは**古典的失行**と呼ばれている．正しく深く理解するためには Liepmann の原著[3]や古典的失行に関する論文[1,2,4,5]などにあたっていただくことを強く推奨し，ここではかなり大胆に単純化した説明をする．

　行為の発現に**運動エングラム**と**観念**を仮定する．行為の心理過程は，まず行為のアイディア（観念）を想起し，それを運動に関する記憶痕跡（運動エングラム）につなげ，最終的に筋肉を動かして運動する過程と考える．肢節運動失行は，筋力など運動出力に最も近い「運動エングラム」の障害，観念運動性失行は「運動エングラム」と「観念」の橋渡しの障害，観念性失行は行為をするもととなる「観念」の障害である［図1］．

　Liepmann は左半球が行為優位半球であることを指摘し，失行を生じやすい領域とし

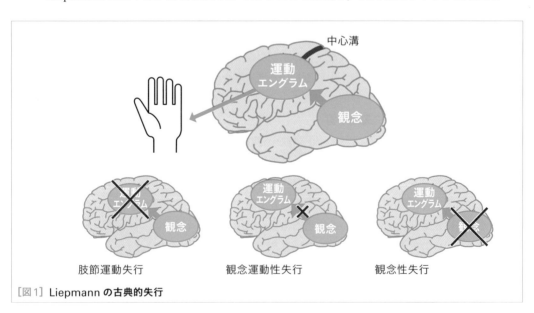

肢節運動失行　　　　　　　　観念運動性失行　　　　　　　　観念性失行

［図1］Liepmann の古典的失行

て，中心領域，頭頂葉，頭頂後頭葉移行部，脳梁をあげている．中心領域とは脳の中心溝周囲の領域であり，運動エングラムの座とされる．頭頂後頭葉移行部は観念の座，頭頂葉は中心領域と頭頂後頭葉移行部を結ぶ連絡をし，行為の観念的なイメージから運動エングラムを喚起させる役割を担う．

①肢節運動失行 [図1下・左]

　中心領域の損傷により生じる．後方の行為の観念は保存されているので，どんなふうに動かすか，何をしたいかは明確にイメージできているが，運動エングラムだけが障害されている．

　障害像としては，目的は理解しており，何をどうすべきかはわかっている．しかし，動作をしてみると拙劣で不器用である．たとえば，道具を持つ動きがスムーズでなかったり，ボタン操作に時間がかかったり，ポケットにすっと手を入れられなかったりする．一方で道具の取り違えなどの錯行為は起こさない．

②観念運動性失行 [図1下・中央]

　頭頂葉の損傷により生じる．観念も運動エングラムも保存されているので，行為の目的も動作のイメージもあり，器用に身体を動かせるにもかかわらず，その行為ができない．観念から運動を喚起する**橋渡しの障害**であるので，できるときもあればできないときもあり，障害に浮動性があることが多い．また，比較的単純な動作は問題なくできるが，複雑な動作で困難を生じることが多い．誤解を恐れず表現するならば，最も失行らしい失行である．

　障害像としては，わかっているのに正しい動作がすぐにできない状態で，何度も試行錯誤を繰り返したり，一部はできるが目的動作の完遂に時間がかかったり，不定型な動きになったり，動作の取り違えが生じることもある．毎回必ず同じ誤りをするわけではなく，1度できたことも次にはできないことや，できなかったことが次の機会には問題なくできることもある．

③観念性失行 [図1下・右]

　頭頂後頭葉移行部の損傷により生じる．行為の観念が障害されるため，**錯行為**が多く観察される．たとえば道具使用動作であれば，目的に即した道具や道具をあてるべき対象が選択できなかったり，道具の操作運動が想起できなかったりする．お茶を入れるなど，系列的な動作で障害を呈しやすく，順番の誤りや手順の省略なども観察される．

　失行の定義にあるように，何をするのかがわかっているし，それに必要な対象の認知もできていることが前提であり，生じる錯行為は道具などの認知障害では説明できない，**動作としての誤り**であることが前提である．

(2) その他の主な高次の運動障害

　既に述べたように失行の分類・用語は統一されておらず，同じ名称が使われていてもその症候が同じものを示すとは限らないという厄介な状態が生じている．たとえば，サヨナラなどの身振りやパントマイムが困難な状態を観念運動性失行，道具の使用障害を観念性失行としている場合や，系列的動作障害のみを観念性失行とする場合，一方でパントマイムの障害は観念性失行としている場合もある．肢節運動失行については軽度運動麻痺との区別が難しいので失行とみなさない立場もある．

　現状では，臨床場面で失行が疑われる当事者に出会ったときには，用語や定義に合致するかどうかを検討することより，生じている行為障害を詳細に分析して障害の本質を理解

することのほうが重要である．一方で現場のコミュニケーションのためには，ある程度共通した用語を理解していることも必要である．以下に，比較的耳にすることが多い古典的失行以外の高次の運動障害を列記する．

①運動無視

筋力や体性感覚はほぼ正常であるにもかかわらず，一側上肢あるいは下肢を使用することが少ない状態をいう．多くは右半球損傷で反対側の左上下肢に出現する．

②運動維持困難

閉眼や提舌（舌を真っすぐに出すこと）を維持できない，手を握り続けていられないなど，15 ～ 20 秒程度の一定時間の運動を持続できない状態をいう．

③運動保続

運動を開始すると，その運動を停止することができず，同じ運動を繰り返す状態をいう．保続は**意図性保続**，**間代性保続**，**緊張性保続**の 3 型に分類される[6]．意図性保続は，新しい行為を起こそうと意図したときに以前に行った行為が繰り返されること，間代性保続はある行為を一旦始めるとその行為が繰り返されること，緊張性保続は，ある筋肉運動が起こると，その起こった状態がそのまま持続することである．

④運動開始困難，歩行失行，開眼（閉眼）失行

自然な状況や反射的なときには実施できているにもかかわらず，意図的には運動を開始できない状態をいう．

⑤拮抗失行

目的的な行為において，右手で行う行為と左手で行う行為が拮抗する状態をいう．たとえば，右手では洋服を着ようとしているのに左手でそれを脱がそうとする．脳梁病変で生じる．

⑥道具の強迫的使用現象

右手の**把握反射**や**本能性把握反応**を伴い，目の前に置かれた物を右手が意志に反して強迫的に使用してしまう現象である．左手は意志を反映してその運動を抑える．また，右手が意志に反していることを自覚しているため，検査場面などでは最初から右手をお尻の下や背もたれと自分の背中の間に右手をはさみ，手が出てこないように自ら抑制している場合もある．対側の補足運動野・前部帯状回，および脳梁病変で生じる．

⑦環境依存症候群

眼前の道具を使ってしまう，検者の動作を何となくまねしてしまうなど，おかれた環境に依存した行為が顕在的に出現する．前頭葉病変，進行性変性疾患などで生じる．

⑧口腔顔面失行

口部と顔面に出現する高次の運動障害で，口を開ける，舌を出す・動かすなどの単独では意味のない運動や，咳払いなどの動作が言語命令時，あるいは模倣でできない状態をいう．

⑨着衣失行

更衣が困難で，身体と衣服の各部分の組み合せができない状態をいう．障害の内容によっては失行とするのが適当でないこともある．たとえば，左側だけを着残す場合は半側無視の影響，左袖に右腕を通す場合は，左右認知や身体部位認知の障害などの影響と考えられる場合もある．

⑩構成失行

身体運動に出現する場合は，手指パターン模倣など身体部位による**パターン構成**が困難

になる．その他，線画や積み木などによるパターン構成が困難になる．対象の空間関係の再現障害と考えられるが，必ずしも運動出力の問題とは言えない場合も多く，「失行」であるか否かについては議論がある．

2）失認

　失認とは，特定の感覚だけでは対象を認知できない状態である．他の感覚を使えばそれが何であるかは即座にわかることが特徴である．ただし，意識の障害や全般的認知の低下などがなく，要素的な感覚がある程度あるいは完全に保存されていることが前提となる[7]．

　失行が高次の運動障害であるのに対して，失認は**高次の知覚処理の障害**と捉えることができる．つまり，視覚，聴覚，体性感覚などの感覚そのものは保存され，知覚しているにもかかわらず，それを意味と結びつけて出力するまでの過程のどこかに障害が生じた状態である．見えているのにわからない，聞こえているのにわからない，あるいは，触っているのにわからない状態である．

　たとえば，視覚性失認の患者は，鉛筆を提示されても見ただけではそれが何かを同定することが困難である．しかし，一度手で触れば直ちに鉛筆であることが認識できる．ポイントは，意味そのものは保存されていることと，「特定の感覚」（この場合は視覚）の高次処理の問題であり，他の感覚様式の高次処理には問題がないことである．視覚性失認の場合，視覚から意味にはアクセスできないが，触覚や聴覚からは意味へのアクセスが可能である．よって触れば鉛筆を同定することが可能となる．

(1) 主要な失認の種類

　それぞれの感覚で失認が生じるので，感覚様式（モダリティ）ごとに**視覚性失認，聴覚性失認，触覚性失認**がある．それに加え，複数の感覚様式の失認が重複した**多様式失認**が生じることもある．

①視覚性失認

　認知する対象により，**物体失認，画像失認，相貌失認，街並失認，色彩失認，純粋失読（文字の失認）**がある．

　物体失認：物体すべてを視覚的に認知できない．多くの場合は両側の後頭側頭病変で生じる．

　画像失認：三次元の物体は比較的認知しやすいが，絵や写真などが特に認知できない．物体失認同様に後頭側頭病変で生じる．

　相貌失認：熟知した顔の認知ができない．眼・鼻・口などは認識できても，全体として誰の顔かがわからない．声を聞くなど聴覚性の情報や，服装などの顔以外の視覚的な情報からの人物の同定は可能である．右側または両側側頭後頭葉内側の紡錘状回病変で生じることが多く，物体失認の生じる領域より内側で生じるとされる．

　街並失認：熟知した街並や場所の認知ができない．部分的な建物や看板などは認識できても，全体としてどこかはわからない．両側または右側の側頭後頭葉内側病変で生じることが一般的で，特に海馬傍回後部から舌状回前部で生じるとされる．

　色彩失認：色名呼称障害や中枢性色覚障害などとの鑑別が必須であるが，色彩の認知ができない状態．左側後頭葉病変で生じる可能性が示唆されている．

　純粋失読：文字の認知が障害された状態で，視覚失認性失読ともいわれる．原則的には失語は伴わない．左側の紡錘状回・後頭回病変で生じるとされる．

②聴覚性失認

認知する対象により，**純粋語聾**，**環境音失認**，**感覚性失音楽**がある．

純粋語聾：言語音の認知が障害された状態で，原則的には失語は伴わない．左側の上側頭回下部から中側頭回上部の病変で生じるとされる．

環境音失認：環境音の認知が障害された状態．右側頭回下部から中側頭回上部の病変で生じるとされる．

感覚性失音楽：熟知した音楽の認知が障害された状態で，右側頭葉病変で生じるとされる．

③触覚性失認

他の感覚様式の失認とは異なり，現時点では対象による分類はなく，触った物体・物品の認知ができない状態で，中心後回，下頭頂小葉病変で生じるとされる．

④その他

臨床的には身体失認，手指失認，病態失認，半側空間失認なども「失認」という名称を冠してはいるが，これらは対象（それぞれ身体，手指，病態，半側空間）の認知あるいは認識の障害を示し，単一の感覚様式における認知障害とは異なる．

（2）感覚の処理過程からの分類

視覚性失認では，処理過程からの分類として，**知覚型**，**統合型**，**連合型**の3つの分類がある．表1に処理過程から分類した視覚性失認の特徴をまとめた．知覚型視覚性失認は統覚型視覚性失認と呼ばれることもある．要素的な感覚機能はほぼ保たれているが，同じものを選択することや線画の模写もできない．統合型は，形態的には同じ物を選択することや異なる物を区別できるが，部分的な把握にとどまり全体として対象を同定できない．連合型は全体の形態把握は可能だが，意味と連合できない．

単純化すると，知覚したものを意味と結びつけて認知する間の知覚処理過程のなかで，知覚に近い部分での処理の障害が知覚型，意味との連合に近い処理の障害が連合型，その両者の間が統合型で，処理が部分的であったり，時間がかかったりする状態と考えられる[図2]．

理論的にはすべての感覚様式で知覚型・統合型・連合型の失認が出現する可能性はある．視覚性失認では模写という出力での確認ができる点で処理過程を推察する手段を有するが，他の感覚様式の失認のメカニズムの分析・検証には工夫を要する．

3）脳梁離断症候

脳梁（のうりょう）は左右の大脳半球を連絡する交連線維で，約2億～3億5千万本の交連線維が連

[表1] 処理過程から分類した視覚性失認の特徴

	知覚型（統覚型） apperceptive	統合型 integrative	連合型 associative
部分的形態の把握	×	○	○
対象全体の把握	×	×	○
形態と意味の連合	×	×	×
線画模写	全く描けない	時間を要する 網掛け線画模写では困難さが増す	概ね良好

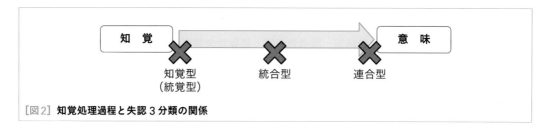

[図2] 知覚処理過程と失認 3 分類の関係

絡している（2章, 020頁参照）. 左右半球を連絡する**交連線維**は, 脳梁のほかに前交連・海馬交連・視床間橋などがある. 脳梁離断症候は, 脳梁が離断されることにより生じる症候であるが, 脳梁以外の交連線維の離断を含むこともある.

　脳梁離断症候を呈する原因として, 脳血管障害, 脳腫瘍, 外傷性脳損傷などの疾患に加え, てんかん治療としての**脳梁切断**, アルコール多飲者に生じ, 脳梁に限局した脱髄・壊死病変をきたす Marchiafava-Bignami 病（**マルキアファーヴァ・ビニャミ病**）などがある. また先天的な脳梁無形成あるいは脳梁低形成などでは, 明らかな障害が検出されないことも少なくない.

　脳梁離断症候には, 左右対称性の機能の伝達障害, 左半球機能の伝達障害, 右半球機能の伝達障害, 左右半球間の抑制経路の破綻によって出現する障害, 左右の協調・制御の障害, その他の6つに分類される[8].

①左右対称性の機能の伝達障害

　左半球と右半球のそれぞれに機能が存在するものについて生じ, 左半球から右半球へ, あるいは右半球から左半球に情報が伝達されない症状である. たとえば, 右手の触覚情報は左半球, 左手の触覚情報は右半球が担っている [図3]. たとえば目隠しをして, 手で触った物体を複数の対象から選択する課題を行うとする. 脳梁に損傷があると, 右手で対象を触り右手で選ぶ, あるいは左手で対象を触り左手で選ぶことは可能だが, 右手で触った情報は反対の大脳半球には伝達されないので, 右手で触った物を左手で選択することはできない [図4]. 同様に左手で触った物は左手で選択できても右手では選択できない.

　触覚を例示したが, 皮膚上の触られた場所の定位（触点定位）, 位置覚, 視覚, 聴覚, あるいはその組み合せでも障害が生じる. たとえば視覚と触覚の半球間の連合障害では, 左視野に瞬間提示された線画を左手で触覚的に選択させると可能であるが, 右手では選択はできない [図5]. 同様に右視野に提示された線画を右手で触覚的に選択することは可能だが, 左手では選択はできない.

②言語優位半球機能の伝達障害

　言語優位半球が左半球である場合, 言語や行為に関する情報は左半球が担っている. 脳梁が保存され, 左右半球間の連絡があれば, たとえば右半球に入った言語情報は脳梁を介して左半球に伝達され, 処理することができる. しかし, 脳梁離断があると右半球に入った言語情報は左半球の言語領域に伝達されず処理することができない. よって, 半球優位性のある機能は, 脳梁離断があると左手, 左視野, 左聴覚野などが関与する反応, たとえば左手での書字, 左視野での読字, 左手で触った物の呼称, 左耳で言語音を認知することに障害を生じる.

　左手の失書：右手の書字は正常だが, 左手では字を思い出せない, 誤った字を書くなど, 非利き手であることによる拙劣では説明できない書字の障害が生じる.

　左視野の失読・呼称障害：左視野に瞬間提示された文字や物品の読字・呼称ができない.

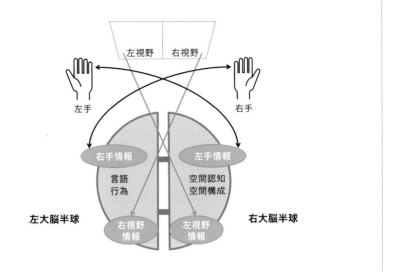

楕円で囲んだ情報は左右
対称の機能で，情報はそ
れぞれ交差して脳に存在
する．言語・行為，空間
の認知・構成は非対称性
の機能で一側に側性化し
ている．

[図3] 左右半球の情報統合

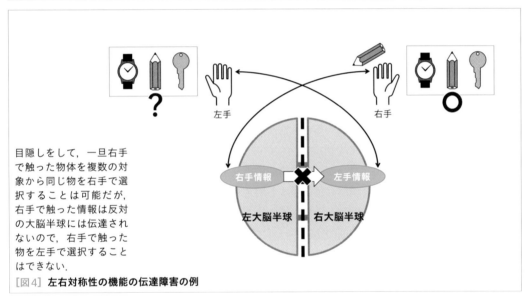

目隠しをして，一旦右手
で触った物体を複数の対
象から同じ物を右手で選
択することは可能だが，
右手で触った情報は反対
の大脳半球には伝達され
ないので，右手で触った
物を左手で選択すること
はできない．

[図4] 左右対称性の機能の伝達障害の例

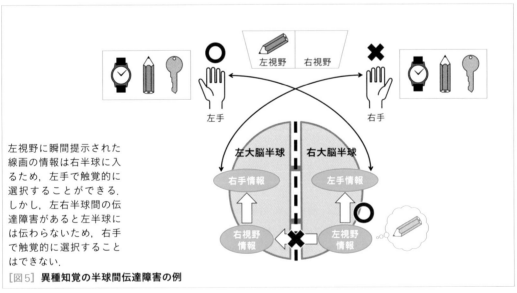

左視野に瞬間提示された
線画の情報は右半球に入
るため，左手で触覚的に
選択することができる．
しかし，左右半球間の伝
達障害があると左半球に
は伝わらないため，右手
で触覚的に選択すること
はできない．

[図5] 異種知覚の半球間伝達障害の例

両者は同時に出現する場合が多いが，一方しか出現しないこともあるため，読字と呼称の脳梁内経路は異なる可能性もある．

左手の触覚性呼称障害・左手の触覚性失読：目隠しをして右手に把握させられた物品は呼称できるが，左手に把握させられた物品は呼称できない．レリーフのように浮き出た文字を目隠しでなぞり読みすると，右手では可能だが，左手では読めない．

左耳の言語音消去：一方の耳から同側側頭葉聴覚領域に到達する経路には非交叉性投射路と，交叉性後に脳梁を介して同側に到達する経路の2種類があるが，後者の交叉性聴覚路が主要な機能をもつ．そのため，両耳同時に別々の語を聞かせることのできる装置を使って検査をすると（dichotic listening test：**両耳分離聴能検査**），右耳の言語音は交叉性聴覚路によって言語音として聞き取れるが，左耳の言語音は右半球から左半球に伝達されず，言語音として聞き取られず消去される．

左手の失行：左手での言語命令による動作，視覚的な動作模倣，あるいはその両方が障害される．たとえば，「サヨナラと手を振ってください」と言語的に指示する，あるいは手を振っている動作を見せて模倣させると，右手では可能だが左手では困難になる．

③非言語優位半球機能の伝達障害

前述した言語優位半球の機能と同じように，反対側の半球に特異性のある機能についても，脳梁離断による伝達障害が生じる．

右手の構成障害：図形模写・積み木の組み合せ・手指パターンなどの構成課題が，左手では可能だが，右手では困難になる．構成に関する情報を処理する能力が右半球優位に存在するため右手の構成障害が生じる可能性が高い．しかし，言語機能ほど側性化が明らかではない，あるいは左半球でも構成の何らかの情報処理を担っている可能性があるため，脳梁離断があっても出現しないか両手に構成障害が生じる場合もある．両手で出現する場合には各手に質的に異なる構成障害を呈する場合があるため，詳細な観察を要する．

右手の半側空間無視：視空間への注意機能は左右非対称で，左半球は右視空間のみ，右半球は左空間に加え若干右空間の処理も行っている．そのため，左半球は右空間の情報しか処理しないため，脳梁が離断されると左空間の情報が伝達されず，右手で反応する場合，左半側空間無視が出現する．

④左右半球間の抑制経路の破綻により出現する障害

前述した**拮抗失行，道具の強迫的使用**がある．加えて，使用というまとまった動作でなくとも，触ったり撫でたり，なんとなく近くにあるものを触るなど，第三者が見ると本人の意図で左手を合目的的に動かしているように見えるが，実際は本人の意図を伴わずに左手が動いている現象として観察されることもある．いずれも脳梁損傷により左右手間に抗争が生じることが特徴である．これらは**他人の手徴候**と表現されることもあるが，「他人の手徴候」は文献により記述されている内容が異なる場合があるので注意を要する[9]．

⑤左右の協調・制御の障害

脳梁の前方部の損傷で，両手の連続した協調的な動作が不良になる．

⑥その他

立つ・座る・階段の昇降など，意図した全身の行動を別の意図が生起するために遂行できなくなる**意図の抗争**[10]，一側の手で動作を命じられても対側の手で施行してしまう agonistic dyspraxia[11]，**吃音・構音障害，記憶障害**などがある．記憶障害については，前交連損傷を伴う前脳基底部間の連絡障害や，脳梁体部直下の脳弓損傷を伴うことによる

Papez（パペッツ）の回路の機能障害との関連などが考えられている.

2. 失行，失認，脳梁離断症候のアセスメント

　冒頭の CASE で提示した山本さんに出会ったら，まずは何を考えるだろうか．トイレからベッドに戻れないことから認知症を予測するだろうか．体温計やスプーンが使えないことから失行を予測し，既存の失行検査から始めるだろうか．

　アセスメントの目的は 2 つある．1 つは生活のなかで支障が起きていることの原因をあらゆる可能性から絞り込むこと，もう 1 つはその支障を解消するヒントを見つけることである．できるだけ迅速に，かつ必要以上の負担を当事者に強いることなく，効果的なリハビリテーション（以下リハ）を導くヒントを得るためには，現れている症候のメカニズムを分析的にみることに加え，病巣部位と症状の対応を考えることも重要である．

　実際の臨床場面では，失行を呈する場合は失語を有し指示理解が困難なことも少なくない．またアセスメントする側も，環境上，病歴や病巣に関する情報が不足する場合もあるだろう．しかし，病変部位と症状の対応を考えることは，目の前の当事者のみならず，将来出会う当事者の評価やリハにも役立つ可能性がある．

　本項では失行・失認をみる際に，**様式特異性**に着目したアセスメントを概説する．ここでの様式とは，運動・体性感覚・視覚・聴覚をさす．大脳皮質には 4 つの脳葉があるが，それぞれの脳葉は各様式の特異性をもっている．前頭葉は運動，頭頂葉は体性感覚，後頭葉は視覚，側頭葉は聴覚である［図6］.

　なお，大脳の神経解剖・生理学についての詳細は本書の 2 章（019 頁）を，また，大脳皮質の様式特異性の詳細な理解には Mesulum の書[12]を参照することを推奨する．

1）病変部位から機能を予測する

　それぞれの脳葉には一次領域と，その一次領域と同じ様式特異性のある高次の単一様式性の連合野（高次感覚野・高次運動野）がある．単一様式性の連合野は一次領域と隣接する．

　さらに，より高次な機能のある連合野が存在する．ここでは各単一様式特異性のある連合野で処理された情報を結びつけて統合する．「連合野の連合野」とも呼ばれ，様式横断性の**高次連合野**である．体性感覚・視覚・聴覚の各様式特異性のある連合野と隣接した位置にある**後方連合野**と，運動様式特異性のある高次運動野の前方に位置する**前方連合野**がある［図6，7］.

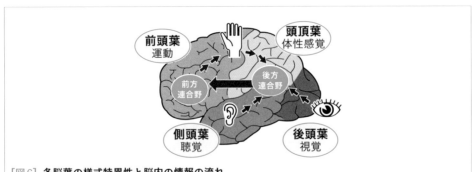

［図6］**各脳葉の様式特異性と脳内の情報の流れ**

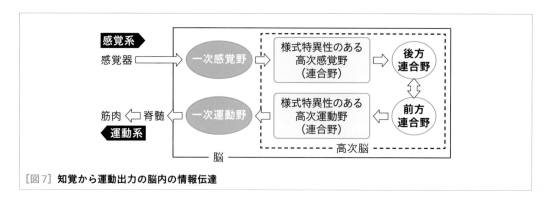

[図7] 知覚から運動出力の脳内の情報伝達

　一次領域は各感覚器・効果器との線維連絡が明らかな領域である．たとえば，前頭葉の中心溝前方にある中心前回は**一次運動野**，頭頂葉の中心溝後方にある中心後回は**一次（体性）感覚野**である．それぞれ体部位局在が明確であることが知られている（2章，026頁図11参照）．同様に，視覚の一次領域である後頭葉の鳥距溝周囲には網膜地図を描くことが可能であり，聴覚の一次領域である側頭葉の横側頭回には音の周波数の地図が描ける．これらの領域に病変が生じれば，それぞれ運動麻痺，体性感覚障害，視野障害，聴覚障害となる．つまり，一次領域のみの損傷であれば，原則的には高次脳機能障害は呈さない．一方，それより高次の領域に損傷があれば，高次脳機能障害を呈する可能性が高まる．

　前述したように，失認はある単一の感覚情報だけでは対象を認知できない状態である．つまり，原則的には，それぞれの一次感覚領域は保存され知覚が可能であることと，各単一の様式特異性のある高次感覚野の病変が存在するという2つの条件がそろったときに失認が生じる．

　たとえば，視覚性失認は視覚という様式特異性のある高次脳機能障害である．障害領域は一次視覚領域に隣接した**舌状回**や，一次視覚領域から線維連絡が豊富な**紡錘状回**，**海馬傍回**などで生じる［図8］．同様に聴覚性失認は，一次聴覚領域に隣接した上側頭回，中側頭回などで，触覚性失認は中心後回の部分的損傷・下頭頂小葉などで生じる．いずれもポイントは，様式特異性のある高次領域の損傷であることである．

　さらに各様式特異的な情報を結びつけて統合する高次の連合野に損傷が生じると，様式特異性だけでは説明できない高次の障害を呈する．

　たとえば，CASEの山本さんの病変が側頭葉内側で視覚の様式特異性のある領域に存在したとすれば，失行ではなく，むしろ視覚性失認による障害の可能性が高い．山本さんは，体温計を視覚的に認知できないために置いてあると使えなかったが，手渡されれば触覚での物品認知が可能になった，と考えることもできる．そうだとすれば，まず，視覚的な道具の認知についてのアセスメントをまず実施する必要がある．のちには目隠ししたら道具は使えるか，道具の視覚的認知に不要な使用のパントマイムはどうなのかなど，次に確認すべき内容が見えてくるかもしれない．

　加えて，山本さんはトイレからベッドに戻ることもできなかった．これは海馬傍回や舌状回の損傷による街並失認のあらわれという可能性もでてくる．

　一方で，もし山本さんの病変が左の後方連合野を含む領域であれば，失行である可能性が高まる．アセスメントの組み立てもそれに準じて考える必要がある．左右の大脳半球をつなげる脳梁についても，脳梁を通る線維と投射皮質の部位の関係はある程度明らかになっている[8]．脳梁離断症候についても脳梁のどの部分が損傷されているのかを同定する

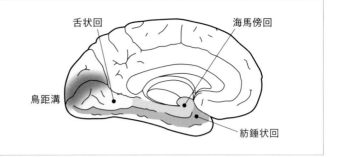

灰色に示した鳥距溝周囲は一次視覚領域で，この領域に損傷があれば視野に障害を生じる．この領域がある程度保存され「見えている」が，側頭葉内側の舌状回，紡錘状回，海馬傍回に病変があると，その視覚情報を分析・統合できず，視覚性失認を生じる．

[図8]
視覚失認の生じやすい領域
（舌状回，紡錘状回，海馬傍回）

ことは，障害を予測する一助となる．

　ここでは大脳皮質連合野，脳梁の各部位の機能局在について，いずれも原則的な法則を紹介した．脳には冗長性があり，本原則が絶対的なものではないことには留意が必要であるが，病変の情報はアセスメントやアプローチの「あたり」を付けるうえで重要なものである．

2）失行のアセスメント

(1) 高次の運動機能障害であることの確認

　失行が疑われる方に出会ったら，本当に失行なのかを確認する．まず，意識障害や指示の理解に問題がないこと，聴覚や視覚そのものに問題がないことを確認する．次に視覚性認知障害の有無も確認する．たとえば，前述したように視覚性失認があれば道具や対象を認識できないことが，行為に影響している可能性がある．半側空間無視などにより刺激の一部を見落としている影響も考えられる．さらに，出力としての運動機能が行為を行うのに充分であるかも確認する．具体的には麻痺・失調・不随意運動や，表在覚や深部覚などの感覚障害などである．

【誤り方とできることの分析】

　失行である可能性が高まったら，具体的な行為のアセスメントをする．2つのことがポイントになる．1つは当事者のできない動作を深く分析すること，もう1つは，できることや保存されていることを確認することである．

　日常生活の観察と従来の検査バッテリーを組み合わせてアセスメントすることが定石である．失行のスクリーニング検査として，**WAB 失語症検査日本語版** [13]中の下位検査「行為」のセクションや，わが国で作られた**標準高次動作性検査**（SPTA）[14] が比較的よく使われる．前者は項目数も限られ簡便である．後者は顔面動作，慣習的動作や手指構成模倣，客体のない動作，着衣動作，描画，積み木など構成能力の検査などを網羅している．

　また，SPTA は，動作の反応を9つに分類している．正反応，錯行為，無定型反応，保続，無反応，拙劣，修正行為，開始の遅延，その他である．どのような誤り方をしているのかを分析することは，当事者の障害の中核を考察する際に役立つ．また動作の種類との関係もわかれば，のちの訓練にも有益である．

　その他，Florida Apraxia Screening Test-Revised（FAST-R）[15] や Test of Upper Limb Apraxia（TULIA）[16] などのスクリーニング検査もある．

　検査では，どのような条件で障害が生じやすいか，あるいは生じにくいかが分析できる．たとえば，手指パターンの模倣など無意味動作と道具使用や信号動作などの有意味動作の違い，道具使用動作については道具の有無の影響（道具がないときはパントマイム），単

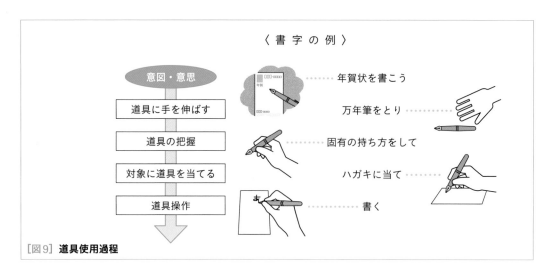

〈 書 字 の 例 〉

意図・意思

道具に手を伸ばす　──　年賀状を書こう

道具の把握　──　万年筆をとり

対象に道具を当てる　──　固有の持ち方をして

道具操作　──　ハガキに当て　　書く

[図9] **道具使用過程**

一あるいは複数の道具使用での違い，言語命令と視覚性指示（模倣）など指示形式による違いなどである．FAST-R は動作の表出に加え，ジェスチャーの正誤判断，呼称，理解についても確認が可能である．

　日常生活の観察は，現実的には道具使用動作を見ることが多い．それは当事者自身や周囲の人から「ひげそりが使えない」，「使い方がおかしい」などの訴えや観察がアセスメントのキーになることがほとんどであるからだ．

　道具使用は，動作の過程を図9のように考えると観察しやすい．道具使用は自分の意図や意思を起点に，道具に手を伸ばし，道具を把握し，それを対象にあて，そこで道具を操作する過程である．このどの部分に障害があるかを分析する．すべての過程が障害されることもあるが，特定の過程だけが障害される場合もある．たとえば，左頭頂葉皮質下出血後に失行を呈した症例では，道具の把握だけに障害を呈した[17]．道具使用の何が問題で，何に問題がないのかが確認できると，その後の介入に利用できる．

3）失認のアセスメント

（1）高次の知覚処理の障害であることの確認

　失行同様，意識や全般性注意などの影響がない，高次の障害であることを確認するため，まずは基本的な除外事項がないことを確認しておく．とくに失認は高次の知覚情報分析の障害であるので，基盤となる情動や疲労，注意，環境も大きく影響する．単純なことではあるが，視力，眼鏡の使用の有無，白内障などの疾患の有無，難聴の有無，痛みやしびれなど異常感覚の有無なども含めた病歴を把握するとともに，当事者が日常生活で感じている違和感なども聴取することが重要である．

　加えて，**表出**に問題がないかも確認する．知覚や認知の検査は，当事者に物品の呼称をしてもらうことや，理解していることを確認するために口頭での説明や動作，描画での表出をしてもらうことで確認する．よって，たとえば失語や呼称障害，失行などがあり，認知しているのに表出できないこととは区別する必要がある．

　基盤となる機能が確認できたら，失認の具体的なアセスメントに入る．失認をアセスメントするポイントは3つである．この3つは知覚処理過程に一致している．再度図2に示した失認の感覚処理過程を参照していただきたい．つまり，1つめは知覚が保たれていること，2つめは意味が保たれていること，3つめは知覚から意味にアクセスするまでの障

害の特徴を知ることである.

(2) 要素的な知覚が保存されていることの確認

基本的には神経学的所見のみかたに準じて**知覚の障害**がないことを確認する. つまり, 視覚性失認であれば見えていること, 聴覚性失認であれが聞こえていること, 触覚性失認であれば体性感覚に問題がないことがわかればよい.

知覚型失認の場合には, 完全に知覚が保存されているとは言いにくいことが多い. その場合は, どのような条件を整えれば知覚できるのかを明確にすることが必要である. たとえば, 視覚であれば検査場所の明るさや対象の大きさ, 線画の空間周波数などを変更する, 聴覚であれば音量の調整や, 聞き取りやすい音域などを把握することが重要である.

(3) 意味が保存されていることの確認

本章では便宜的に**意味**という表現を用いるが, **意味概念**あるいは**概念**が保存されていることが失認の前提である. 失語や認知症, 知的機能の障害などにより, 意味そのものに障害があれば, 知覚ができていても何かはわからない.

アセスメントとしては, 該当の感覚様式以外から対象を認知できることを確認する［図10］. 一つの物品を視覚的, 聴覚的, 触覚的に呈示する. たとえば, はさみを見せる, 閉眼ではさみを使うときの音を聞かせる, 閉眼ではさみを手掌にのせて充分に触らせることにより, 特定の感覚様式からだけでははさみを同定できないが, 他の感覚様式からは可能であることが確認できれば, 意味が保存されていることが確認できる.

(4) 統合過程のアセスメント

統合過程のアセスメントは, 失認の本質に迫るものであり, 工夫を要する. 既存の検査バッテリーとして, 視覚においてはわが国で開発された**標準高次視知覚検査（VPTA)**[18]がある. これは, 基本機能, 物体・画像認知, 相貌認知, 色彩認知, シンボル認知, 視空間の認知と操作, 地誌的見当識の7つの大項目と44の下位検査からなり, スクリーニング検査として障害を確認するのに有用である. 統合過程そのものよりは, 障害された過程の「**あたり**」をつけるための検査といえる. 聴覚性失認や触覚性失認の一般化されたスクリーニング検査はない.

障害のメカニズムに迫るための**掘り下げ検査**は, それぞれの障害に応じて評価者が工夫するしかない. アセスメントの視点としては, 認知する対象の種類と処理過程の2つが考えられる.

対象については, 視覚であればVPTAの物体・画像, 相貌, 色彩, シンボルの下位検査の差が一つのヒントになり, 掘り下げて検査すべきことが見えてくる可能性がある. 聴覚であれば, 言語音か環境音か, 体性感覚であれば物品の種類や形態による差異などが考えられる. 処理過程に関しては, 処理スピードであれば刺激の呈示時間, 網掛けなどの妨害の密度や周波数, 線画の完成度などを変化させるなどの工夫ができる. 視覚では模写という出力が有用な情報になる.

いずれにせよ, 臨床的にはやみくもに検査することなく, 当事者の訴えを聞き, 生活を観察し, 困難のある日常生活動作を知ることからスタートし, 評価者がある程度メカニズムの仮説を立て, 掘り下げたアセスメントに臨むことが肝要である.

4）脳梁離断症候のアセスメント

前述の「症候の理解」のなかで記した脳梁離断症候の有無を一つひとつ確認する. しか

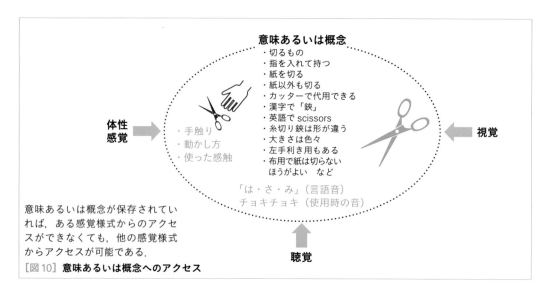

意味あるいは概念
・切るもの
・指を入れて持つ
・紙を切る
・紙以外も切る
・カッターで代用できる
・漢字で「鋏」
・英語で scissors
・糸切り鋏は形が違う
・大きさは色々
・左手利き用もある
・布用で紙は切らない
　ほうがよい　など

体性感覚

視覚

聴覚

・手触り
・動かし方
・使った感触

「は・さ・み」（言語音）
チョキチョキ（使用時の音）

意味あるいは概念が保存されていれば，ある感覚様式からのアクセスができなくても，他の感覚様式からアクセスが可能である．

[図10] 意味あるいは概念へのアクセス

し，検査のいくつかは，左手の失行症や左手の失書の確認を普段行わない手での検査であるし，左視野の呼称障害や失読は瞬間提示装置（タキストスコープ），左耳の消去現象を確認するには前述した両耳分離聴能検査用の装置が必要であるなど，特殊な実験条件を必要とする．

　日常生活に支障が及ぶ場合には何らかの改善を目的としたアセスメントが必要ではあるが，それ以外では，研究的な検査となる可能性が高いであろう．

3. 失行，失認，脳梁離断症候への介入・支援

　介入・支援の第一歩は当事者を理解することである．それがなければ何も始まらない．リハに求められているのは，生活や行動の改善である．日常生活は身体機能も含め，多くの機能を駆使して成り立っている．よって，繰り返しドリルをするといった基礎積み上げ型より，生活に直結した課題の改善を目標にかかげ，それに必要な機能の獲得を目指す**目標指向型**の介入をするべきである．的確な目標立案には分析的なアセスメントが必要であり，それにより，的を射た介入が可能になる．

　個々の障害を分断せず，生活を見据えた介入・支援を実施するには，医師，看護師，理学療法士，作業療法士，ソーシャルワーカー，介護福祉士，ケアマネージャーなど，多職種と連携し，当事者自身だけでなく当事者を取り囲む家族や地域社会の支援を行うことも必要である．脳卒中後の認知障害の有無や程度をスクリーニングし，その情報を家族に伝えることだけでも家族の介護負担感は軽減するとの報告もある[19]．

　残念ながら，2021 年の『脳卒中治療ガイドライン』では，認知障害に対するリハについては特定の治療介入の効果を支持する質の高い研究はまだないとされている[20]．失行・失認・脳梁離断症候についても，今後障害の理解が進み，より効果的なリハが可能になるまで，まずは分析的なアセスメントを行い，それに基づいた目標指向的な介入・支援を行うことを積み重ねていく必要がある．

1）失行の介入・支援

動作の順序を言語化する，記述して提示する，図示するなどの**代償方法の習得訓練**など
が効果的であったことが報告されている[21]．しかし，たとえば，前述した道具の持ち方
だけが困難になった道具使用障害の症例[17]に手順を言語化する訓練をしても何の効果も
得られない．やはり，個々の事例の分析的なアセスメントにもとづいた訓練が不可欠であ
る．

鎌倉は[22]，失行症の治療的訓練に関する報告をレビューし，失行症を有する患者に訓
練を行うことは充分意味があるとしながらも，その成果が汎化する可能性は小さいため，
患者にとって真に必要な活動にしぼって指導を行うことが必要であると述べている．

失行を有する場合，多くは失語も併存するため，失行に対する介入だけで生活の問題が
解決することは少ない．失行を有する方への介入・支援は，①誤り方の分析で得た「苦手
なこと」を練習する（障害された機能の改善），②「苦手なこと」を有用な手段を用いて
代償・補填する，③人的な支援も含めた環境を整えること，の3つの組み合わせである．
特に②は，模倣の有用性や，繰り返し練習すると改善があるなどの学習効果の見極めが重
要である．

2）失認の介入・支援

当事者が障害や困難を自覚している場合，代償方法や何らかの対処方法を自身で見い出
していることが多い．たとえば相貌失認を呈した方は，「声を聞けばわかるから，こちら
から挨拶して相手に声を出してもらうようにしている」，「着ている服で医者か看護師か区
別している」など，日常での工夫を語ってくれることがある．当事者自身の工夫や発見か
らは学ぶべきところが多い．

火災による一酸化炭素中毒が原因の知覚型視覚性失認を呈した当時22歳の女性につい
て，発症から5年後と40年後に再評価した報告がある[23]．5年後には，物体認知は時間
をかければなんとかできるくらいに改善したものの，40年後も形態認知，失読，相貌失認，
視空間性障害，視覚性イメージの障害は残存していた．一方で，5年後の時点で，既に主
婦としての生活は苦労がありながら何とかできていたとのことである．つまり，視覚性失
認そのものの予後は良いとはいえないが，生活の障害は改善，あるいは代償する手段を得
られる可能性を示している．

視覚性失認への治療的介入については，視覚そのものの訓練を長期間，根気よく続ける
ことで改善しうる可能性がある．たとえば，眼球運動による走査訓練や視覚探索訓練，じっ
くり見て特徴を述べてから同定する訓練などである．

代償手段として言語機能の利用は有用である．言語は代償だけでなく，症状理解，自助
具としての役割も担いうる．純粋な失認だけを有する当事者であれば，言語機能はほとん
どの場合保存されるので，言語機能を利用することはリハ上大切なことである．たとえば，
当事者自身がどのように知覚していると感じているかを言葉で表現してもらうことは，**当
事者自身の気づき**にも影響を与えることに加え，介入する側にとっても介入や支援のヒン
トとなる．代償手段としては，たとえば地誌的な障害がある場合，道順の学習の際にはラ
ンドマークとなるものを言語化することも可能である．また，困難を生じたときには第三
者に伝え，支援を求める道具としても使える．リハにおいては当事者本人の努力だけでな
く，援助を求めることも一つの手段として伝えておくことは生活を広げるうえで有用であ

る．聴覚性失認や触覚性失認に対する介入・支援についてに対する報告はほとんどない．

3）脳梁離断症候の介入・支援

　前述した通り，脳梁離断症候は特殊な環境で見い出されることが多く，日常生活で大きな支障を生じることは少ない．日常生活で障害が顕在化する場合は，道具の強迫的使用や拮抗失行など，前頭葉との関連が強い障害や，記憶障害などを生じたときである．多くの場合は比較的早期に改善するが，残存する場合には言語的な**行動調整**の試みの報告や，不必要な物品使用などが生じないように生活空間を整理整頓しておくなど工夫が報告されている．

11章 Q and A

Q1　左半球損傷で生じやすい高次脳機能障害で誤っているのはどれか1つ選びなさい．
1. 観念性失行
2. 観念運動性失行
3. 失語症
4. 失書
5. 半側空間無視

Q2　言語優位半球が左半球である場合，脳梁損傷で起こらないのはどれか1つ選びなさい．
1. 左手の失書
2. 左手の失行
3. 右手の触覚性呼称障害
4. 右手の左半側空間無視
5. 拮抗失行

Q3　領域と機能の正しい組合せはどれか1つ選びなさい．
1. 前頭葉　ー　運動
2. 頭頂葉　ー　聴覚
3. 後頭葉　ー　体性感覚
4. 側頭葉　ー　視覚
5. 頭頂後頭接合部　ー　一次感覚領域

Q1　｜　A……5
解説
　視空間への注意機能は左右非対称で，左半球は右視空間のみ，右半球は左空間に加え若干右空間の処理も行っているため，半側空間無視は右半球損傷で生じやすい．

Q2 | A……3

解説

　左右の大脳半球には非対称的な機能があり，左半球に側性化が強い言語と行為の機能，右半球に側性化が強い空間処理は，脳梁損傷により線維が離断されると，左手の失書・失行・呼称障害が生じ，右手の左半側空間無視が生じる．また左右半球間の抑制経路の破綻により，拮抗失行，道具の強迫的使用現象等も生じる．

Q3 | A……1

解説

　大脳皮質には様式特異性があり，前頭葉は運動，頭頂葉は体性感覚，後頭葉は視覚，側頭葉は聴覚を担う．それぞれ中心前回に一次運動野，中心後回に一次体性感覚野，後頭葉鳥距溝周囲に一次視覚野，側頭葉横側頭回に一次聴覚野が存在する．頭頂後頭接合部は後方連合野であり，高次の情報処理を担う．

文献

1) 板東充秋：失行における Liepmann の 3 類型は有用である．神経内科 **83**：464-469，2015.
2) 小早川睦貴：失行における Liepmann の 3 類型は有用でない．神経内科 **83**：470-474，2015.
3) Liepmann H：Apraxie. Ergeb Gesamte Med **1**：516-543, 1920.
4) Pearce JMS：Hugo Karl Liepmann and apraxia. Clin Med **9**：466-470, 2009.
5) 河村　満：古典的失行（Liepmann）の新しい捉え方．神経進歩 **48**：637-647，2004.
6) 山鳥　重：運動性保続．神経心理学入門，医学書院，1985，pp50-52.
7) 鈴木匡子：失認症．高次脳機能研究 **29**：216-221，2009.
8) 大槻美佳：脳梁および近傍領域損傷による高次脳機能障害．脳外誌 **18**：179-186，2009.
9) 森　悦朗：道具の強迫的使用．神経内科 **68**：327-330，2008.
10) 西川　隆：意図の抗争（conflict of intentions）と前頭葉内側面．神経心理学 **26**：35-46，2010.
11) Lavados M, Carrasco X, et al：A new sign of callosal disconnection syndrome: Agonistic dysapraxia. A case study. Neurocase **8**：480-483, 2002.
12) Mesulam M-M：Behavioral Neuroanatomy. Principles of behavioral neurology, 2nd eds, Oxford University Press, 2000, pp1-120.
13) 日本失語症学会高次動作性検査法作成小委員会（編）：標準高次動作性検査（SPTA）失行症を中心として，新興医学出版，1999.
14) WAB 失語症検査（日本語版）作製委員会（編）：WAB 失語症検査（日本語版），医学書院，1986.
15) Rothi LJG, Raymer AM, et al：Limb praxis assessment. Rothi LJG, Heilman KM（Eds），Apraxia: the neuropsychology of action, 1997, pp61-73.
16) Vanbellingen T, Kersten B, et al：Comprehensive assessment of gesture production: a new test of upper limb apraxia（TULIA）. Eur J Neurol **17**：59-66, 2010.
17) 早川裕子，藤井俊勝・他：道具把握のみに障害を呈した道具使用失行の 1 例．*Brain and Nerve* **67**：311-316，2015.
18) 日本失語症学会高次動作性検査法作成小委員会（編）：標準高次視知覚検査（VPTA：Visual perception Test for Agnosia），新興医学出版，1997.
19) McKinney M, Blake H, et al：Evaluation of cognitive assessment in stroke rehabilitaion. Clin Rehabil **16**：129-136, 2002.
20) 日本脳卒中学会　脳卒中ガイドライン委員会（編）：脳卒中ガイドライン 2021，共和企画，2021.
21) Donkervoort M, Dekker J, et al：Efficacy of strategy training in left hemisphere stroke patients with spraxia：A randomized clinical trial. *Neuropsychol Rehabil* **11**：549-566, 2001.
22) 鎌倉矩子：運動／動作の高次障害．鎌倉矩子，山根　寛・他（編）：高次脳機能障害の作業療法，三輪書店，2010，pp311-357.
23) Sparr SA, Jay M, et al：A historic case of visual agnosia revisited after 40 years. Brain **114**：789-800, 1991.

（早川裕子）

12章 症候の理解⑥ 社会的行動障害, 情動障害

到達目標

- 社会的行動障害の種類とその基盤にある機能障害, 対応について理解する.
- 前頭葉機能障害による行動障害, 認知障害の現れ方と対応について理解する.
- 情動障害, 怒りの爆発（anger burst）への対応について理解する.
- 外傷性脳損傷では, 精神疾患でみられる様々な症状が出現しうることを理解する.

CASE ①

村田研吾さん（仮名）は42歳の頃, 交通事故で救急病院に搬送されました. 前頭葉の脳挫傷, 特に両側眼窩野（2章, 027頁参照）を広範に損傷しており, 保存治療が行われました. 意識障害から回復した1カ月後, 見守りで屋内歩行が可能な状態で, 回復期病棟のあるリハビリテーション病院に転院となりました.

受傷後の村田さんは周囲への配慮がなくなり, 自分勝手に行動するようになりました. さらに,「家に帰る!」と怒鳴り, 無断外出して警察に保護されることもありました. そのため, 専門的な評価は充分に行われないまま受傷2カ月後に退院し, 妻と二人暮らしの生活に戻りました.

自宅では, 日常生活全般にわたってこだわりが強く受傷前とは別人のようでした. 些細なことでイライラし怒鳴るようになりました. 他人との会話では, 自分の散発的な関心事ばかりに話題が終始し, 相手の質問に的確に返答することができませんでした. 自身の言動, ふるまいが周囲へどのように波及するかには考えが及ばず, 周囲の助言は受け入れませんでした. 失職したまま1年が過ぎました. 最近では, いつもはないことが起こると不安・焦燥となり立ちすくんでしまうようになりました. また正義感が非常に強くなり, 外出時に信号無視をする見知らぬ若者を大声で叱ることもありました.

〔キーワード〕社会的行動障害, 前頭葉機能不全, 気づき, 大脳辺縁系, 情動障害, 怒りの爆発（anger burst）, 収束的思考力の低下, 行動療法, タイムアウト「立ち去り」

　社会的行動障害は，依存性や退行，感情・欲求コントロールの低下，対人的技能の拙劣，固執性，意欲・発動性の低下，反社会的行動などの症状がみられる障害である．大脳辺縁系とその調節関連部位（主に前頭葉）に機能障害が生じた場合に起こりうる．主に外傷性脳損傷で出現しやすい症状への対応は，身につけた適応的な行動を意識づけさせる，以前に身につけた適応的な行動を今も行えているかを適宜確認（メンテナンス）する．そして不適応による二次的な社会的行動障害や精神症状を生じさせないようにすることが重要である．そのためには，情動障害では怒りの爆発（anger burst）に至るには何らかの理由があることを理解し，適切な服薬量の調節や，注意・記憶などの神経心理学的障害の程度を評価し，無理のない環境を設定することが必要である．

1. 社会的行動障害の理解

（1）社会的行動障害とは

　社会的行動障害の主な症状は，依存性・退行，感情・欲求コントロールの低下，対人技能の拙劣，固執性，意欲・発動性の低下，反社会的行動である［表1］．そもそも社会的行動障害という用語は，高次脳機能障害者支援モデル事業[1]のなかで命名された「行政用語」である．これは，当事者や家族が抱える困難について，より社会から注目され，適切な支援がなされるようにとの目的をもっている．医学的には，**神経行動障害**

[表1] **社会的行動障害（回復期以降）の症状とその対応**

社会的行動障害	対応
依存性・退行（子どもっぽくなった，すぐに家族を頼る）	・立ち去り（不必要な反応を強化しない）
感情コントロールの低下（怒りが爆発する，人前で泣いたり，笑ったりする）	・原因を取り除く・環境調整（静かな環境），向精神薬の少量投与，適度な運動
欲求コントロールの低下（我慢ができない）	・正の強化（適応的な行動をとったときにほめる・励ます），我慢の練習（段階をふんで）
対人技能の拙劣（他者に対して共感がない，空気が読めない，ふるまいや会話が一方的）	・グループのなかで適応的なスキル習得の練習，本人による記録と見直し
固執性（どうでもよい些細なことにこだわる，臨機応変にできない）	・無理のない目標，プレッシャーを遠ざける
意欲・発動性の低下（自分から何かをやろうとしない）	・興味ある分野を探す，過去に使用した物を利用して意欲や動機を促す，生活の習慣化
反社会的行動（万引き，性的逸脱，自らの行為の帰結に無頓着）	・逸脱行為をしにくい環境を調整する（刺激から遠ざける）
抑うつ*	・仲間をつくる，立場をつくる，軽い運動（散歩），不眠や焦燥に対しては投薬
幻覚妄想*	・不安感・疎外感の緩和，健康な自我の部分への共感，抗精神病薬の投薬

*抑うつや幻覚妄想は社会的行動障害には含まれていないが，抑うつや幻覚妄想があると上記の各症状が生じやすいため，本表に含めて記載した．

（国立障害者リハビリテーションセンター，2023）[1]を参考に補足して作成

（neurobehavioural disability）や**脳器質性精神障害**と呼ばれてきたものである．その基盤として，前頭葉障害，大脳辺縁系の機能障害が想定される．

（2）高次脳機能障害における社会的行動障害

不適応に結びつく高次脳機能障害の主な6つの症状群を**表2**にあげた[2]．これらのうち，①記憶障害，②注意障害・易疲労性，③遂行機能障害による日常生活や社会生活への不適応が生じると，困惑，孤立，不安焦燥，抑うつ，怒りの感情を引き起こし，二次的に社会的行動障害が生じうる．また，④易怒性・突然の攻撃性，⑤自覚や気づきへの乏しさ，⑥病識がないことによる環境の受け入れ拒否は，社会的行動障害に直結するものである．

（3）前頭葉機能障害（前頭葉機能不全）の行動障害，認知障害としての現れ

定型的な神経心理学的検査では数値化しにくい，前頭葉機能障害例にみられる特徴をうまく言い当てたものが**表3**である．これは，脳損傷者の外来通院プログラムを行っているラスク研究所において，前頭葉機能障害に由来する問題をわかりやすい用語で説明したも

[表2] **脳損傷による高次脳機能障害者が不適応となる理由と対処法** （先崎，2009）[2]

不適応の理由	対処法
①記憶障害があり，経験が積み上がらない．約束が守れない．	・経験を外に見えるように（外在化し）残して，後で見る．メモ，メモリーノート，電子機器の活用，代償手段の導入
②注意障害（持続，転換）と易疲労性があり，確実性がない．	・適度な休息，静かな環境調整，覚醒度を上げる（質の良い夜間睡眠）
③遂行機能障害（実行機能障害）があり，自分で行動できない．	・欲張らせないで作業を単純化し，マニュアルに従い一つずつ行う．スケジュール表・ホワイトボードの利用，タイマー・電子機器の活用
④易怒性や突然の攻撃性がみられる（大脳辺縁系の異常興奮）．	・コーピングを学習する，適切な量の向精神薬の内服
⑤機能低下・能力低下の自覚や気づきに乏しい．	・その場でフィードバックし，行うべきことを後で本人が見られる形にする（助言を受けて短文・標語で本人が記載．損か得かの視点）
⑥事故前・病前は社会的に適応していたが故に自尊心があり，自身の低下した機能に合った環境を（本人も家族も）受け入れられない．	・フィードバックを根気よく続ける，当事者の会への参加

[表3] **前頭葉機能不全による症状や障害** （立神，2010）[3]

- ・「無気づき症候群」（気づきがないことが様々な症状の基にある）
- ・「神経疲労」（脳が疲労しやすい）
- ・「無気力症」（発動性の困難，発想法の欠如，自発性の欠如）
- ・抑制困難（衝動症，反応の調節下手，多動症，イライラ症，「情動の洪水」，感情の爆発または「激怒症」）
- ・基本的な注意力障害（覚醒レベルの障害，注意を選択的にフォーカスすることの障害，集中力を維持することの障害）
- ・情報処理とコミュニケーション・スキルに関する能力低下
- ・記憶能力の低下
- ・論理的思考力の低下（「収束的思考力の低下」，「拡散的思考力の低下」，遂行機能の欠損）
- ・不適切な対人的行為（人を思いやる能力が不充分，社会的判断力が乏しい，反感をもたれるコミュニケーション，機転や親愛感が充分でない）

「　」内の用語は日本では一般的ではないが，神経心理学的検査では数値として把握しにくい特徴をわかりやすく言い当てているものとして，筆者が「　」をつけて掲載した．

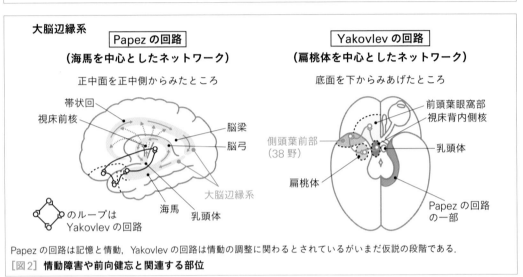

どの方向から衝撃を受けても脳と頭蓋骨の構造から，前頭葉底面（眼窩面）と側頭葉前部に損失を生じやすい．

対側挫傷

同側挫傷

打撲部位と対極部に損傷
が生じる．

[図1] **同側挫傷と対側挫傷**　　　　　　　　　　　　　　　　　　　　　　（道免，2005）[4]

大脳辺縁系

| Papez の回路 |
| **（海馬を中心としたネットワーク）** |

正中面を正中側からみたところ

帯状回
視床前核
脳梁
脳弓
大脳辺縁系
海馬
乳頭体

○のループは
Yakovlev の回路

| Yakovlev の回路 |
| **（扁桃体を中心としたネットワーク）** |

底面を下からみあげたところ

前頭葉眼窩部
視床背内側核
側頭葉前部
（38 野）
乳頭体
扁桃体
Papez の回路
の一部

Papez の回路は記憶と情動，Yakovlev の回路は情動の調整に関わるとされているがいまだ仮説の段階である．

[図2] **情動障害や前向健忘と関連する部位**

のである[3]．これらの直接の現れが，あるいは不適応によって生じた心理的な反応が表1で示した社会的行動障害と理解してよい．

　CASE①（164頁）の「散発的な関心事ばかりを話し，相手の質問に的確に返答することができない」ことは，表3の**収束的思考力の低下**，「自身の言動，ふるまいが周囲へどのように波及するかに気づくことができず，周囲の助言も受け入れない」ことは，**無気づき症候群**，「いつもはないことが起こると，どう行動していったらよいのかわからず，不安・焦燥し」「パニック」となることは，**情動の洪水**といえる．

（4）外傷性脳損傷例における情動障害

　CASE①のように，外傷性脳損傷例では情動の回路が損傷され，**情動障害**を伴いやすい．それは，頭部に加速度的な衝撃を受けた（打撲した）場合に，物理的に頭蓋骨の蝶形骨や前頭骨に動きが阻まれた脳部位，すなわち前頭葉底面から側頭葉の前部～外側底面に損傷を生じることによる（coup injury，**同側挫傷**）．さらに，打撲部位と対極にある部分の損傷（contrecoup injury，**対側挫傷**）も生じる[図1][4]．前頭葉（底面）～側頭葉前頭部位には情動回路（**パペッツ**；Papez の回路の一部，**ヤコブレフ**；Yakovlev の回路）が存在している[図2][2]（2章，028 頁参照）．同側挫傷であれ対側挫傷であれ，大脳辺縁系とその調節に関連する部位に機能障害を生じさせる．損傷が情動回路に及ぶ脳炎や脳卒中でも，同様の情動障害がみられる．

2. 社会的行動障害への対応

（1）対応の原則

表1と表2に，それぞれの症状への対応の原則を併記したが，高次脳機能障害は個別性があり，その程度や様相は個人によって大きな違いがある．また家族や支援者，利用できる社会資源にも個別性がある．したがって実際の対応や効果については，はじめからはうまくいかず，試行錯誤という面があることは否めない．事態が膠着した際には，一般的な精神科リハビリテーションの原則［表4］[5] に沿って支援を行うと大きな間違いがない．また，一度身についた適応的な行動（具体的には表2に対処法として記載されていること）を随時話題にして確認し，意識づけさせることが大切である．すなわち，随時メンテナンス（再確認）をして，不適応による二次的な社会的行動障害や精神症状を生じさせないようにする．

（2）具体的な対応

以下，具体的な対応について，CASE①の経過と介入（受傷1年半～）を通して解説する．

①怒りの爆発（anger burst）へのコントロールの練習

怒りのコントロールには，認知を変え適応的なふるまいを実際の行動で身につけていくという意味で，認知行動療法的な介入が有効である．

CASE①では個別カウンセリングのほかに，**心理グループ活動**（2週に1回，受傷1年半時より2年間），その後，集団体育（週1回，1時間半程度）および就労継続B型施設通所（受傷3年半時より1年間）を行った．そのなかで，注意持続の練習，行動がうまく

[表4] **精神科リハビリテーションの原則**　　　　　　　　　（精神保健福祉士養成セミナー編集委員会，2016）[5]

- ・包括的なアプローチを行う
- ・本人の自己決定を尊重する
- ・本人の参加を保障する
- ・成功体験により心理的障害の軽減を図る
- ・本人の個別性に配慮する
- ・再発予防の視点をもつ
- ・変化やリカバリーへの希望をもつ

怒りっぽくなってしまうあなたへ

問題 ➡ 衝動性，易怒性，脱抑制

解決 ➡ よく計画することによって，自分の行動を再びコントロールできるようにする

方略（行うべきこと）
- ➡ ① 怒りが生じる状況になっていかないか気にとめる
- ② 怒りが生じていることに気づく
- ③ 相手に反応する前に，「どのように言ったり，行ったりするのがよいのか？」と自問する．リラックスする（深呼吸する）
- ④ 相手への応答はあらかじめ心づもりしてから行う
- ⑤ フィードバックを周囲の人に求め記録し，ふりかえってみる

[図3] 集団心理療法で使用したポスター

いかなかった場合のその場での修正法，複数情報への対処の仕方，手順表の利用，メモリーノートの記載による記憶機能低下に対する**気づきの促進**，行動修正ポイントのポスターによる提示と適応的な行動を練習し，**自己認識と適応的なふるまいを学習**した．図3に使用したポスターの一例を示す．またスタッフが参考にして本人にも提示した「怒りへの自己制御法」を表5[6]に示す．大脳辺縁系の障害による怒りが突発する例であっても，薬物療法（後述）と併用して，このように認知と行動に働きかけを行う余地がある．

②気づきのない高次脳機能障害者への対応

気づきのない高次脳機能障害者には，［図4][2]に示すように，失敗による本人の困難や不快さに共感して，まずは関係性をつくることが大切である．関係性をつくるためには，「問題行動」と提示するのではなく，たとえば「**マイルール**」（本人の自分勝手なやり方）といった婉曲的な，本人の自尊心を損なわせないような表現の工夫が必要である．

次に，適応的な行動を練習させるために，問題となる行動があったときにその場で本人に**フィードバック**し，本人の言葉でメモあるいは**メモリーノート**に事実を記述してもらう．そして，「自分が指摘されたこと，次回から行うべきこと」，あるいは「（自分の）失敗，問題，解決，方略」，あるいは簡潔な言葉で「標語」を記載し，後にそれらのメモを見直しながら行動することを繰り返していく．本人が5年の経過で記載を重ねてきたメモを［図5］に示す．

(3) 長期に関わることの必要性

CASE①は受傷5年経過時には，自分の障害や対処法についてメモ［図5］を見ながら語り，社会的行動障害はほとんどなくなり，社会適応度は向上した．また気分調節薬（バルプロ酸）の内服も受け入れるようになった．ところが，月1回の外来診療のみになった

［表5］ 怒りへの自己制御法	(Sohlberg MM, 2013)[6]

〈怒りのコントロールのための手がかりカードの例〉

ステップ1　自分の怒りの兆候に気づこう
　　　　　　早口になる，大声になる，呼吸が速くなる，歯をくいしばる，思考が停止する
ステップ2　怒りの悪循環を止めよう
　　　　　　していることをやめて言う「私は怒りを感じ始めている，タイムアウトが必要だ」
ステップ3　元の場所に戻ろう
　　　　　　私がやる必要があることはどれか？（謝る？　説明する？　話すための時間を作る？）
ステップ4　評価しよう
　　　　　　私はどのようにやったか？（うまくやれたことは？　もう少しうまくやれることは？）
ステップ5　怒りの記録をつけよう
　　　　　　日付と時間，何が起こったか？　怒りのレベル1～10？　何をしたか？　どう感じたか？

・できると思っていても失敗している部分や，気づきのない部分が生活のスムーズさや快適さをいかに奪っているかを話し合う．
・気づきのある部分（＝代償行動を受け入れ練習する源）をふくらます．
・適応的な方略（行うべきこと）を練習する，方法を記録する．

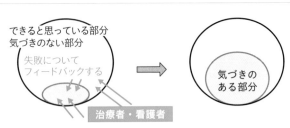

［図4］ **気づきのない高次脳機能障害者への対応**　　　　　　　　　　　　　　　(先崎, 2009)[2]

ところ，しだいにメモリーノートをとらなくなり，日常生活や社会生活で適応的な行動をとれず，受傷10年経過時には元の社会的行動障害が散見されるようになった．

　再び，自分で作成した「これから良くなるための行動」メモ［図5］を見ながら行動することが得であると意識づけた．そして自宅で家族の見守りのもとに「これから良くなるための行動」を実行してもらった．また再度，**心理グループ活動**に参加させた．集団を使用した治療についての理論的背景[2]を［表6］に，具体的な活動の一例を［表7］にあげる．

［図5］メモの一例
「これから良くなるための行動」

column
障害を上手に説明するためのテクニック

　高次脳機能障害者が自分の障害を理解し，場面に応じたコントロールをすることは重要である．本人や周囲の人々に高次脳機能障害について説明する際は，比喩やたとえ，標語などにするとわかりやすい．ここでは，メタファー（比喩）を用いた説明の例［表］を紹介する．

先崎　章

［表］メタファー（比喩）の例　　　　　　　　　　　　　　　（阿部，2014）より引用

○前頭葉機能（遂行機能障害）の説明
→「信号機が故障している」「だから手動で交通整理を行いましょう」
○情報処理量（ワーキングメモリ）の低下
→「頭の作業スペースやまな板が小さくなっています」
○易怒性と対応
→「瞬間湯沸かし器となってしまう」「消火器を持てるようにしましょう」
○メモリーノート（手順書），代償手段の導入
→「脳の分身となるもの」「転ばぬ先の杖」「使える武器」（を用意しましょう）

文献
　　阿部順子編・リハビリテーション心理職会作成協力：高次脳機能障害の方に上手に伝わる説明テクニック集，日本脳外傷友の会，2014．

[表6]	集団を利用した治療（既存のデイケア・社会資源を利用）の理論的背景	(先崎, 2009)[2]

- 仲間のふるまいに，自分が気づかなかった自身の問題をみつけ，あるいは仲間の取り入れている方略，代償手段を見習う．
- 適切な情緒を受け渡しする練習の場ともなる．
- ある者のプレゼンテーションが，他の者にとっては聴き取りや注意持続，メモの練習になる．
- 互いに励まし合う．孤立感を緩和する．
- 家族にとっては対応の実際を学べる．

集団精神療法，健康増進施設でのグループ活動，デイサービスでの集団活動の場でも応用できる．（ただしスタッフによるその時その場での声掛け，指示，フィードバック，次回までの宿題や課題の提案が必要である）

[表7]	集団での具体的な活動の一例

メモや日記を見ながら，皆の前で（一人1～3分程度）発表し，メモや日記が役に立つことを体感として学ぶ

- マイニュース
- 世の中のニュース
- 前回の目標がどこまで達成されたか
- 目標を修正する
- 私の次回までの目標

- 障害についての理解を皆で深め合う（患者教育）
- 家族との合同グループで行ってもよい

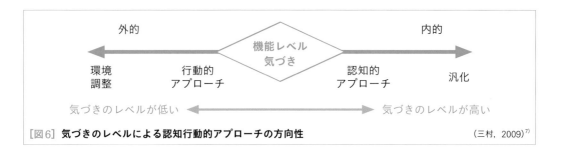

[図6] 気づきのレベルによる認知行動的アプローチの方向性　　　　　　　　(三村, 2009)[7]

（4）気づきが今後も見込めない重症例への対応

　気づきのレベルによって**認知行動的アプローチ**の方向性には違いがある［図6］[7]．CASE ①のように知的機能がある程度保たれている場合，あるいは内省を期待しうる場合や気づきのレベルが高い場合（［図6］の右方向）には，内的な洞察を含めた気づきを促していくように介入する．限られた条件下でできたことが，他の条件と場所においても汎化していくことを期待する．「正しいか否かで行動するのではなく，損か得かで行動してみたらどうか」との提案が，本人の自尊心を損ねず受け入れられやすい．

　一方，知的低下や記憶障害が重度な場合には，残念ながらしばしば気づきが得られず**内省**まで至ることが難しい．内省が期待できない場合や気づきのレベルが低い場合には，**環境調整**が主となる（図6の左方向）．また**薬物療法**による鎮静がしばしば必要である．余計な刺激を入れないこと，毎日同じ日課として，その日課をルーチン化することが必要である．

3. 情動障害の理解と対応

> ### CASE ②
>
> 宮本大介さん（仮名）は 21 歳の大学生です．バイトから帰る途中にバイクの自損事故を起こし救急病院に入院．びまん性軸索損傷と診断されました．1 カ月間の意識障害から回復しましたが，身体的に四肢体幹の失調があるため，自力歩行ができず，車椅子の自走は足こぎでも困難でした．構音障害も重度にみられ，発語は困難でした．また小学生高学年相当の知的レベルとなったことに加え，5 分前の日常生活上の出来事も忘れてしまいます．日常生活全般にわたり全介助状態でしたが，リハビリテーション病院を経て，受傷半年で両親の介護下で自宅に退院しました．
>
> 退院後の宮本さんは，突然険しい表情となることが度々みられ，突発的に怒って上下肢・体幹を突っ張って車椅子から転落するようになりました．当初は怒りの理由は不明でした．一方で両親への甘えや依存心が強く，車椅子から転落してもニヤニヤしながら両親が手を貸してくれるまで自分で起きようとはしませんでした．

(1) 怒りの爆発（anger burst）に至らないための行動療法

　気づきが得られる例を含めて，一般的な**行動療法**を種類別に**表8**に，怒りの爆発（anger burst）に対する**行動的アプローチ**を**表9**に，CASE ②の「**立ち去り**」による行動療法の理論を**図7**に示す．CASE ②では受傷 1 年後に，1 カ月間入院をして行動療法（タイムアウト「立ち去り」）を行った．ところが，看護師，理学療法士，作業療法士で協働して 1 カ月間立ち去りの対応を継続したにもかかわらず，易怒性，抑制の欠如，過度な依存性に改善はなく（入院時 FIM [*1] 運動 31，認知 15．退院時 FIM 運動 33，認知 10），自宅に戻ることになった．

[表8] **行動療法の種類** 　　　　　　　　　　　　　　　　（Sohlberg MM, 2013）[8] を筆者が要約

- **応用行動分析**
  - 標的行動を特定し，数量化する
  - 先行刺激を特定する
  - 結果事象を数量化する
- **望ましい行動を引き出す**
  - プロンプティング（1 つの合図で 1 つの反応）
- **逆制止法（ある行動に取り組むことで，別の行動を抑制する）**
- **タイムアウト（立ち去り）**
- **レスポンスコスト法（減らしたい行動をとるごとに，ごほうびが減る）**
- **日常生活の習慣化**

---

*1 FIM：FIM（Functional Independence Measure）は，日常生活活動（ADL）を 7 段階で評価するもので，機能的自立度評価法ともいう．運動 ADL 13 項目と認知 ADL 5 項目で構成されている．

[表9] **怒りの爆発（anger burst）に対する当事者が行う行動的アプローチ**　(三村, 2002)[9]

1. 怒りの爆発（anger burst）に直面した際のアプローチ
- 自問自答………………声を出して自分に尋ねる
- reminding……………はっと思い出す
- 小道具の利用…………メモ，お守り札，写真
- 環境調整………………人混みを避ける
- タイムアウト…………その場からの立ち去り
- リラクセーション……深呼吸，体を動かす
- anger-cue card………SOS カードを出す

2. 怒りの爆発（anger burst）を防ぐための普段のアプローチ
- 自己チェック…………日記などの記録
- reward…………………トークンエコノミー（自分へのごほうび）

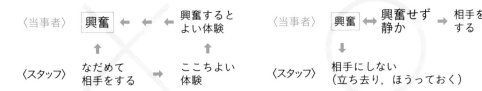

怒らないで自ら行動する場合には，スタッフは本人と1対1で対応し，本人の適応的な行動（怒らずに我慢する）を強化する．逆に，理由なく怒ったり，周囲にすべてを任せて自ら行動しないときにはその場からスタッフは立ち去り，易怒，過度な依存，こだわりなどの社会的行動障害を強化しないようにする．

[図7]「立ち去り」による行動療法の理論

[表10] **情動障害や衝動性の緩和のために投与しうる向精神薬**

- 定型抗精神病薬：haloperidol，chlorpromazine，tiapride　など
- 非定型抗精神病薬：risperidone，quetiapine　など
- 抗てんかん薬：valproic acid，carbamazepine　など
- 抗うつ薬：trazodone，fluvoxamine，sertraline　など
- 気分調節薬：lithium carbonate
- 交感神経抑制薬：propranolol
- その他：抑肝散

不安や焦燥，不眠に対して一般によく投与される benzodiazepine は，かえって興奮や衝動性を増長しうるので投与しない

（2）情動障害や衝動性を緩和しうる向精神薬の投与

　一般的に情動障害や衝動性の緩和として投与される**向精神薬**を表10にあげる．CASE②では受傷後10年間，外来にて表10の向精神薬服薬を数カ月単位で1～2剤ずつ投与量を変更しながら効果や有害事象の判定を行った．全く効果がないときや，脱力・過沈静にて介護量が増大して休止となった，あるいは肝機能障害を併発したことで中止になるなどがあった．結局，受傷後10年目から約10年間，抗精神病薬である risperidone 液1～2mg/日を家族が状況や様子に合わせて調節して服薬させている．一般に，身体障害のある脳損傷者への向精神薬の投与は，脱力や過沈静が生じると介護量の増加に至るため，最少錠剤量の半錠を1～2日に1回夕食後に投与することから開始する慎重さが必要である．

（3）怒りの爆発（anger burst）に至る何らかの理由がある

　CASE②は突然に興奮する理由が不明であった．しかし受傷7年後くらいから，実は自分の病名である軸索損傷の「じくさく」，あるいは以前に追突された車の車種「K」を

[表11] **外傷性脳損傷後に不安障害が生じる割合**　　　(Fuji D, etal, 2002)[10]

不安障害の種類	割合（全受傷例中）
全般性不安障害	8〜24%
パニック障害	2〜7%
強迫性障害	1〜9%
特定（車や往来）の対象への恐怖症	25% 以下
社交恐怖	不明
PTSD（心的外傷後ストレス障害）	0〜42%

これまでの論文のレビューによる

連想すると興奮していたことがわかった．当初は理由なく突然怒ると思われていたが，自分がこのような介護を要する身体となった事実や，その原因に気持ちが及んだときに怒っていることがわかった．このように，怒りの爆発にも何らかの引き金となる理由があり，その理解が適切な対応をしていくうえでは欠かせない．CASE ②では，事前に怒りの爆発の出現を家族が察知でき，同時に本人との距離のとり方を臨機応変に調整できるようになり，当初のように興奮して車椅子や椅子から転落することは少なくなった．

4. 脳損傷後の精神症状の様相と対応

　外傷性脳損傷例では全体の数%であるが，受傷後に年単位の経過で幻覚妄想を呈する例がある [11]．この発現機序として，外傷性脳損傷による**神経ネットワークの損傷**により，大脳辺縁系の扁桃体へのフィードバックが不良となり，扁桃体の活動を孤立させ情動認知に混乱を生じさせるからとの仮説がある [11]．すなわち扁桃体の異常興奮が，外部感覚情報（たとえば，決して自分に害を及ぼす人ではなさそうだという情報）によって修正されず独り歩きし，他者理解における負のバイアスを増大させるので，**妄想知覚**や**被害関係妄想**を形成していくのではないかと推定される．

　また**不安障害**も**表11**のように，ある一定の割合で出現する．このような症状の出現は，脳損傷そのものに直接由来する場合と，高次脳機能障害によって社会生活上の**不適応**が起こり，その結果として生じる二次的な場合が考えられる．現在のところ治療としては，器質性の精神障害であっても，非器質性の場合の同症状に投与する向精神薬（**表10**の非定型抗精神病薬あるいは定型抗精神病薬）を選択しているのが現状である．当事者の困難や不安を理解するためには，繰り返しになるが，現在の神経心理学的障害（通常，記憶障害や注意障害）とその程度を把握することが重要である．

Q1 社会的行動障害の説明として正しいものの組み合わせを 1 つ選びなさい.

（ア）依存性や退行としてしばしば生じる.

（イ）高次脳機能障害者支援モデル事業のなかで命名された「行政用語」である.

（ウ）前頭葉や大脳辺縁系の機能障害によって生じる.

（エ）二次的・心理的な反応としてしばしば生じる.

1. （ア）（イ）（エ）
2. （ア）（イ）（ウ）
3. （イ）（ウ）（エ）
4. すべて正しい

Q2 社会的行動障害への対応として正しいものの組み合わせを 1 つ選びなさい.

（ア）一般的な精神科リハビリテーションの原則が有効である.

（イ）認知行動療法的な手法が有効である.

（ウ）気づきがない場合，まず本人の問題行動を提示し，気づきを促すことが優先される.

（エ）重症例の場合の対応としては，環境調整が主となる.

1. （ア）（イ）（エ）
2. （ア）（イ）（ウ）
3. （イ）（ウ）（エ）
4. すべて正しい

Q3 怒りの爆発（anger burst）の説明や対応として正しいものの組み合わせを 1 つ選びなさい.

（ア）何の理由もなく生じる.

（イ）向精神薬によって頻度を少なくすることができる.

（ウ）「立ち去り」などの行動的アプローチが有効である.

（エ）当事者が普段から行えるアプローチがある.

1. （ア）（イ）（エ）
2. （ア）（イ）（ウ）
3. （イ）（ウ）（エ）
4. すべて正しい

Q1 **A**……4

解説

　社会的行動障害は，当事者や家族の抱える困難に対処するために命名された行政用語であり，依存性や退行のほかに感情・欲求コントロールの低下や反社会的行動なども含まれる．前頭葉や大脳辺縁系の直接的な損傷でも生じるが，他の認知機能障害の

結果，日常生活や社会生活で不適応が生じると，二次的な反応としても社会的行動障害が生じることがある．

Q2 | A……1

解説

　気づきがない場合，本人の問題行動を提示し失敗に直面化させる前にまずは関係性の構築が大切である．失敗によって生じる本人の困難さや不快さに共感し本人に伝え信頼を得ることが必要である．

Q3 | A……3

解説

　「怒りの爆発」と表現される anger burst は，脳の損傷によって生じる情動障害の一つである．多くは先行刺激，何らかの原因や背景が引き金になって生じる．向精神薬による治療とともに，認知行動的アプローチが有効であり，「立ち去り」など周囲による対処のほかに，「リラクセーション」や「自己チェック」など当事者本人が行うアプローチがある．

（12章問題作成・解説：緑川　晶）

文献

1）国立障害者リハビリテーションセンター：国立障害者リハビリテーションセンター HP　高次脳機能障害を理解する．http://www.rehab.go.jp/brain_fukyu/rikai/（2023 年 7 月 11 日参照）
2）先崎　章：高次脳機能障害　精神医学・心理学的対応ポケットマニュアル，医歯薬出版，2009
3）立神粧子：前頭葉機能不全　その先の戦略．Rusk 通院プログラムと神経心理ピラミッド，医学書院，2010.
4）道免和久：スタッフと患者・家族のための頭部外傷（石田　暉編著），医歯薬出版，2005.
5）精神保健福祉士養成セミナー編集委員会編：精神保健福祉士養成セミナー⑤　精神保健福祉の理論と相談援助の展開Ⅱ．精神保健福祉におけるリハビリテーション，第 6 版，へるす出版，2016.
6）Sohlberg MM, Mateer CA 著，尾関　誠，上田幸彦監訳：高次脳機能障害のための認知リハビリテーション，協同医書出版，2013，p307.
7）三村　將：社会的行動障害への介入．精神医学的観点からの整理．高次脳機能研究 29：26-33，2009.
8）Sohlberg MM, Mateer CA 著，尾関　誠，上田幸彦監訳：高次脳機能障害のための認知リハビリテーション，協同医書出版，2013，pp294-303.
9）三村　將：高次脳機能障害とその問題点．精神科の立場から．失語症研究 22：185-193，2002.
10）Fuji D, Ahmed I：Psychotic disorder following traumatic brain injury：a conceptual framework. Cogn Neuropsychiatry **7**：41-62, 2002.
11）大東祥孝：頭部外傷後精神病性障害（PDFTBI）と側頭極損傷　妄想知覚の発現機序仮説にむけて．精神神経学 111：452-459，2009.

（先崎　章）

DSM-5 による「解離症群」（dissociative disorders）は，DSM-IV-TR，ICD-10 では「解離性障害」と呼ばれていた，心理的に意識の障害や記憶の欠損が生じる疾患である．具体的には，記憶や自己同一性，思考，感覚情報の統合性，連続性が失われる．また「詐病」とは，何らかの利益の享受を目的として，病気であるかのようにふるまっている状態である．

解離症群は精神疾患であるが，その性質上，救急外来や脳神経外科，神経内科で対応する機会が多い．また認知症を対象としている総合病院の「物忘れ外来」には，解離による健忘を呈した若者がしばしば受診する．てんかんや別の精神疾患と診断して治療していたところ，経過のなかで解離症群であることが明らかになることもある．

ある時期のエピソードの想起障害が，解離によるものか，器質的疾患の外傷後健忘や前向性健忘を基盤とするものか，あるいは詐病なのか．日常診療のみならず，補償がからむ後遺症診断書の作成，あるいは刑事事件における責任能力の査定のために，時に鑑別が求められる．これを横断的な一場面一施行で判別する決定的な徴候や神経心理学的検査はない．筆者が臨床経験に基づいて考える鑑別の視点は，以下の通りである．

記憶については，解離症群では前向性健忘はなく，虫食い状に記憶が抜け，想起不能期間が比較的明瞭に同定できる．一方，脳の器質性障害（高次脳機能障害）では前向性健忘があり，想起不能期間は連続している．詐病では記憶検査の各下位項目に不自然なばらつきがあり，難易度に関係なく誤答と正解が入り混じる傾向がみられる．訴えと検査上の低下はあるが，生活障害はない．想起不能期間が不自然に明瞭である．注意については，解離症群では検査上ほぼ正常で同時処理能力も

保たれている．一方，高次脳機能障害では複雑な注意検査（PASAT など）ほど低下する．また易疲労性により単純反応時間などの成績が時間経過でしだいに低下してくる．詐病では単純反応時間のばらつきが最初から大きく，難易度に関係なく成績がばらつく傾向がある．

意識障害の時間が短い軽度外傷性脳損傷では，受傷直後に様々な身体的症状や神経心理学的症状が生じ，通常は 1 日～1 週間程度で回復する．ところが数％の人では，症状が月～年単位で持続することがあり，時に受傷前の逆向性健忘も伴う．しかし，多くは MRI による器質的な異常は見つからず，このような症状が外傷性脳損傷（あるいは合併する PTSD）を直接の原因とするものか，あるいは補償金・保険金や訴訟問題がからんだ恣意的なもの（詐病）か，その両者の合併なのかの鑑別はしばしば困難を極める．

かつては器質的損傷が存在する証として，脳神経損傷による症状（嗅覚低下・喪失，複視，味覚障害）や神経因性膀胱（尿失禁）の有無があった．また握力の左右差（画像上異常が存在しなくても，左半球症状の存在を推定できる場合には，右利きにもかかわらずしばしば右く左の握力である）や，手指や四肢の巧緻性のわずかな低下（びまん性軸索損傷ではしばしば，指鼻試験は正常であっても，動作時のバランスや機敏さが微妙に低下している）を確認していた．これらの症状が確実な場合は，詐病や解離症群の可能性は低いと筆者は判断していた．しかし，インターネットによる情報収集を誰もが行っている現在，はじめから前述のような教科書通りの症状を訴えてくる初診例も多くなり，必ずしも詐病や解離症群を否定する根拠とはならなくなっている．

先崎　章

13章 高齢期の問題（認知症）

到達目標 ......

● 高齢期における心理・社会的問題について理解する．

● 認知症の原因となる疾患とその症状について理解する．

● 認知症に特徴的な認知機能障害とその検査法を理解する．

● 認知症に伴う行動心理学的症状（BPSD）について理解する．

● 神経心理学的な理解にもとづく認知症への介入方法を理解する．

CASE ①

75歳の松山清子さん（仮名）は，夫と二人暮らしをしています．5年前までスーパーの店頭販売員をしていた活発な女性です．退職後は家庭菜園とショッピングを趣味にしていました．1年ほど前から鍵のかけ忘れや，「物がなくなった」と探すことが増え，3カ月ほど前から「今はあそこの洗剤が安い」と誤った情報を流したり，同じ話題を何度も繰り返し，物忘れを噂されるようになりました．また，最近では外出する機会も減り，夕方になると家のなかで通帳や財布を探し回り，「財布がなくなった．○○さんが持って行ったに違いない」と親しい近所の奥さんを疑うようになりました．夫の説得にも応じず，怒りがエスカレートするようになったため，認知症の専門外来を受診することになりました．

認知機能検査を担当した心理担当者に，「○○スーパーは，夕方7時以降は肉が安くなるので，必ず行きなさいよ」と勧めました．物忘れについて尋ねると，自分でも「物忘れがひどい」と言いますが，「歳をとったら誰でもそうでしょう」とあっけらかんとしています．生年月日を尋ねると正確に答えますが，年齢を聞くと「あんまり気にしていないから」と笑って答えてくれません．また，今年は何年かと尋ねると「この頃，カレンダーを見ていないからねえ」と，結局答えられません．診察室では，主治医から年齢を聞かれ，夫のほうを振り返り「何歳やったかな？」と尋ねました．

〔キーワード〕フレイル，サルコペニア，廃用症候群，うつ病，せん妄，認知症，軽度認知障害（MCI），認知症に伴う行動心理学的症状（BPSD），誤りなし学習，生物・心理・社会学的理解

　高齢社会において健康長寿は喫緊の課題である．高齢期は心身の活力が低下し，フレイルと呼ばれる脆弱な状況をきたしやすく，いったん健康を損なうと介護が必要な状況に陥りやすい．サルコペニアと呼ばれる筋力低下は，骨折や転倒を引き起こす入院の危険因子となる．高齢者にとって日中の活動性を維持し，栄養状態，良質な睡眠を確保することがフレイルの予防となる．記憶や注意集中など単一または複数の認知機能の低下をきたす脳の器質的疾患によって，社会生活における自立度が損なわれる状態を認知症と呼ぶ．最も頻度の高いアルツハイマー型認知症では近時記憶障害や見当識障害，あるいは遂行機能障害などが先行し，病的な「物忘れ」や金銭の管理，掃除，計画的な買い物や調理など日常の活動に支障が現れ，徐々に自立した生活が困難となる．この前段階である軽度認知障害（MCI）では，検査上の記憶障害は明らかであるが，こうした日常生活上の活動水準はまだ保たれている点に違いがある．認知症の比較的初期に現れる妄想などの認知症に伴う行動心理学的症状（BPSD）は，背景疾患の特徴により出現機序が異なるため，診断に関わる側面を正確に把握し，個々の認知症高齢者がもつ心理的特性を考慮し，疾患により生じた社会的変化による不安感や喪失した自己効力感を保全する環境への働きかけを通して，患者一人ひとりに合う対応を検討する必要がある．

1. 高齢社会における問題点

　現在，日本の 65 歳以上の人口は 3,623 万人（2023 年）と，前年，前々年とほぼ横ばいで推移しているが，減少し続ける総人口に占める割合（29.1%）は年々増加し続けている．また 100 歳以上の長寿者人口は 92,139 人と前年（2022 年 :90,526 人）を上回り，日本は世界一の長寿国となっている．しかし，高齢者の 1,000 人中 446.1 人，すなわち半数の人が何らかの自覚症状をもち，日常生活に支障のない健康寿命は男性 71.19 歳，女性 74.21 歳に対し，平均寿命は男性 81.4 歳，女性 87.9 歳となっており，この間には大きな隔たりがある．高齢者にとって健康維持は喫緊の課題である．

　とりわけ認知症の増加は高齢期の問題の筆頭にあげられ，2012 年に発表された 65 歳以上の認知症者の総数（462 万人）は，2025 年には 700 万人を超え，高齢者の 5 人に 1 人が認知症という時代を迎えるとされる．加齢に伴う生理学的な機能低下は**老化**と呼ばれ，身体機能をはじめ様々な機能が加齢により低下し，高血圧症や脂質異常などによる動脈硬化の結果，様々な脳血管障害が出現する危険性が若い頃に比べて格段に高まる．さらに若い世代の家族の巣立ち，慣れ親しんだ職場からの退職，家族の病気や死など，高齢期には様々な生活環境の変化を体験する．しかも高齢者のみの世帯や一人暮らしの高齢者が増え，近親者の継続的な支援が得られにくい状況下で，健康状態や文化的な生活を維持していくために，自らの老化に向き合うことが求められる．

　また加齢とともに複数の慢性疾患の併存などの影響もあり，生活機能が障害されると，**フレイル**と呼ばれる心身の脆弱性が出現しやすくなる．これは健康な状態と日常生活でサポートが必要な介護状態の中間にあたる．フレイルを経て要介護状態となるため，その予防が重要である．フレイルの基準には，①体重減少：意図しない 4.5kg/ 年以上のやせ，

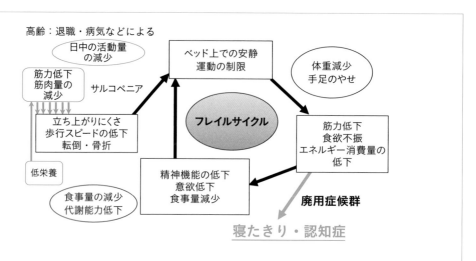

高齢者では，活動量の不足や食事量・栄養吸収力の低下から筋力低下が生じ，転倒や骨折のリスクが高まり，サルコペニアという状態をきたしやすい．一旦，骨折などにより自宅や入院先で安静状態や身体制限が長引くと，筋力低下や意欲消失などの心身機能の低下により廃用症候群を引き起こし，長期の寝たきり生活は認知症を重度化させる原因となる．

[図1] **フレイルと廃用症候群のサイクル**

②疲れやすい，③歩行速度の低下，④握力の低下，⑤身体活動量の低下の5項目中3項目以上あてはまるとフレイルとなる．

　明らかな器質的な原因がない場合でも，基礎体力が乏しく，栄養摂取の機能が低下した高齢者では，心身機能の低下により生活上の機能を喪失しやすい．また加齢による筋肉量の減少および筋力の低下は**サルコペニア**と呼ばれ，フレイルを引き起こす原因となる．サルコペニアになると日常生活の基本的な動作に影響が生じ，転倒，骨折などを引き起こしやすく，介護が必要となる．「最近，手足が細くなった」，「重い荷物が持ちにくくなった」，「椅子から立ち上がりにくい」などの症状がある場合，サルコペニアの可能性が高まる．骨折などによる運動制限のため，体動が減少し，サルコペニアの状態になると，摂食能力の低下，低栄養，蛋白合成の障害などをきたすようになり，サルコペニアはさらに進行する．病気や外傷などで入院すると，ベッド上の生活が続くことで廃用性の筋力低下が生じる．**廃用症候群**とは，疾患やその治療などのために活動性や運動量の低下した安静状態が続くことで，筋力や全身の臓器に生じる二次的障害の総称である [図1]．廃用症候群は，精神機能や自律神経の働きを弱め，寝たきりの状態になったり認知症を悪化させやすい．高齢者にとって**日中の活動性**と栄養状態を保つことは，夜間の良質な睡眠を確保するうえでも有益で，認知症予防の重要なポイントである．

　脳の老化のなかでは，注意力や記憶容量の低下など，いわゆる作動記憶に分類される機能低下が生じてくる．日常生活のなかでも，**物忘れ**がしばしば出現するが，加齢による生理的な現象としての物忘れの範囲を越え，それによって日常生活に大きな支障をきたすような病的な物忘れは**近時記憶障害**と呼ばれ，これは認知症の代表的な認知機能障害である．ただし，物忘れを訴えて受診するケースが，必ずしも近時記憶障害ばかりであるとは限らない．認知症患者に現れる様々な認知機能障害が，一般には物忘れとして広く受け止められている傾向がある．

　これらの症状の成り立ちや要因を，認知症に関わる人々が正しく理解し，そこから認知症の各症状への対応を考えていくことが必要である．認知症の評価にあたることの多い心

理職は，まず認知症に対する知識を深め，心理検査を実施する際にもこうした障害像を念頭に，面接時に得られる様々な情報を見逃さないように心がけることが大切である．

2．認知症の理解

1）認知症とは

認知症は，精神疾患や一時的な軽度の意識障害（せん妄ないし急性錯乱状態）とは区別される．知覚，判断，記憶，言語など外界を理解する脳の働きや，予定された行動を段取りよく執り行う能力（遂行機能）などの**認知機能**が低下し，自立した生活ができなくなった状態と定義される．すなわち認知症とは，脳の器質的な障害によって，それまでにできていたことがしだいにできなくなり，自立した生活が送れなくなった状態である．しかもそれは，うつ病，統合失調症などの精神疾患，あるいは発達障害とは異なり，また様々な要因によって引き起こされる一時的な意識障害であるせん妄とも異なる，持続的・段階的に認知機能が低下する状態を指す用語である．認知症を理解するにあたって，それと区別される状態をまず正しく認識しておくことが必要である．

認知症と区別がつきにくいものに，**うつ病**がある．高齢期のうつ病は，悲哀感などが目立たず，不眠や倦怠感など身体の不調を訴える場合が多い［表1］．また，こうした心身の疲労のため，注意や記憶などの認知機能検査の成績が低下する場合もある．ただし認知症とは異なり，自ら物忘れを訴え，「周囲に迷惑をかけてしまう」と，むしろ障害を過剰に捉えてしまっている場合が多い．このような**自覚症状の有無**は，うつ病と認知症を区別できる点でもある．しかし，**認知症の前駆症状としての抑うつ状態**が認められる場合もあり，総合的な判断が求められる．

認知症と区別されるもう一つの状態は，高齢期に出現する頻度の高い**せん妄**（delirium）と呼ばれる状態である．せん妄は，急激にしかも一過性に生じる現象で，軽度から中等度の意識レベルの低下が生じ，言動のまとまりが崩れることから，しばしば認知症と誤って受け止められる．**急性錯乱状態**（acute confusional state）とも呼ばれる．注意障害，記憶障害など様々な認知機能障害をはじめ，幻覚，興奮，不安，困惑などの精神症状を伴うことが多い．意識変容が主な症状であるため，幻覚にとらわれ，興奮して取り乱す場合

[表1] 認知症と高齢期うつ病の違い

	認知症	高齢期のうつ病
初期症状	認知能力の低下	抑うつ状態
症状の訴え	症状を軽く言う，否認する	記憶力の低下，身体不調を繰り返し訴える
物忘れの自覚	自覚なし	強く自覚している
記憶障害の内容	古い記憶よりも最近の記憶が障害される	古い記憶も新しい記憶も共に障害される
知的能力	持続的に低下 日常生活に支障（介助必要）	訴えほど知的能力の低下はない 自立した生活が可能
抑うつ状態の既往	なし	しばしば以前から認められる
CT 画像所見	しばしば脳萎縮の所見	著しい異常は認められない

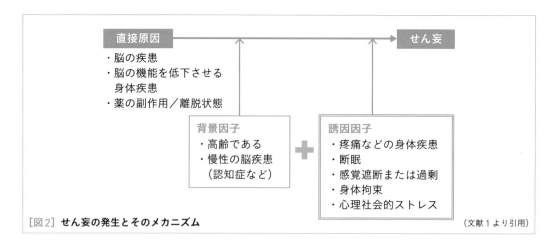

[図2] せん妄の発生とそのメカニズム

（文献1より引用）

もあるかと思うと，一転して正常な対応ができる場合もあり，認知機能は変動し，会話や行動の一貫性は失われる．自己の障害への関心が乏しく，自身の症状や不調の存在を否定する病態失認もこの状態でしばしば現れ，ふざけ症といった高次脳機能障害ではみられない症状がみられる場合もある．記憶の面では，異なる体験との混同である記憶錯誤や，実在の対象が他にも存在するという重複現象が他の原因疾患よりも現れやすい点に特徴がある．これらの異常体験は，患者の記憶に留まることはない．せん妄は，**重篤な身体疾患**をはじめ，昼夜の逆転といった**生活リズムの崩れ**や，入院などの**環境変化**，**薬剤**などによっても引き起こされ，その原因は多様である [図2]．

　認知症患者では，せん妄や急性錯乱状態が起こりやすくしばしば合併する．アセスメントにあたっては，身体機能，急激な環境変化，薬剤の服用状況など，この状態と関連の深い背景をまずおさえておく．せん妄を認める際には，脈拍や呼吸数，血圧，体温など**身体機能のチェック**がまず求められる．認知機能検査上では，**注意の評価尺度**に失点が集中する．一方，これら軽度の意識障害は適切な医学的対応により，比較的短期間で改善することが多い．認知症にせん妄が合併する場合には，せん妄の治療を優先し，意識障害が収まった後に認知症の評価や治療を行うことになる．せん妄のマネージメントには，**介護者，各種医療機関，介護事業所との連携**がとても重要である[1]．

2）認知症の理解と対応のための枠組み

　認知症の原因となる疾患は多数であるが，対応をめぐって3つのグループに分類することができる．それは，①**慢性硬膜下血腫**や**脳腫瘍**，あるいは**正常圧水頭症**など，脳神経外科的な処置が求められ治療の可能性がある認知症，②**血管性認知症**（vasculardementia；VaD）に代表される進行や発症を予防することが重要な認知症，③**アルツハイマー型認知症，レビー小体型認知症，大脳皮質基底核変性症，進行性核上性麻痺，前頭側頭型認知症**など原因が不明で神経の細胞がゆっくりと崩壊していく，根本的な治療が困難な認知症という区分である[2]．これらの認知症では，それぞれに特有の症状が現れる．こうした症状を体系的に整理したものが症候学である．評価にあたっては，検査成績や検査中の行動に現れるこうした症状の端的な特徴をよく理解しておくことが求められる．

　認知症の理解には，認知症を引き起こす疾患を診断するという，脳内の生物学的な変化を的確に捉えることがまず求められる（3章，041頁参照）．また，その人のケアを考えるうえでは，一人ひとりの生活史や性格傾向といった心理学的な特徴を知ることが欠かせな

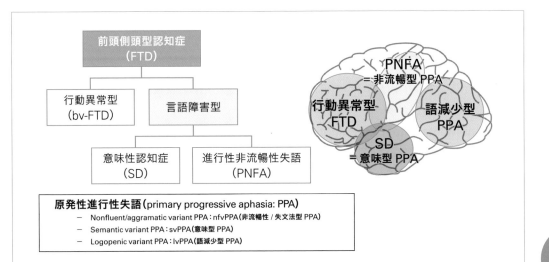

前頭側頭型認知症（FTD）は行動異常型（ｂ∨FTD）と言語障害型に大別され，さらに言語障害型は意味性認知症（SD）と進行性非流暢性失語（PNFA）に分類される．変性疾患に伴う失語症の分類である原発性進行性失語（PPA）は，非流暢/失文法型PPA，意味型PPA，語減少型PPAに分類され，言語障害型FTDのPNFAは非流暢/失文法型PPAに，SDは意味型PPAに相当する．
[図3] **前頭側頭型認知症**（frontotemporal dementia: FTD）**と原発性進行性失語**（primary progressive aphasia:PPA）

い．さらに，本人の苦悩や介護者の負担感を増大させる主な原因となる**認知症に伴う行動心理学的症状**（behavioral and psychological symptoms of dementia；BPSD）を理解し，対処するためには，その人の住む社会の文化的な背景を知ることが必要となる．このように，一人ひとりの認知症を理解し，その問題に対応するためには，生物学的変化，心理学的特徴，文化的背景をふまえた取り組みが重要である．

3）軽度認知障害

認知症に対する知識の普及にしたがって，物忘れを自覚したり，周囲が気づいたりして，比較的早期に医療機関を訪れる患者が増加している．こうしたなかには，全般的な認知機能検査では正常ないし境界域の成績を示すが，記憶の検査に関しては正常範囲から有意に低い段階を示す例で，なおかつ日常生活ではまだ自立性が損なわれていない状態の患者が含まれる．これは**軽度認知障害**（mild cognitive impairment；MCI）と呼ばれる．MCIは，認知症への移行が通常の3〜5倍の確率で高いといわれ，とりわけ**アルツハイマー型認知症**による MCI は，治療の対象として重要である．

3. 認知症のアセスメント

認知症の評価には，認知症の中核症状と呼ばれる**認知機能の評価**，さらには社会適応上の問題となる **BPSD の評価**，ケアや介護の目標を定めるために必要な**生活機能の評価**がある．

1）認知機能の評価

高齢期の精神的疾患に伴う認知機能の低下をスクリーニングする目的で作成された認知機能検査は，いまや物忘れを専門に治療する外来では，必須の検査となっている（4章参照）．ここで取り上げる2つの検査は，いずれもよく知られた検査であるが，実施に際して注意すべき点が多い．

Mini-Mental State Examination（MMSE）は，時間と場所の見当識，記憶（即時再生と遅延再生），注意と計算，言語，図形の模写について評価を行う[3]．また**改訂長谷川式簡易知能評価スケール（HDS-R）**では，見当識，3単語の即時再生と遅延再生，計算，数字逆唱，5物品の記銘と即時再生，語流暢性などの9項目の課題を実施する[4]．

両検査ともに見当識や3単語の即時再生と遅延再生を行う記憶に関する項目，計算項目はほぼ同様である．しかし，MMSEには語流暢性という遂行機能を含む課題はなく，HDS-Rには構成能力をみる図形模写課題はない．また遅延再生について，HDS-Rでは手がかり再生を設けている点や，5物品の即時再生など，記憶関連の課題が多い．いずれの検査も言語領域の課題を含んでいるが，MMSEでは復唱・呼称・理解といった基本的な口頭言語能力の課題を設けているのに対し，HDS-Rでは語流暢性課題のみが実施され，注目点に違いがある．したがって，それぞれの検査を単独で実施する際には，互いに不足する項目を補充する目的で，流暢性や図形模写の課題を追加するなど工夫を加える余地はある．また2つの検査を実施することによって，より総合的な判断ができる可能性もある．

MMSEは，原版に忠実な日本語版が，**MMSE-J（精神状態短時間検査－日本版）**として出版されている[5]．MMSE-Jでは，注意と計算課題で100－7の連続減算に加え，仮名5文字の単語の逆唱課題を追加することが求められている．検査は30点満点とし，認知機能障害の有無（認知症）を判定する．**カットオフ値**は，MMSE-J（100－7の場合）は24/23，HDS-Rは21/20に設定されている．いずれの検査も，認知症を検出する割合（**感度**），認知症でない人が除外される割合（**特異度**）に優れ，高い信頼性が確認されている[4,5]．

しかし，カットオフ値のみで，認知症の確実な評価はできない．まずは，認知機能障害に影響を及ぼす教育年数や職歴，生活歴，視覚障害や聴覚障害の有無，また精神疾患や身体疾患の有無，服薬中の薬剤などの背景情報を事前に収集することが重要である．たとえば，口頭命令や復唱などの言語課題低下は，難聴による教示理解の困難が想定される．

充分な学校教育を受けることができなかった患者では，図形模写，計算，読み書きの課題などを本来学習していない可能性もある．睡眠導入剤の服用による眠気や，何らかの身体疾患による痛みなどがあれば，充分な集中力を発揮できないであろう．協力的に課題に取り組めたか，注意は持続して保たれていたか，など検査への取り組みは重要な観察ポイントである．また**検査中の行動**にも注意すべき点がある．たとえばアルツハイマー型認知症では，できないことに対してあれこれと言い訳をする**取り繕い反応**，前頭側頭型認知症では，前問の答えを繰り返す**保続**，検査途中で席を立つ**立ち去り行動**など，疾患を代表する特有の症状が検査中にもしばしば出現する．こうした症候を捉えることが，認知症診断の決め手となる．いずれの検査も言語性検査が大部分を占めていることから，失語をもつ患者では，カットオフ値を下回る場合が多い．実際の生活能力に比べて検査成績が明らかに劣っている場合には，失語の有無を検討する必要がある．

また，失点のパターンは神経心理学的なアセスメントの要点である．たとえば，典型的なアルツハイマー型認知症での失点パターンは，まずは近時記憶障害を反映する3単語の

遅延再生時間の見当識が，次いで視空間認知障害と関連する図形模写が困難となる．連続減算についても，途中で引く数や答えを忘れ，中断となるケースは少なくない．スクリーニング検査としての得点情報から一歩進んで，どの認知機能が主に障害されているかという認知機能障害に関する**質的な情報**を得ることは，診断の精度を高め，ケアを展開する際にも重要な手がかりとなる．

　加えて実施が推奨される検査としては，白紙に時計の文字盤を描き，そのなかに指定された時刻の針を描く**時計描画テスト**や，**立方体模写検査**などがある[2]．時計描画テストは①記憶からの構成，②時計の文字盤と針の表す数の概念（12進法，60進法）という意味記憶，③ルール遵守に伴うstereotype行動の抑制，④どの順で書くかというplanningなどが総合的に含まれる．立方体の模写はMMSEで採用されている五画形を重ねた課題よりも，より高度な構成能力を必要とするため，視空間認知障害の検出感度を高める場合がある．

　その他の課題としては，再生課題と再認課題を備え，より詳しく記憶・学習能力を評価でき，アルツハイマー型認知症の診断に優れた感度をもつAlzheimer's Disease Assessment Scale cognitive subscale（**ADAS-cog**）[2]がある．**レーヴン色彩マトリックス検査**[6]は，児童や高齢者向きに改良されたレーヴン標準マトリックス検査の簡易版であり，MMSEの成績と相関の高い視空間能力の検査である．WAIS-Ⅳの行列推理と同様に知覚統合に属する知能検査であり，簡易知能検査では，評価の手薄な視知覚領域の遂行機能を評価できる．

2）行動心理学的症状の評価

　認知症に伴う行動心理学的症状（BPSD）は周辺症状とも呼ばれ，認知症の中核症状と呼ばれる認知機能障害よりも，介護者の負担感を増大させ，医療的な介入が求められる症状である．BPSDの評価は，認知症の治療や介護をすすめるうえで，極めて重要である．そのほとんどは，本人をよく知っている主介護者から聴取して得られた情報に基づく行動評価尺度である．

　Neuropsychiatric Inventory（NPI）では認知症のBPSDを10項目抽出し，妄想，幻覚，興奮，抑うつ，不安，多幸，無為・無気力，脱抑制，易刺激性，異常行動について，よく日常生活を知っている介護者に対して，**構造化面接**（インタビュー形式）を行う[7]．

　たとえば，妄想の項目では「患者さんは事実ではないことを信じ込んでいますか？　たとえば誰かが患者さんに危険を加えようとしたり，患者さんから金品を盗もうとしたりしていると言ったりしますか？」という主質問を行い，もし「ある」と回答した場合，それぞれの下位質問に進み，その頻度（1〜3）と重症度（1〜4）を評価する．主質問で「ない」と答えた場合には，下位質問をスキップできるので，BPSDが少ない場合には数分で実施できる．各項目の得点は，頻度と重症度の積で表され0〜12点の範囲で採点する．

　NPIは，BPSDの治療評価のために継続して施行することができる．また評価に加えて，何度も繰り返し行われることによって介護者の理解度が増してくる利点もある．NPIは，評価項目に睡眠と食行動異常を追加した12項目版NPIや，各評価項目の負担感の評価を加えた**NPI-D**（NPI-Caregiver Distress Scale），施設職員向けの**NPI-NH**（NPI Nursing Home），介護者にアンケート（質問紙）形式で回答を求める**NPI-Q**（NPI Questionnaire）などの改訂版が存在する[7]．

高齢期の問題（認知症）

本人を対象に面接方式で実施する**老年期うつ評価尺度**（Geriatric Depression Scale；GDS）の簡易版である**短縮版GDS**は，15項目からなる老年期向けの抑うつ状態のスクリーニング検査である[8]．「はい」「いいえ」の二者選択で回答を求め，数分間で実施が可能である．短縮版GDSは6/5点をカットオフ値として抑うつ状態の評価ができる[8]．

　レビー小体型認知症に特有の**錯視**を臨床的に簡便に評価できる課題として**ノイズパレイドリアテスト**が考案されている[9]．白黒模様（ノイズ）の図版の中にある人の顔を検出する課題で，32枚のノイズのみの図版と8枚の人の顔が描かれた図版を提示する．顔のない図版または顔あり図版の顔とは別の箇所で3枚以上に顔あり（**パレイドリア反応**）を認めた場合に感度96％，特異度100％でレビー小体型認知症と健常高齢者を鑑別できる．顔の描かれたカードに顔なしの反応を認めた場合には見落とし反応として評価の対象になる．

　Zarit介護負担尺度（Zarit caregiver Burden Interview；ZBI）は，認知症の介護者が抱える身体的・精神的・経済的な苦痛を，介護にあたっての困惑感や，それに伴う日常生活への支障など，種々の側面から包括的に捉え負担感を客観的に評価する尺度である．ZBIは，主介護者にインタビュー形式で22項目の質問について，0−4（全く思わない−いつも思う）で回答を求める[7]．最終項目は全体として介護の負担がどのくらいあるのかを問い，全体としての介護が「全く負担ではない：0」「非常に大きな負担である：4」で回答を求める．総合点（最大合計88点）が介護負担の指標となる．

3）生活機能の評価

　認知症の症状には，認知機能障害，行動異常と精神症状に加え，実生活上の支障となる生活障害（disability）がある．生活障害は認知症の進行とともに重症化し，日々の暮らしに切実な影響を与える．生活障害の中心となるのが，**日常生活活動**（activities of daily living：ADL）の低下である．ADLの評価は，リハビリテーションやケアの観点からも，認知症診療において必須の情報である．評価にあたっては，患者の普段の様子をよく知る家族や，主要な介護者から聞き取る観察式の検査法が用いられる．

　Physical Self-Maintenance Scale（PSMS）は，高齢者の生活自立度に関するADL尺度である．排泄，食事，着替え，身繕い，移動能力，入浴の基本生活機能6項目について5段階で評価する[10]．自立度が失われることで失点の対象となり，6項目を集計した値（0〜6点）が総得点である．PSMSの項目は生活の基本となる活動を対象としており，進行した認知症例のみならず，麻痺などの身体機能障害によっても成績は低下する．

　Instrumental activities of daily living scale（IADL）は，家事や電話使用など手段的ADLの尺度である[15]．電話の使い方，買い物，食事の支度，家事，洗濯，移動・外出，服薬の管理，金銭の管理の道具使用に関する8項目を評価する．PSMSと同様，自立度を欠くと失点となるが，この検査の考案者らは，道具使用の機能が男女で異なると考え，女性では全項目（0〜8点）を，男性では食事の支度，家事，洗濯の3項目を除外した5項目（0〜5点）を評価の対象とした．

　IADLは認知機能障害が直接に影響を及ぼす，比較的高度なADLを扱っている．しかし認知機能低下以外にも，住環境の問題や，身体機能低下により失点となる場合がある．たとえば，近隣にスーパーなどの小売店がない場合は「買い物」で，最寄りに交通機関がない場合は「移動・外出」で，介護者からの支援を必要としているかもしれない．また，

難聴により電話での会話を拒む例もある．こうした評価尺度は簡易ではあるが，ADL低下には様々な要因が絡んでいることも考慮しておきたい．

4）全般的重症度の評価

認知症の重症度の評価スケールとしては，Clinical Dementia Rating(CDR) や Clinician's Interview-Based Impression of Change plus Caregiver Input(CIBIC-plus) がよく用いられる．CDR は本人と面接した結果に加え，信頼できる情報提供者（主介護者）から得た情報に基づいて認知症の重症度を評価する．「記憶」，「見当識」，「判断力と問題解決能力」に，買い物などの手段的 ADL を含む「社会生活」，家事などの手段的 ADL を含む「家庭生活および趣味」，身の回りの ADL に関する「介護状況」の6項目について，0：健常，0.5：認知症の疑い，1：軽度認知症，2：中等度認知症，3：重度認知症の5段階で評価する[11]．介護者との半構造面接により，項目ごとに判定し，さらに認知症の全般的重症度を判定する．病前のレベルから認知機能障害によって生じた障害のみを評価し，身体障害やうつ状態などの非認知的要因による機能低下は，評価の対象とならない．

4. 軽度認知機能障害のアセスメント

認知症への移行が高いと呼ばれる**軽度認知障害（MCI）**をスクリーニングする検査の必要性が高まっている．MMSE や HDS-R は軽症例や，病前の知的能力が高い例，視空間認知障害が主症状となる場合には感度が低く，一方，軽度でも言語障害のある場合には低得点となる．軽度の認知症や MCI の場合，**日本語版 Montreal Cognitive Assessment（MoCA-J）**や**日本語版 Addenbrooke's Cognitive Examination- Ⅲ（ACE- Ⅲ）**などが使用される．また，MMSE に**トレイルメーキングテスト**，語列挙課題などの神経心理学的検査を加えると軽度の認知症の診断の精度を高めることができる[12]．ADAS-cog はアルツハイマー型認知症で早期から障害されやすい記憶，視空間認知などを中心にしたバッテリーで，言語に関する観察式の評価尺度が含まれる．主にアルツハイマー型認知症やアルツハイマー型認知症による MCI の症状の変化や抗認知症薬の効果判定に用いられる．

MoCA は，注意機能，集中力，実行機能，記憶，言語，視空間認知，概念的思考，計算，見当識など多岐にわたる認知機能を約10分程度という短い時間で評価することができる．視覚的な推論能力や遂行機能，あるいは言語に関する課題が含まれ，記憶課題にも自由再生，手がかり再生，多肢選択（再認）が設定されているため，記銘力低下の程度をより詳細に知る手がかりが得られ，**MCI のスクリーニングツール**としてふさわしい．MoCA-J は30点満点で採点され，26点以上が健常範囲と考えられている．26点未満をカットオフ値にすることにより，MCI を感度93％，特異度89％でスクリーニングできる．教育年数12年未満は総得点に1点が追加され，**教育年数**の影響も考慮されている[13]．

軽度認知障害の他覚的評価としては CDR0.5 が MCI に相当する．この他にも CDR 各項目の判定値であるボックススコアや，各ボックスの合計点である sum of boxes sore（**SB スコア**）が，抗認知症薬の効果判定の際に用いられる．

高齢期の問題（認知症）

5. 認知症への対応・支援

　超高齢社会の今後を見据え，政府が掲げた**新オレンジプラン**では，認知症の人が住み慣れた地域で生活できる社会の実現を目指している．対象者を「困った人」として対応を考える従来の発想から，対象者本人の意志や声に耳を傾ける**パーソンセンタードケア**と呼ばれる**全人的なケア**へと転換が図られている．こうした観点から本章では，本人から生活環境を奪う BPSD や，生活障害への対応に焦点を当てる．ここでは，**四大認知症**と呼ばれる**血管性認知症，アルツハイマー型認知症，レビー小体型認知症，前頭側頭型認知症**について，それぞれに特徴的な症状に対して，神経心理学的な理解にもとづいて心理職が学んでおく必要のある対応・支援の方法について紹介する．

1）危険因子への予防的対応

　脳梗塞などにより破壊された脳は，現在の医療では再生困難であり，根本的な治療法はない．しかし，脳血管障害の危険因子をコントロールすることは，再発を予防し進行を抑制できる．危険因子とは，喫煙，大酒，高血圧，糖尿病，脂質異常，痛風，心臓病などである．特に高血圧と糖尿病の管理は重要である．まだ明らかな認知機能障害が出現していない脳血管障害の段階では，血圧のコントロールと血液の粘度を下げる薬剤の服用により，脳血管障害の再発の予防が可能である．

　また，この認知症では日中も寝て過ごすなど不活発な生活となり，昼夜のリズムが逆転し，廃用症候群が生じやすい[2]．足元が不安定で転倒しやすいといったサルコペニアの出現に対しても，日中の活動性を高め，高齢者が陥りやすいフレイルを予防するために**集団活動への参加**は効果が期待できる．**自発性低下**は，抑うつ状態とは異なり，呼びかけや促しにより活動に導くことができるため，集団での回想法や音楽療法，個別には漢字のドリルやぬり絵など，関心のもてる活動に誘導することがリハビリテーションとなる．

2）認知症の記憶障害への対応

　また，アルツハイマー型認知症など近時記憶障害の強い患者へのアプローチとしてしばしば行われる**回想法**も，記憶そのものの改善ではなく，いきいきと活動していた過去を回想することによる意欲や自己肯定感，あるいは連帯感など，認知症者が本来もつ記憶以外の機能を高める目的で実施されている．こうした集団療法のなかでは，参加者の苦手な日付などの復唱が行われるが，ここで注目すべきことは，記憶障害者への**誤りなし学習**の重要性である（8章，116頁参照）．誤りなし学習は記憶に重い障害をもつ患者の負担軽減と集団活動への参加意欲を高めるための重要な手続きである．こうした集団療法において，安易に試行錯誤学習を試みることは患者を混乱させ，劣等感を強め不愉快な感情が生じるため，避けなければならない．また保たれた手続き記憶を利用した編み物や調理などのプログラムにより，BPSD が改善する場合もある．

3）幻視や睡眠障害への対応

　レビー小体型認知症の最も顕著な症状は，**認知機能の変動性**とありありとした**幻視**である．レビー小体型認知症の幻視は，**パレイドリア**と呼ばれる錯視である場合も多く，原則

として全く何もないところには生じない．不安な状況もこうした症状の出現に関与しているため，一人で過ごす時間を減らすなどの工夫が必要である．また，幻視を誘発する刺激（たとえば故人の遺影や人物の肖像を写したカレンダーなど）をできる限り撤去し，暗がりを少なくするなど**環境調整**を図ることも効果的である．レム睡眠行動異常や睡眠中の寝言，悪夢など睡眠関連の障害もレビー小体型認知症に特異的な症状であり，睡眠の質の確保はこの疾患にとって重大な課題である．また，血圧の変動，便秘などの自律神経系の乱れに関しても，不安を和らげる対応による改善がある程度期待される．

4）常同行動への対応

　進行する意味記憶障害や，しだいに激しさを増す行動障害に対して，進行や症状の改善を図るための有効な薬剤が未だ開発されていない前頭側頭型認知症への対応は，困難をきわめる．しかし，この疾患では，保たれた機能や症状を利用した対策がしばしば奏功する[2]．

　行動異常型前頭側頭型認知症の（bvFTD）行動障害は，同じ時間に散歩する，同じ時間に同じスーパーに出かけるなど定期的に繰り返すことを特徴とし，それが妨げられたときに社会的な逸脱行動をとる場合が多い．こうした**繰り返しの行動（常同行動）**に対しては，比較的早期から，**適応的な繰り返し行動**の習慣をつくり，それによって不適応的な行動への逸脱を予防する方法が推奨されている．これは**ルーティーン化療法**と呼ばれ，逸脱行動と自発性の低下を予防し，進行期の対応困難な常同行動に対しても緩和を図る試みである[14]．

　施設での対応としては，時間を決めて編み物をすることにより，立ち去り行動を減らす試みや．食事を小分けにし小皿で一皿ずつ給仕することで，すべての食事を大皿に盛って掻き込むような危険な食行動を改善するなどの工夫が可能である[15]．このような介入では，被影響性の亢進と常同行動という症状や保たれるエピソード記憶の利用と，決められた時間帯に同じスタッフが対応する，なじみの関係づくりが重要である．なじみの関係ができあがると，言語的なコミュニケーションがほぼ消滅した段階でも，そのスタッフとの間で，スムーズなコミュニケーションをはかることが可能となる．

5）生物・心理・社会的背景を考慮した BPSD への対応

　認知症の**人物誤認症状**は，認知障害がそれほど重くない段階で，「当然わかるはず」である特定の人物を妄想的に誤認する症状である．松田（2020）[16]によれば，出現する頻度の高いレビー小体型認知症では，**生物学的機序**が症状の出現に強く働いていると考えられる．レビー小体型認知症の人物誤認では同じ人がもうひとりいるという**重複現象**を伴っていることが特徴的であり，その要因として空想と現実の区別がつきにくくなるような注意覚醒レベルの変動が関与していると考えられる．一方，アルツハイマー型認知症における人物誤認の成立には生物学的機序よりも，患者にとって辛く耐え難い現実を否定したいという潜在的欲求，すなわち心理的機序の関与が大きく，自分のことを厳しく注意叱責する近親者（最も多いのは配偶者）を否認する機序が働いて別の人物と誤認するという症状が生じたと考えられる．こうした状況への対応は決して容易ではないが，認知症によって変化が生じた関係性を修復し，自己肯定の得られる体験が生じるような環境調整が求められる．

　認知症患者にみられる「配偶者，恋人が不実を働いている」と確信する嫉妬妄想の発現

に関する研究[17] から，認知症者では，認知機能低下や生活障害により生じた配偶者との間の格差が，患者に配偶者への劣等感という心の痛みを引き起こし，それを解消する試みとして嫉妬妄想を生じさせているのではないかという仮説が支持されている．認知症による判断力低下や患者の身体合併症，配偶者の健康度なども嫉妬妄想の発現に関与する可能性が高い．また，レビー小体型認知症では他の疾患よりも嫉妬妄想の頻度が高く，そこにはドパミン神経系の異常，幻視・誤認などレビー小体型認知症に特徴的な臨床症状が強く関与している．この**嫉妬妄想への対応**に関しては，まず患者に自らの障害を自覚させないように配慮し，配偶者には妄想が引き起こされた機序を詳しく説明し，患者をたてるような声かけや，家庭内での役割を増やすような提案に加え，配偶者には，「妄想がおさまるまでは外出を減らすことが望ましい」と伝え，活動の格差を修正するように働きかけるなど，仮説にもとづいた対策が提案されている[17]．

　このような対応方法に関しては「**認知症ちえのわ net**」と呼ばれる，認知症ケアに関する実体験を日本全国から収集し，多様な BPSD に対する様々な対応法の奏効確率を公開しているウェブサイトが利用できる[18]．①認知症の人に認められた困った行動（BPSD），これに対して②家族介護者などケアする人が行った対応法，それによって③困った行動が軽減したか否か，という３種類の情報のセットを収集し，収集されたケア体験をもとに，BPSD に対する対応法の奏効確率を計算し，公開している．このウェブサイトによれば，「薬を飲み忘れる」という症状に対して「薬を日付の書いた箱にセットする」，「カレンダーを利用する」，「薬を本人に手渡しできる体制を作る」の３種類の対応法の奏効確率は，それぞれ 40％，55.3％，92％であった．こうしたエビデンスに基づく**合理的な認知症ケア**の実践が，認知症者や介護者の QOL 向上に大きく貢献することが期待される．

13章　Q and A

Q1　認知機能検査を実施する際に，優先して聴取する必要のある情報はどれか選びなさい（複数回答）．
　1．利き手
　2．健康保険の種類
　3．教育年数
　4．服薬している薬剤の種類
　5．家族構成

Q2　高齢期のうつ病の特徴として適切なものはどれか１つ選びなさい
　1．認知機能には影響しない．
　2．不安を訴えることは少ない．
　3．悲哀感を強く訴える．
　4．身体的不調の訴えが多い．
　5．妄想を伴うことはない．

Q3 レビー小体型認知症の代表的な症状はどれか選びなさい（複数回答）.

1. 取り繕い反応
2. レム睡眠行動異常
3. 常同行動
4. 失語
5. 幻視

Q1 | **A** …… 1, 3
解説

　認知機能検査は，一種の知能検査であり，教育年数の影響を強く受けることから，実施に際して教育年数の聴取は必須である．また，言語や視覚情報にもとづく検査であることから，聴力・視力障害の有無は，課題の成績に大きく影響する．さらに，利き手は言語優位半球の判断や，病巣と症状の関係を知るうえで重要な情報を提供する．また，利き手は意味の助けが必要な単語であることから，語の理解障害を検出する質問になる．たとえば語義失語を呈する意味性認知症では，語の意味がわからず，「きぎてって何ですか？」という反応がみられる．また利き手が理解できないときの返答の仕方も，認知症を引き起こす疾患により違いがある．このように「利き手」に関して得られる神経心理学的な情報は豊富である．

Q2 | **A** …… 4
解説

　高齢期のうつ病では，認知機能の低下を伴う場合が多く，しばしば認知症と誤って診断される．高齢期のうつ病では，悲哀感や希死念慮よりも，不安や身体的不調の訴えが多く，こうした状況はしばしば奇妙な妄想にも発展する．元気のなさ，不眠などの訴えに対し，悲哀感の訴えは少ないため，身体的な対応に隠れて，背景にある罪業感や絶望感は見逃されやすい．

Q3 | **A** …… 2, 5
解説

　四大認知症の一つであるレビー小体型認知症は，アルツハイマー型認知症や血管性認知症に次いで多い疾患といわれている．レビー小体型認知症では，大脳皮質に広範囲に蓄積したレビー小体と呼ばれる異常たんぱく質により，パーキンソン症状と，認知機能の変動，さらにありありとした幻視を中心とする精神症状が引き起こされる認知症である．診断のための中核症状には，これらの症状に加えレム睡眠行動異常が新たに採用された．取り繕い反応はアルツハイマー型認知症を，常同行動は前頭側頭型認知症を代表する行動特徴である．

高齢期の問題（認知症）

文献

1）池田　学・編：日常診療に必要な認知症症候学，新興医学出版，2014，pp81-87.

2）池田　学：認知症－専門医が語る診断・治療・ケア，中公新社，2010.

3）Folstein MF, Folstein SE, et al : "Mini-mental state" ; a practical method for grading the cognitive state of patients for the clinician. J Psychiatric Res **12** : 189-198, 1975.

4）加藤伸司・他：改定長谷川式簡易知能評価スケール（HDS-R）の作成．老年精神医学 **2**：1339-1347，1991.

5）杉下守弘・他：MMSE-J（精神状態短時間検査－日本版）の妥当性と信頼性について：A preliminary report. 認知神経科学 **12**：186-190，2010.

6）杉下守弘，山崎久美子．日本版レーヴン色彩マトリックス検査手引．日本文化科学社，1993.

7）池田　学・編：認知症－臨床の最前線，医歯薬出版，2012，pp34-46，124-132，133-143.

8）笠原洋勇，加田博秀・他：うつ状態を評価するための測度（1）．老年精神医学 **6**：757-766，1995.

9）Nishio Y：The noise pareidolia test.　Dataset posted on 2016-04-21
https://figshare.com/articles/dataset/The_noise_pareidolia_test/3187669

10）山内俊雄，鹿島晴雄編：精神・心理機能評価ハンドブック，中山書店，2015，pp104-105，423-426，445-447，450-454，463-465.

11）Morris JC:The Clinical Dementia Rating (CDR):current version and scoring rules.　Neurology **43**：2412-2414，1993.

12）Wouters H, Appels B, et al. Improving the accuracy and precision of cognitive testing in mild dementia. J Int Neuropsychol Soc **18**：314-322，2012.

13）鈴木宏幸，藤原佳典：Montreal Cognitive Assessment (MoCA) の日本語版作成とその有効性について．老年精神医学 **21**：198-202, 2010.

14）田邊敬貴：痴呆の症候学，医学書院，2000.

15）数井裕光・他：BPSD の予防法と発現機序に基づいた治療法・対応法の開発研究　平成 27 年度日本医療研究開発機構（AMED）研究費 認知症研究開発事業．BPSD の発現メカニズムに基づいた対応マニュアル，2015.

16）松田　実：患者さんと語り続けた 40 年：認知症の人物誤認症状を考える．高次脳機能研究 **40**：239-249，2020.

17）橋本　衛，池田学．：認知症患者における嫉妬妄想の神経基盤．神経心理学 **29**：266-277, 2013.

18）數井裕光，佐藤俊介・他：認知症患者の記憶障害に対する適切な対応法―認知症ちえのわ net の結果から―．高次脳機能研究 **39**：326-331, 2019.

（小森憲治郎，内田優也）

14章 小児・思春期の問題

到達目標 ....

- 小児期・思春期に生じる問題のそれぞれの特徴を理解する.
- 小児期・思春期に生じる問題のアセスメント・支援方法について理解する.

CASE

　たけし君（仮名）は，こだわりは強いものの，穏やかでおとなしい性格のASD（自閉スペクトラム症）の小学3年生です．低学年時は，集団生活に大きなトラブルはなく馴染め，学習にも意欲的に取り組んでいました．現在の担任の先生は積極的に子どもたちと遊ぶため，たけし君も最初の頃は先生が大好きでした．しかし，クラスで何か問題が生じると，クラス全体の出来事として扱われるため，クラス全員が先生に叱られるようになりました．何かある度にたけし君は，自分がしていないことを先生に追及されているような気持ちになり，徐々に学校に行けなくなってしまいました．たけし君の母親は，小児科医に「最近，学校が怖いと言って行きたがらなくなった」と相談し，主治医は心理職に問題の把握と関係性の構築という指示を出しました．

　初回面接でのたけし君は，緊張が高く，母子分離困難な状態のため，同席した母親から情報を収集しました．状況から判断し，たけし君にはプレイセラピーを提案しました．プレイセラピー場面では，玩具や折り紙遊びを通して，安心して自由に自己表現できる空間の提供を心掛けました．60分間の面接時間をたけし君と母親それぞれに分け，子とのプレイセラピーに加え保護者との時間では家での様子を聴き取ったうえで，ASD心理教育と家庭での環境調整のヒントとなる提案も行いました．

　たけし君は，「学校の先生が，他の子に怒っていても自分が怒られている気持ちになり，先生に怒られるから怖いと思うようになり学校に行けなくなった」と語りました．心理職は，「話してくれたこと」を強調して褒め，たけし君が怖いと思ったことに関して一般的にその状況で人が感じることなどについて話し合い，認知の修正も行いました．

〔キーワード〕自閉スペクトラム症，ADHD，愛着の問題，マルトリートメント，ペアレンティング

アウトライン

　小児期・思春期の問題に対しては，器質因（脳損傷），脳の機能障害，環境因の影響についてそれぞれの特徴と評価，支援・介入などについて概説する．小児期・思春期の問題の特徴としては，状態が発達とともに変化しやすいことであり，表出される症状が時間経過とともに変化することもある．そのため，子どもの一般的な発達がどのように進むかを知っておく必要がある．

　児童虐待を含むマルトリートメントやトラウマ体験は，子どもの脳の発達に大きな影響を与えることが近年多数報告されている．子どもだけに心理介入をするのではなく，子どもを取り巻く環境（家族）を含めた支援，そのなかでも親の子育て能力を上げる関わりが非常に重要になる．

1．小児・思春期の問題に対する理解

　DSM-5 以降，小児期・青年期に初めて診断される発達障害群は神経発達症（Neurodevelopmental Disorder）[1] と記述され，これらが脳神経に起因する発達の問題であることが明文化された．また，この四半世紀で発達障害に関する様々な研究が行われ，それら[2] から新たな知見を得ながら発達の課題を有する子ども（人）に対して社会全体で多様性を認め，共存する社会づくりが始まっている．また，子どもを取り巻く環境として医療・福祉・教育機関などがそれぞれに連携し合いながら，生物・心理・社会（Biopsychosocial）モデルをもとに支援を組み立てていくことが重要である．

　小児から思春期の問題に関して最も重要な視点は，顕在化されている症状や状態が発達とともに変化していくことである．また，小児・思春期時代は，物事に対する理解が発展途上であるため，当事者が感じていることを言葉で伝達するスキルの不足や，場面や状況に対する理解なども充分に得られていないことが多い．さらには，発達の途中で発生した疾患や怪我・出来事などによってそれまで問題なくできていたことができなくなる，日常生活を以前と同じようには過ごせなくなってしまうこともある．即ち，当事者である本人へのサポートだけでなく，子どもを取り巻く家族や周囲の人々を含めた関わりや支援が不可欠である．それらを通して得られた関係や環境が，その後の発達に大きな影響力をもつことが少なくない．

　発達は素因（先天的）と環境の相互作用によってなされる．先天的な問題としては，遺伝や胎児期に生じた**器質因**によるものがある[3]．また，周産期には異常がなく成長していたものの，後天的に脳に損傷を生じたもの，発達障害のように脳の機能障害によるもの，家族や地域からの影響を伴う**環境因**によるものがある．本章では，それぞれの代表的なものについて概説する．

2．器質因（脳損傷）の影響

　先天性の脳損傷として**遺伝性疾患**，周産期に脳に損傷が生じたものとして**脳性麻痺**など

がある．ここでは脳性麻痺を取り上げる．また周産期に異常が見られず，健常な発達をしていても，病気や事故により後天的に脳に損傷を負うこともある．これを**小児後天性脳損傷**と呼ぶ．

1）脳性麻痺

(1) 概要

　1968 年に公表された厚生省脳性麻痺研究班による脳性麻痺（cerebral palsy：CP）の定義は，「受胎から新生児期（生後 4 週間以内）までの間に生じた脳の非進行性病変に基づく永続的な，しかし変化しうる運動および姿勢の異常，その症状は満 2 歳までに発現する．進行性疾患や一過性運動障害，または将来正常化するであろうと思われる運動発達遅滞は除外する」とされている．その後，脳性麻痺は運動麻痺だけでなく他に多くの障害を含むことから，2004 年に米国で新たな脳性麻痺の定義提案が行われ，「脳性麻痺の言葉の意味するところは，運動と姿勢の発達の異常の一つの集まりを説明するものであり，活動の制限を引き起こすが，それは発生・発達しつつある胎児または乳児の脳の中で起こった非進行性の障害に起因すると考えられる．脳性麻痺の運動障害には，感覚・認知・コミュニケーション，認識，それと / または行動，さらには / または発作性疾患が付け加わる」[4]とされた．脳性麻痺と診断されたとしても，状態は一つとして同じではなく，脳の損傷部位によって麻痺の型が異なり，症状も状態もそれぞれであり，何よりもその後の発達にも個別の違いが生じる．

(2) 評価

　脳性麻痺は，出生後の粗大運動の発達の遅れや，姿勢保持困難などによって顕在化する場合が多い．そのため，乳幼児発達評価が行いやすい月齢（4，7，10，18，36 カ月）時点で運動発達，反射，精神発達面などの評価を行うことが推奨される[4]．小児科および小児神経科医による診断評価補助として心理職が様々な発達検査を実施しているが，そのなかでも乳幼児の発達を「姿勢・運動」「認知・適応」「言語・社会」の 3 領域から評価する**新版 K 式発達検査 2020**[5]は国内で幅広く活用されている．この検査では，遊びや相互作用を通して子どもの状態把握をしており，その時点での子どもの発達プロフィール（生活年齢範囲の課題を通過・不通過で区分）を視覚的に理解することができる．

　ここで重要なことは，検査実施時の子どもの年齢が低ければ低いほど，その検査によって得られた結果の値は，その後変化する可能性が高いことをふまえておくべきである．脳性麻痺においては，知的障害や他の神経発達症の合併もまれではないため，多面的な評価が求められる．

(3) 支援

　器質因による障害を有する子どもに対する支援として，当事者である子どもには医学的治療やリハビリテーション，療育が行われる．この場合，主治医である医師と理学療法士・作業療法士・言語聴覚士等が連携しながら適切なサポートを提供する．

　心理職が心理的援助を提供するのは，本人というよりはむしろ子どもの家族であり，特に子どものケアを日常的に行う母親が対象となる場合が多い．器質的な要因による障害を有する子どもと日々過ごす工夫を一緒に考え，家族を支えることが心理職には求められるが，その前に保護者が子どもの状態を理解し，障害を受容することが必要になる．

　多くの場合，子どもの障害の原因について保護者自身が自らを責めることや，子どもの

将来に関して自分が思い描いていたものとは異なる可能性を受け入れることに苦悩する．子どもがその後どのように発達し，成長するかについて，医師もメディカルスタッフも完全に予測できるわけではないため，伸び幅がどのくらいあるのか，実践しているリハビリテーションや療育などの努力がどのように開花するかが「わからない・不確かな状態」で家族と向き合うことになる．子どもの成長を家族と共に喜び，共有し合い，寄り添うタイプの心理支援が必要であり，家族との長期的な関係性の構築とフォローが求められる．

2）小児後天性脳損傷

(1) 概要

脳の損傷により認知機能，身体機能，情動反応に以前とは異なる様々な変化が生じるものに，外傷性脳損傷，脳炎，脳症，脳血管障害，低酸素性脳症，脳腫瘍などがあり，これらは後天性脳損傷に分類される．脳の損傷状態によって，運動麻痺，知的障害，その他様々な神経症状を呈する．

脳損傷後に生じた記憶障害，注意障害，遂行機能障害，社会的行動障害などの認知障害を高次脳機能障害と呼ぶ．外傷性脳損傷の小児は，その後の成人期において知能・運動機能などの問題よりも他者との対人交流場面において高次脳機能障害に関連した社会適応が問題となる．

(2) 症状と回復因子

小児後天性脳損傷では，脳の損傷部位により現れる症状は様々である．小児の場合は成人とは異なり，成長・発達に伴い，問題点の変化が生じる．たとえば，顕在化する症状の変化も脳の損傷が生じる前の本人の遺伝的素因，発達ステージ，認知機能，精神状態に加えて，脳損傷の原因や損傷部位および重症度が，その後の重要な回復予測因子となる．さらには，脳損傷後の家族機能，学校環境，医療機関との良好な関係も回復に不可欠な因子である．

(3) 支援

小児後天性脳損傷の支援においても，身体管理・薬物療法など医療的介入に加えて，子どもを取り巻く環境の調整[6]が重要となる．たとえば，当事者が，「自分の身体は以前のようには動かない」という事実をどう理解するか，年齢的にも口頭説明だけでは十分に理解できない場合もある．また，家族が子どもの症状に対して受容困難な場合，その思いは子どもにも伝播しやすく，現状に対して本人も家族も混乱状態に至ることもある．その状況で重要なことは，本人と家族が現状を適切に理解するための心理教育を提供することである．子どもが元いた環境（たとえば，学校・地域）に戻る際も，事前に十分な準備や関係機関との連携をとることが必要である．もし，復学準備が整わない状態で学校への復学を急いでしまうと，学校の教職員，クラスメートらからの理解が得られず，子どもがストレスを抱えやすくなり，その結果，学校適応がうまくいかなくなることもある[7]．特に小児後天性脳損傷の場合は，易疲労症状を伴いやすい．小児期は疲労感の自覚もコントロールも自力では困難であり，脳の損傷の影響でやろうと思うことがうまくできないのか，自分の疲労の影響でできないのかの状況を理解することは難しい．

運動療法や機能回復目的のリハビリテーション[8]なども同時に必要となるが，どのタイミングでどのような支援を提供するかは，主治医とリハビリテーションを担うチームでよく吟味する必要があるだろう．この場合，心理職は評価を担い，脳損傷による情動調整

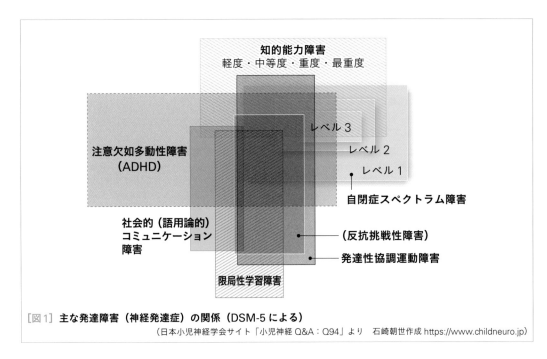

[図1] 主な発達障害（神経発達症）の関係（DSM-5 による）
（日本小児神経学会サイト「小児神経 Q&A：Q94」より　石崎朝世作成 https://www.childneuro.jp）

に困難が生じている場合や，意欲の著しい低下などの症状に対して，心理的な介入を行う場合もある．

3. 脳の機能障害の影響

発達障害（神経発達症）は脳の機能障害である．主に**自閉スペクトラム症（ASD）**，**注意欠如多動症（ADHD）**，**限局性学習症**，**発達性協調運動症**，**チック症**が含まれる．ここでは，ASD と ADHD を取り上げる．

1）自閉スペクトラム症

(1) 障害概要

自閉スペクトラム症（autism spectrum disorder: ASD）の主な特徴として，社会的コミュニケーション，および対人的相互作用の問題と行動・興味または活動の限局された反復的様式があり，これには感覚の問題も含まれる．その状態像は，支援を要するレベル1から非常に充分な支援を要するレベル3まで，重症度により3段階に分類されている [図1]．

ASD は，原則的に小児期早期より出現し，女子より男子が多い [2]．また，症状が年齢や環境の影響を受けて変化する特徴をもち，特に学童期に入ると問題が顕在化しやすくなる．これは，学校生活において「心の理論」[9]である自分にも心（思いや気持ち）があるのと同じように他者にも心があり，相手の心の状態を推測しながら行動を予測するスキルを用いて集団生活に適応することが求められるためである．しかし，このスキルの獲得自体が ASD を有する人の人生の課題であり，学校での適応は非常に困難なものとなる．特に小学校などでは，「自分がしたいこと」よりも自分の欲求を抑えてその場ですべきことが優先され，「その場で何をすべきか」を理解し，気持ちを切り替えて対処することが要

[表1] ASD評価ツール（＊は研修受講後に一般的に実施が推奨される）

検査名	内容	評価
ADOS-2 自閉症診断観察検査日本語版第2版＊	信頼性・妥当性の高いASDの診断や詳細把握のための検査 実際の課題に対する検査者とのやり取りの反応を評価．5モジュールで構成され，検査時間は概ね40－60分で終了する．	アルゴリズムとカットオフ値を用いて「自閉症」「ASD」「非ASD」に分類
ADI-R 自閉症診断面接改訂版日本語版＊	対象は，養育者．現在と過去の一時点（主に4〜5歳時）における行動について96項目の質問を通じて定量的に評価する	面接プロトコルのうち42項目から得られたスコアを診断アルゴリズムとし，4つのドメインごとに集約しすべてのドメインでカットオフ値以上の場合「ASD」であることが強く示唆される
PARS-TR 親面接式自閉スペクトラム評定尺度テキスト改訂版	対象は，養育者．就学前・小学生・中学以上の年齢帯に対応する幼児期尺度（1~36）児童期尺度（21~53）思春期・成人期（25~57）の3つの下位尺度があり，各年齢帯で幼児期ピーク評定と現在評定の2種類の評定を実施（適用年齢は3歳以上）	幼児期，児童期，思春期・成人期にカットオフ値が設定されておりカットオフ値以上の場合ASDが強く示唆される
M-CHAT 乳幼児期自閉症チェックリスト修正版	16~30か月の乳幼児に対して23項目からなるASDのスクリーニング質問紙．6項目で構成される短縮版がある．標準的な評価は2段階，①質問紙，②電話面接（不通過項目を中心とした発達状況を具体的に確認する）	社会性発達関連項目の獲得時期を3段階に分類し，それらの項目を通過しているか否かによってASDのリスク評価を行う
AQ 日本語版自閉症スペクトラム指数（成人・児童）	自閉傾向を測定する目的で開発された50問で構成される質問紙．あてはまるからあてはまらないまでの4段階評価	社会的スキル，注意の切り替え，細部への注意，コミュニケーション，想像力の5領域の合計点で評価．

求される．これらの一つひとつの場面で混乱し，何をすれば良いのかがわからないことからくる不安などが学童期のASDの子どもには生じやすい．

また，音や光など感覚的な刺激に対する過敏さも生じることがあり，集団生活場面のざわざわした音や感覚が本人にとっては耐え難い苦痛となり，そこから様々な弊害が生じることもある．そのため，ASDを有する子どもには環境の調整が非常に重要となる．また，対人コミュニケーションの特性のために，親子関係の構築にも影響が生じている．そのため親子間の愛着が形成しにくく，幼少期は親子が互いに理解し合えない時期もあるが，保護者側の子どもに対する理解が進むと，子どもの適応も向上してくる．ただし，周囲からの理解を得られず孤立や迫害を受ける，いじめの対象にされるような場合には，それらがトラウマとなりやすく，人との関わりを回避しようとする傾向が強まる．

(2) 評価

ASDの評価に関しては，国外で開発されたADOS-2（自閉症診断観察検査第2版）とADI-R（自閉症診断面接改訂版）がゴールドスタンダードとされており，これらは子どもの行動観察や養育者からの聴き取りを通して子どもの「ASDらしさ」を抽出する．表1にあるが，この二つに関しては実施に際して研修受講が推奨されている．

PARS-TRとM-CHATは保護者を対象にしており，PARS-TRは対面で実施し，M-CHATは質問紙記入後に，電話などで聴き取りを行う形式である．どちらもASDを有する場合の特徴的な行動が子どもに見られたか，そうでないかを確認するものである．AQは当事者を対象としており，50問の質問に答えてもらうものである．現在，ASDの早期発見，早期介入によりその後の適応が良くなるといわれており，1歳半健診・3歳児

健診などで積極的なスクリーニングを行う自治体もある.

(3) 支援

　ASD の度合いや重症度によって支援や介入の時期は異なるが，早期に ASD の兆候を示している子どもの場合には，個別療育につなげて人との関わりを楽しく学ぶことが望ましい．そして徐々に同年代の小集団グループ活動などを経験し，対人コミュニケーションスキルの向上を図り，ソーシャルスキルトレーニングなどを通して場面に合わせた適応的な行動を獲得することが理想である.

　しかし，ASD を有する子どものタイプは様々なため，その子の強みと苦手な部分をよく理解して，家族と情報を共有しながらオーダーメイドの支援の展開が現実的である．最近では，放課後デイサービスなどを提供する施設も増えてきており，通級指導だけでなく学外で様々な背景をもつ子どもたちとの関わりを通して，社会性を身に付ける機会が増えている.

　ASD の特性をもつ学童期の子どもにとって，「他者と同じように行動する」ことは非常に精神的負荷がかかりやすい状態である．現在の学校教育場面は，かつてよりも理解を得られる環境になりつつあるが，他者の目線から見た自分という視点が未熟なために，ASD の特性をもつ子どもは周りからは自己中心的な存在とみなされやすい傾向にある．これは，セルフモニタリング機能がうまく使えず，周りから見た自分という視点を得ていないからなのだが，ASD という特性を有しながらもその子どもの中核にある個人の人となりを捉えて関わることがとても大切である．その子がその空間やそこにいる人を「安全だ」と認識すると，自分のペースでうまくやっていくことができるようになる．そのため，できないことを指摘するのではなく，その子の苦手なことと強みをしっかりと見て対応し，できていることや良いところを褒めながら，家族や関係者と情報を共有することで，その環境がその子にとって安心できる空間となってくる．一般的に，ASD を有する子どもの多くが視覚情報処理が得意なため，指示を出す場合には口頭での説明だけでなく，目で見てわかる，お手本を見せるなど視覚情報を用いて伝えることが望ましい.

　冒頭の CASE のたけし君が経験したことは，ASD の子どもによく見られる事象である．今回の出来事を情報処理として置き換えると，一般的に自分が当事者でない場合は，先生の話→当事者→自分に該当し，問題に対する意識や罪責感は低減するが，たけし君の場合は，先生→自分となっていた．心の理論の獲得には，他者の気持ちを推測する際，自分に置き換えて思考するが，それは他者と自分の境界線が明確に存在して成立する．たけし君は，この部分がまだ獲得されていないことを指し示していると思われた．自分のしていないことで責められることは，誰にとっても理不尽ではあるが，特に自他の境界線と心の理論未獲得の子どもにとっては，大人が想像する以上に精神的負荷がかかったことが予想される．このような場面で，子どもがどのように考え思考したのか，安心できる空間で子どもの視点から考察し，納得できないことに関しては本人にわかるように言葉を尽くして説明し，情報の修正を行うことが重要になる.

2）注意欠如多動症

(1) 障害概要

　集中力が続かない，注意散漫，忘れっぽいなどの「不注意」，落ち着きがない，じっとしているのが苦手，衝動的に行動に移してしまう「多動・衝動性」などの症状が少なくと

も2つ以上の場面（家庭・学校）で現れ，12歳以前にその状態が発生している場合に，注意欠如多動症（attention deficit hyperactivity disorder：ADHD）と診断される.

ADHDの症状には，自分の注意や行動をコントロールする脳の働き，特に実行機能の隔たりが関係していると考えられている．実行機能は前頭前野の大脳の前部にあり，高次な情報を司っている．ADHDはこの領域の脳機能がうまく働かないといわれている．また脳の神経伝達物質であるドパミンやノルアドレナリンの働きが不足気味であることがわかっており，そのため不注意や多動・衝動性が現れるのではないかと考えられている.

さらに，必要な情報を一時的に保持しながら活用するワーキングメモリが弱いために，今していた行動を何かの刺激によって忘れてしまう，どこに物を置いたか忘れてしまうなど日常生活場面で困ることが多い．また我慢すべきところでぐっと堪える力（抑制機能）が弱いことや，心地よいことが起きたときに活性化される報酬系と呼ばれる脳内のシステムの伝達がうまく機能していないという報告もある．疫学的にADHDは，学齢期の小児3～7%程度[10]に見られると考えられている.

(2) 評価

ADHDの診断は，医師が診察室で観察する本人の行動上の特徴と保護者や家族からの症状の聴き取りなどによって複合的に行われる．主に保護者や教員を対象とした18項目の質問で構成されるADHD-RS[11]は，子どもの行動について家庭と学校での状態を評価する（2023年にDSM-5準拠版のADHD-RS5が発行）．ADHDの中核症状に加えて学習，実行機能，仲間・家族関係，挑戦性・攻撃性なども加えたConners-3[12]は，質問数が99～110問と対象者（本人，親，教師）によって異なり，ADHDの特性をより詳細に評価することが可能である.

DSM-IV-TR[13]ではADHDとASDは併存しないことになっていたが，DSM-5[1]以降，併存診断が可能となった．近年，ASDとADHDの症状を有する子どもは増加傾向にあり，症状も以前より複雑化している．また，ADHDと臨床的類似点を多くもつ脱抑制型対人交流障害もあり，その鑑別には丁寧な生活場面でのエピソードの聴き取りに加えて，愛着障害や虐待の知識を有している必要がある.

(3) 支援

近年，薬物療法によるADHD治療の有効性が数多く報告されており，小児対象の処方薬も4種類出ている．医療機関で医師の指導に従いながら，服薬をしながら子ども自身が行動をコントロールできるようになることで，子どもを取り巻く状況が変化してくる.

ADHDを有する子どもは，幼少期から落ち着きのなさや，衝動性，不注意など行動上の問題により，周りの大人や同級生から叱責を受けている場合が少なくない．そのため，自己肯定感が低く見積もられ，「何をやってもダメ」と自分を決めつけやすい傾向にある．また保護者も，何度言っても言うことを聞かない子どもに対して感情的に叱ることで，子どもに言うことを聞かせ続けた結果，保護者自身の育児困難感や感情の落ち込みも強くなる．この悪循環を改善するためにも，保護者にはペアレントトレーニングを行い，親として子どもに具体的な指示が出せるようになることや，子どもが望ましい行動をした場合に，積極的にほめるなどの子育てスキルの伝授が必要になる．またASDの支援同様，その子どもの特性にあった環境を整えていくことで，子どもが安心してのびのびと生活することができるようになる.

ADHDの多動・衝動性は，発達が進み思春期に入るとあまり目立たなくなってくるが，

不注意症状は成長しても変わらない場合が多い．そのため，自己肯定感が低下し，思春期の課題を抱える頃にはうつ症状が強まる場合もある．同年代の仲間との関わりや，部活動を通した友人関係などのつながりがあると，うまくやり過ごせるようである．ADHD特性を有する子どもは，非常に好奇心旺盛であり，興味のあることに関しては幅広く情報収集するようなところもある．その一方で，学習障害を伴うこともあるため，その場合は学習支援を軸とした支援も必要となる．

4. 環境因の影響

環境因によって生じる問題は，子どもだけが要因を抱えているのではなく，子どもとその家族，ひいてはその親族や地域からの強い影響を受ける．環境因による問題としては，愛着障害，児童虐待，マルトリートメントなどがある．ここでは，愛着障害と虐待およびマルトリートメントについて説明をする．

(1) 愛着障害

乳幼児は，不安な時に母親との接近を求める．母親と分離させられる，見知らぬ環境に行く，身体的苦痛を体験するような場合，母親に接近することで安全・安心・保護を得ようとする，それは正常な愛着行動である．近年，こころの問題を扱う際に愛着が重要視されるのは，幼少期の愛着がその後の人間関係の原型となるからである．たとえば乳児の時，養育者が自分の生理的欲求だけでなく，情緒的な欲求にも素早く反応してくれる場合，自分のいる世界は安全なものと認識するだろう．乳児は養育者との健康的なやりとりを通して世界を体験し，その経験をその後の人生で応用する．だからこそ不安な時，辛い時でも，かつて養育者にしっかりと受け止めてもらった経験がある場合，「自分は大丈夫」という感覚を呼び起こすことができる．

一方，乳児の時，自分の要求を満たしてもらえず，生理的な不快感にも気づいてもらえず，不安な時，辛い時に助けてもらえなかった．その後に，親の感情に振り回された挙句の果てに自分に非があるように言われて育った場合，信用できるのは唯一自分だけと思ってしまっても不思議ではない．育ちのなかで，自分の感情の扱い方や情動調整方法を，養育者からの慰めや癒しを通して行動で示してもらえずに成長した場合，自分の力だけで感情を扱うしかなくなってしまう．その結果，感情に反応することを避けたり，我慢の閾値が低く突然爆発したりなど，情動コントロールが苦手な状態で成長してしまうことがある．

(2) 虐待の影響およびマルトリートメント

WHO（世界保健機構）[14)の情報では，2〜4歳の子どもの4人に3人が親や養育者の手による体罰や心理的暴力を定期的に受けていて，虐待の犠牲となった子どものうち医療専門家から支援を受けるのはほんの一部と報告されている．身体的，心理的，性的虐待そしてネグレクトを含む児童虐待だけでなく，子どもの発達を阻害する行為全般を含めた親から子どもへの避けたい関わりを**マルトリートメント**という．マルトリートメントは，親や大人が子どものためと思って何気なく口にし，行動したことが子どもにとって傷つきやトラウマとして心に残った場合，その影響が子どもに生じることを指す．これは誰にでも生じるものであり，だからこそ保護者としての親の視点からだけでなく，子どもがその情報をどのように受け取るかという視点が非常に重要になる．

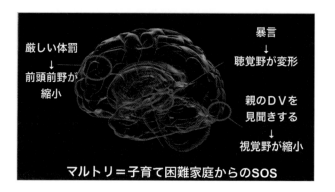

[図2] 子育て困難により傷つく子どもの脳 (友田, 2017) [16]

幼少期の逆境体験の影響と成人期の疾患に関する米国の ACE [15] (Adverse Childhood Experiences) 研究では, 逆境体験スコアが 0 の人と 4 以上の人とでは, 疾病に罹患する割合が何倍も高く, 医療支援が必要になる割合も高くなると報告している.

子どもの脳は, 1 歳時点でほぼ 7 割が形成される一方で, 残りの 3 割はその後 20 代後半にかけて形成される. すなわち成長段階での経験や体験が脳の発達に影響する. 子どもの脳へのマルトリートメントの影響に関する研究では, 厳しい体罰により前頭前野が萎縮する, 暴言虐待により聴覚野が変形する [16] などの報告がある. [図2].

(3) 評価

虐待を含むマルトリートメントの子どもの評価に関しては, DSM-5 版 UCLA 心的外傷後ストレス障害インデックスを用いてトラウマ歴や PTSD 症状の把握を行い, TSCC子ども用トラウマ症状チェックリストを用いてトラウマに伴ううつや怒り, 解離など症状の把握を行う. また子どもの発言の妥当性を裏付ける全般的な知的発達を WISC™-V によって把握することが推奨される. それと同時に保護者のうつ, 育児ストレス, 経済的困難さなどに関する評価も実施し, 多面的に子どもを取り巻く状況を把握する.

(4) 支援

WHO [14] の報告では, 親への前向きな子育てスキルの提供などによる親支援を通して, 子どもと家族を継続的にケアすることが虐待の再発リスクを低減するとある. 環境因による小児・思春期の問題に関しては, 子どもだけでなく, 保護者を支援の対象に含めるべきである. 現在, CARE (Child Adult Relationship Enhancement：子どもと大人の絆を深めるプログラム) や, PCIT (Parent-Child Interaction Therapy：親子交流療法) などが子どものトラウマの影響をふまえたペアレンティングを保護者に提供するのに効果的といわれている. また, 子どもを加害していない保護者を治療構造に入れ込み, 子どものトラウマ経験を一つの出来事として統合することを促す TF-CBT (Trauma Focused Cognitive Behavioral Therapy) は, トラウマを経験した子どもの心理治療エビデンスが世界的に得られている. 心理職として CARE, PCIT, TF-CBT の実践には事前の研修受講が必須となる.

5. 心理職として考えたいこと

　神経発達症などの症状や特徴がその子のすべてではなく，その子の中にあるその子だけがもつ強みを見つけて関わっていくことが重要であり，それを保護者と共有する．

　脳性麻痺のお子さんでは，表出症状や抱えている問題が一人ひとり異なるため，個々の発達状態を認めて支えていくことが望ましい．

　小児後天性脳損傷の場合は，機能回復に関することは不透明な部分が多いため，当事者である子どもをはじめ，家族や周りの人たちの思いの調整が非常に重要になる場合が多い．正確なことはわからないという前提で，共に喜びを分かち合い，悲しみを共有するなどの伴走者として心理職が関わっていく姿勢が重要かもしれない．

　虐待やマルトリートメントの対応は，まず専門的な知識の獲得，トラウマの影響で生じる反応などについてしっかりと最新の知見にふれ，学術的に理解しておく必要がある．またトラウマに関する専門研修を受講し，そのような子どもたちに必要な療法を積極的に学ぶことをお勧めする．

　このようなことを書くと，今から心理職を目指される人にとっては，めまいを起こすような感覚を覚えるかもしれない．しかし人と関わる仕事を選ばれたのであるから，人と人とのやり取りのなかから多くの学びを得て，それを咀嚼する際に疑問が生じるのは当然のこととしてほしい．そして，自分の所作が目の前の誰かを苦しめていないか，自分の言葉が相手の心を傷つけていないか，というモニタリングはもちろんのこと，よりよい臨床スキルを身につけるために日々研鑽を積んでいくこと自体が仕事の一つであるといえるだろう．我々がこの仕事を通して出会い，向かい合う子どもとその家族らと喜びを共有するとき，それは何ものにも代えがたい瞬間となる．子どもを支える心理職として大事なことは，子どもだけでなく，保護者の思いを理解することである．そのため，親子の関係性や現在の状況を見極める力と，バランスを保ちながらサポートするスキルが必要になるのである．正解はない，だからこそ魅力的な仕事である．

14章 Q and A

Q1 自閉スペクトラム症と異なる特徴を1つ選択しなさい．

1. 発達の過程で共有される共同注意が表出されない．
2. 特定の感覚刺激に対する過敏や鈍麻がある．
3. 場面や状況にあわせて行動することが難しい．
4. 相手の気持ちを推測して，自らの行動を起こすことが苦手．
5. 幼少期から症状はほぼ変わらない．

Q2 児童虐待を含むマルトリートメントと異なる特徴を 1 つ選択しなさい．

1. 近年，身体虐待よりも心理虐待の報告が増えている．
2. マルトリートメントは，親の子育て困難が要因である場合が少なくない．
3. 児童虐待・マルトリートメントの背景には子どもは親の所有物という考えが潜んでいる．
4. 親が子どものためと思ってしたことは，マルトリートメントには該当しない．
5. 児童虐待・マルトリートメントには，子どもを取り巻く家庭・学校・医療・福祉・地域が連携して取り組む必要がある．

Q1 | A …… 5

解説

成長や環境に伴い，表出される症状は変化する．だからこそ環境調整が重要である．

Q2 | A …… 4

解説

親がどんなに子どものためを思ってしたことであったとしても，子どもの側から見て受け入れがたく，心の傷となるようなことである場合，それはマルトリートメントである．

文献

1) 高橋三郎・大野裕（監訳）：DSM-5 精神疾患の診断・統計マニュアル．医学書院，2014．

2) ラター：児童青年精神医学．（長尾圭造，他監修・監訳）原著第 6 版，明石書店，2018，pp39-65．

3) 水野将樹：乳幼児期と心理的問題．よくわかる臨床心理学改訂新版．（下山晴彦編），ミネルヴァ書房，2009，pp98-101．

4) 脳性麻痺リハビリテーションガイドライン策定委員会：脳性麻痺リハビリテーションガイドライン第 2 版（公益社団法人日本リハビリテーション医学会監修），金原出版，2014，pp14-18．

5) 京都国際社会福祉センター：新版 K 式発達検査 2020 実施手引書．京都国際社会福祉センター発達研究所，2020．

6) 栗原まな・他：小児後天性脳損傷—クリニカルパスの導入に基づく復学支援—．リハ医学，42（2）：131-137，2005．

7) 吉橋　学：小児期後天性脳損傷の社会的行動障害．高次脳機能研究，41（3）：49-53，2021．

8) 吉橋　学：小児後天性脳損傷のリハビリテーション．（特集・第 58 回日本小児神経学会学術集会シンポジウム 6：学ぼう，やろう，リハビリテーション），脳と発達，49（3）：191 － 195，2017．

9) D.Premack and G.Woodruff Does the chimpanzee have a theory of mind? Behavioral and Brain sciences.4: 515-526, 1978.

10) 稲垣真澄，加賀佳美：e- ヘルスネット厚生労働省生活習慣病予防のための健康情報サイト厚労省 https://www.e-healthnet.mhlw.go.jp/information/heart/k-04-003.html（2021 年 11 月 21 日）

11) J デュポール・他：診断・対応のための ADHD 評価スケール ADHD-RS【DSM 準拠】．（市川宏伸他監修），明石書店，2008．

12) CK Conners：Conners3 日本語版 DSM-5 対応．（田中康子訳構成），金子書房，2017．

13) 高橋三郎・他（監訳）：DSM-IV-TR 精神疾患の診断，統計マニュアル．（American Psychiatric association），医学書院，2003.

14) World Health Organization: Child Maltreatment Key Facts. 19 September 2022.
https://www.who.int/news-room/fact-sheets/detail/child-maltreatment

15) VJ Felitti, R Anda, D Nordenberg. F Williamson, AM Spitz, V Edwards, MP Koss, JS Marks: Relationship of Childhood Abuse and Household Dysfunction to Many of the Leading Causes of Death in Adults-The Adverse Childhood Experiences (ACE) Study. Am J Preventive Med, 14 (4): 245-258, 1998.

16) 友田明美：子どもの脳を傷つける親たち．NHK 出版，2017，pp72-107.

（水島　栄）

14
章

小児・思春期の問題

15章 神経心理学の研究と倫理

到達目標

- 脳機能の基盤に関する科学的知識の増進を目的とした神経心理学的研究とはどのようなものなのかを理解する.
- 神経心理学的研究を実施するための倫理的配慮について理解する.
- 神経心理学的研究ではどのような方法が用いられているのかを理解する.
- 研究の具体例を通して，神経心理学的研究がどのように脳機能や脳機能の障害の理解に貢献し得るのかを理解する.

1. 神経心理学的研究を実施するために知っておくべきこと

1）神経心理学的研究の目的

　神経心理学における研究とは，人を対象とした医学的および心理学的研究のことを指し，大きく分けて**診療的研究**と**生物医学研究**の2種類の研究形態がある．日本神経心理学会の倫理規範[1]によれば，診療的研究とは，診療的関係にある被験者の治療に関わる研究とされている．そのため，診療的研究で目的とするのは，あくまでも被治療者である被験者本人の利益である．診療的研究は，大きく分けて治療経過で得られたデータを後からまとめる**後ろ向き診療的研究**と，新しい治療法の効果を検証する場合のように，あらかじめ立てた研究計画に基づいて得られたデータをまとめる**前向き診療的研究**とに分けられる．その一方で生物医学研究とは，治療を越えて脳機能やその障害を解明するために行う研究であり，主な目的は科学的知識の増進である．そのため，生物医学研究の目的は必ずしも被験者自身の直接的利益におかれていない．神経心理学的研究を実施する場合には，研究者は自らの研究がこの2つの研究形態のうちのどちらに属するものであるのかを充分に認識したうえで，研究を実施することが必要になる．

　知覚や言語，記憶，意思決定など，ヒトは日常生活のなかで様々な認知機能を用いてお

〔キーワード〕診療的研究，生物医学研究，倫理委員会，インフォームド・コンセント，利益相反，症例研究，実験研究

り，これらの認知機能は脳の働きによって多くの部分が担われている．そのため，脳梗塞や脳出血などの脳血管障害や，神経変性疾患，外傷性脳損傷，外科的手術などの様々な原因によって脳が器質的に損傷を受けると，その損傷がびまん性か局所性なのか，局所性脳損傷ならば損傷領域がどこなのかの違いによって，様々なパターンの認知機能の低下が生じることになる．たとえば，有名な症例 H.M. では，てんかんの外科的治療のために海馬や海馬傍回を含む側頭葉内側面領域が切除されたことによって顕著な記憶障害が認められた[2]．このことから，H.M. で切除された側頭葉内側面領域は記憶において重要な脳領域であることが推定され，それまでに明らかにされていなかったヒトの記憶の生物学的メカニズムの一端についての理解が大きく進んだのである．このように，脳に損傷をもった症例が示す症状を丁寧に検証し，脳の損傷部位と症状との対応関係を明らかにすることで，損傷した脳領域が重要な役割を果たす心理過程を推定することが可能になる．そのため，脳損傷患者を対象とした神経心理学的研究は，脳機能の理解という生物医学研究の目的に対して，伝統的に重要な位置を担ってきたといえる．

　近年になって，脳機能を理解するための手段として，脳機能画像を用いた研究が広く使われるようになってきた．機能的磁気共鳴画像（fMRI）などの**脳機能画像研究**では，健康な被験者に対して認知課題を遂行してもらい，その間の脳の活動を非侵襲的に測定することができる．そのため，脳機能画像研究を用いた脳機能の生物医学的研究は格段に進展し，多くの重要な知見が続々と発表されるようになってきており，脳機能の理解を目的とする脳損傷患者を対象とした神経心理学的研究の役割は相対的に小さくなってきているように思われるかもしれない．しかし，健常者を対象とした脳機能画像研究では認知課題と脳領域との間の**相関関係**が同定されるのに対し，脳損傷患者を対象とした神経心理学的研究では，特定の脳領域の損傷が原因として生じる脳機能の障害という**因果関係**が同定されるため，脳機能画像研究の結果の信頼性を高めるためにも，脳損傷患者に対する神経心理学的研究の重要性は益々高まっている[3]．なお，日本神経心理学会の倫理規範によれば，このような脳機能画像研究や実験心理学的研究についても，広義に神経心理学的研究の範疇に含めるとされており，これらの 2 つの方法を相補的に用いることで，生物医学研究における神経心理学の可能性はさらに向上していくことが期待される．

２）神経心理学的研究における倫理

　前述の通り，生物医学研究としての神経心理学的研究では，必ずしも被験者自身の利益を目指すものではないため，**倫理的配慮**には一層の慎重さが求められる．

　脳損傷患者を対象とする生物医学研究は，2021 年に文部科学省，厚生労働省，経済産業省から合同で示されている「人を対象とする生命科学・医学系研究に関する倫理指針」[4]で定義されている医学研究の対象に含まれていることが多いため，原則的にこの指針に沿った形での研究活動が求められる．この指針の主な目的は，「人を対象とする生命科学・医学系研究に携わる全ての関係者が遵守すべき事項を定めることにより，人間の尊厳および人権が守られ，研究の適正な推進が図られるようにすること」とされており，8 つの基本方針が定められている．その方針とは，①社会的および学術的な意義を有する研究を実施すること，②研究分野の特性に応じた科学的合理性を確保すること，③研究により得られる利益および研究対象者への負担その他の不利益を比較考量すること，④独立した公正な立場にある倫理委員会の審査を受けること，⑤研究対象者への事前の充分な説明を行う

神経心理学の研究と倫理

とともに，自由な意思に基づく同意を得ること，⑥社会的に弱い立場にある者への特別な配慮をすること，⑦研究に利用する個人情報等を適切に管理すること，⑧研究の質および透明性を確保すること，とされており，生物医学研究としての神経心理学的研究は，この指針に沿った形で実施されなくてはならない．なお，「人を対象とする生命科学・医学系研究に関する倫理指針」は，厚生労働省のホームページ（http://www.mhlw.go.jp/）に公表されているので参照してほしい．また，本章における神経心理学的研究に関する倫理的配慮に関する記述は，日本神経心理学会における「倫理規範」[1] および日本高次脳機能障害学会における「研究における倫理的配慮に関する骨子」[5] を参考にしている．研究を実施する際には，こちらの学会指針にも目を通しておくことが望ましい．

　神経心理学的研究を実施する際に最初に考慮すべき重要な点は，社会的・学術的意義を有する研究を実施し，そのための科学的合理性を確保することである．研究は本質的に研究者の多様なアイデアを源泉としているため，その方法論も画一的なものではない．しかし，科学や社会における価値を重視しすぎることで被験者個人の権利や福祉が侵されることは許されることではない．そのため，研究の社会的・学術的意義を高めると同時に，その正当性を保持するためには，研究の目的と方法が科学的観点からみて妥当であるだけでなく，被験者の不利益や苦痛をできるだけ少なくするような計画であることも考慮される必要がある．また，研究の実施中に被験者に不利益が生じると判断される場合には，実験そのものを中止するか，代替手段に変更するなどの措置が必要になる．特に，脳損傷患者を対象とした研究を実施する場合には，健康な被験者よりも患者が感じる身体的・精神的苦痛が大きくなる場合が多いので，細心の注意をはらった研究計画と実施が重要である．

　また，被験者の生物医学研究への参加は，自発的意志が前提となっている．そのため，研究者は被験者本人に対して，研究内容の詳細やそれに伴う被験者の利益やリスク，研究結果の管理方法や利用方法，公開方法，研究参加への同意方法とその撤回方法について，研究実施前に充分に説明を行ったうえで，研究参加への同意を本人が署名した文書で得ることが必要とされる（**インフォームド・コンセント**）．また，脳損傷例を対象とした研究の場合には，必ずしも被験者本人に同意能力が充分でないこともあるため，その際には本人の利益を代表する保護者や関係者（家族等）である代諾者の同意を得ることも考慮しなくてはならない．なお，被験者または被験者の利益を代表する関係者から同意を得る場合には，研究者と被験者との間に物理的，心理的，経済的な圧力がない状態になるような配慮が求められる．

　研究を実施した場合には，研究者はその成果が社会のなかで共有されるように努めることが必要である．生物医学研究としての神経心理学的研究は，脳機能やその障害に関する科学的知識の増進が目的であるため，研究のなかで得られた結果が共有されることによって科学的知識が蓄積され，その結果として次の新たな研究が創出されることにつながる．したがって，研究者は研究の成果を学会や論文などの形で公表することは重要な責務である．その一方で，研究に参加した被験者の個人情報は厳重に保管したうえで，特に必要がなければ公表するべきではない．また，生物医学研究で個々の被験者から収集されたデータは匿名で管理されることが原則であり，データと個人情報の連結情報は，データとは別に管理されることが求められる．被験者から得られたデータの公表が必要な場合であっても，原則的に個人の特定につながるような情報は公表せず，匿名で対応するべきである．万が一，音声や写真，映像などの個人の特定につながる恐れのある情報の公表が必要な場

合には，公表の前に本人の承諾を得ることが重要である．ただし，近年はデータを研究者の間で共有することで研究の信頼性や再現性を担保し，大規模なデータの解析を可能にするような**オープンサイエンス**の潮流が世界的に進んでいる．そのため，公開データベースへデータの全部および一部を共有する可能性がある場合には，事前にそのことも含めて研究参加への同意を得ておくことが重要である．なお，「医療機関内部における症例研究」や「外部（学会，専門誌等）への症例報告」については，厳密には「人を対象とする生命科学・医学系研究に関する倫理指針」の適用外であり，代わりに「医療・介護関係事業者における個人情報の適切な取扱いのためのガイダンス」[6]が適用される．しかし，症例研究や症例報告であっても人を対象とする研究であるため，「人を対象とする生命科学・医学系研究に関する倫理指針」に示された内容は参照されることが望ましい．論文や学会での成果発表に関する個人情報の保護に関する指針は，日本神経心理学会と日本高次脳機能障害学会において定められており，自身の研究データを公表する際には，それらの指針を参照されたい．

多くの医療機関や教育・研究機関では，施設内での生物医学研究に対して「研究倫理委員会」が設置されていることが多い．脳損傷患者を対象とする生物医学研究を実施する際には，研究者は自身の研究を実施する前に**研究倫理委員会**において自身の研究計画が上記の指針に沿った形で適切に計画されているのかについて研究を実施する前に審査を受け，その計画の承認を受けたうえで研究を開始することが必須である．

3）利益相反の適切なマネジメント

利益相反（COI: conflict of interest）とは，責任のある地位にいる個人や組織が，自らの利益を優先することにより，本来求められる責任や責務と衝突する状態のことである．大学や医療機関に所属している研究者が，企業などと連携して研究開発を実施する場合には，特に利益相反の状態を適切にマネジメントすることに注意をはらうことが重要である．

筆者の所属する大学では，利益相反は「狭義の利益相反」と「責務相反」の2つに分類されている．前者の「狭義の利益相反」とは，「個人や組織が産官学連携活動に伴って得る利益（実施料収入，兼業報酬，未公開株式等）と，研究・教育という大学が本来有する責任とが衝突・相反している状況」と定義されている．具体例としては，A大学医学部のB教授と医療機器の開発・製造を行っている企業Cとの産官学連携活動のなかで，B教授がA大学の許可を得て企業Cの役員を兼業して報酬を得ていた場合に，企業Cが開発・製造した医療機器が自身の勤務するA大学付属病院に納入されるように，機種選定の仕様をA大学に提案する，ような場合が考えられる．この場合，B教授はA大学の教員として得ている利益と，企業Cの役員として得ている利益とが衝突している状態であることから，「狭義の利益相反」の状態にあると言える．もう一つの利益相反の形態である「責務相反」とは，「個人が主に兼業活動により企業等に職務遂行責任を負っていて，大学における職務遂行の責任と企業等に対する職務遂行責任が両立し得ない状態」と定義されている．具体的には，A大学医学部のB教授と医療機器の開発・製造を行っている企業Cとの産官学連携活動のなかで，B教授がA大学の許可を得て企業Cの開発した製品の効果について研究をしていた場合に，本来B教授が科研費の研究用のために購入した研究機器を用いて企業Cとの共同研究を遂行していたために，科研費の研究の進捗に深刻な影響が出たような場合が考えられる．この場合，B教授はA大学の教員として果

神経心理学の研究と倫理

たすべき研究上の責務と，企業 C との共同研究において果たすべき責務とが衝突している状態であることから，「責務相反」の状態にあるといえる．

多くの研究機関では，このような産官学連携活動において生じる利益相反の状態を適切に管理し，研究上の透明性と公正性を確保するために，「利益相反マネジメント」に関する窓口を準備して対応に当たっていることが多い．産官学連携による研究を計画している研究者は，自身の研究が利益相反の状態になっていないかについて充分に注意すると同時に，それを適切にマネジメントするために所属機関の窓口に相談することが重要である．

2. 神経心理学の研究方法の実際

一口に神経心理学的研究と言っても，その方法には様々な形態がある．ここでは実際に実施した研究を通して，神経心理学的研究が脳機能の理解にどのような貢献をもたらすことができるのかについて，理解を深めてほしいと思う．

1）症例研究

神経心理学的研究において最も基本的であり，かつ伝統的な研究方法が症例研究である．症例研究では，単一もしくは少数の症例が示す認知機能の障害を複数の検査を通して評価し，その認知機能の障害がどのような心理過程の問題として発現しているのかを検証する．同時に，その症例において損傷している・機能が低下している脳部位がどこなのかを，MRI や CT などの構造画像や SPECT などの機能画像を用いて確定させ，どの心理過程の障害がどの脳領域の損傷や機能低下と関連しているのかを明らかにする．このような検証を経ることで，症例研究では脳と心理過程の関係について重要な仮説を得ることが可能になる．

しかしながら，症例研究ではあくまでも少数例を対象とした検証であるため，そこで同定された脳と心理過程との関係は，対象となった症例に全面的に依存することになる．そのため，そこで得られた結果がその症例に特異的に観察される事象なのか，あるいはより一般化できる事象なのかについての結論を得ることは難しく，結果の再現性については充分に担保することができない．したがって，研究者は症例研究で得られた結果を一般化しすぎないように注意しなくてはならない．

具体例として，実際に筆者が行った健忘症に対する症例研究を紹介する [7]．

CASE ① 症例研究

症例は 50 代の右利き女性．散歩中に道に迷い，帰宅後に頭痛を訴え臥床．翌日に発熱と意識障害を生じて緊急入院，ヘルペス脳炎の診断を受け，薬物投与が開始された．数日後に意識は回復したが，時間や場所の失見当識，著明な前向性健忘と逆向性健忘を認めた．T2 強調画像による MRI において，両側海馬，海馬傍回を含む側頭葉内側面領域を中心として，側頭葉外側面から後方帯状回，島葉にかけての広範囲に損傷が認められた（図1）．

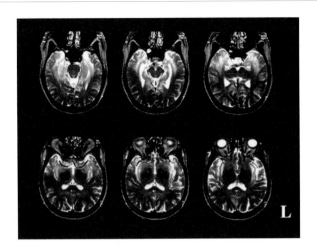

[図1] 本症例における MRIT2 強調画像 　　　　　　　　　　　　　（文献 7) より許可を得て引用）

　本症例における逆向性健忘の特徴を検討するため，筆者がオリジナルに開発した逆向性健忘に関する課題を，ニュースや他のメディアを通して体験した社会的出来事記憶と，自分が実際に体験した自伝的記憶において実施した．社会的出来事記憶に関する検査では，最初に本症例は実験者から特定の出来事に関連する1つのキーワードと架空のキーワード3つが提示され，そこから聞いたことのあるキーワードを1つ選択するように求められた（キーワードの再認）．次に，本症例は自分が選択したキーワードはどのような社会的出来事に関連するものであるのかを再生するように求められた（関連情報の再生）．もし，この再生が不可能であった場合には，本症例は実験者によって提示される4つの選択肢のなかから，最初に選択したキーワードに関連する情報を選ぶように求められた（関連情報の再認）．たとえば，1964年の東京オリンピックの女子バレーボールの金メダル獲得に関する社会的出来事についての検査では，キーワードの再認として，本症例は「西洋の魔術師・東洋の魔女・アジアの魔法使い・オセアニアの悪魔」の選択肢から，自身が聞いたことのあるキーワードを1つ選ぶように教示された．これらの選択肢のうち，「東洋の魔女」は当時の女子バレーボールチームの愛称で実在するが，それ以外はすべて架空のものであるため，実際に聞いたことがあるとすれば「東洋の魔女」を選択することになる．もしキーワードの再認において正しいキーワードを再認できた場合には，次に本症例はそのキーワードがどのような出来事に関連するのかについて再生するように求められ（関連情報の再生），もし再生が不可能であった場合には，「バレーボール・水泳・体操・バスケットボール」のなかから自身が選んだキーワードに関連するものを選択することが求められた（関連情報の再認）．このように，各社会的出来事記憶に関して3つの想起レベルが設定され，その成績が検討された．なお，課題で用いられた社会的出来事には，本症例が健忘症状を発症する以前の90年代，80年代，70年代，60年代の出来事が含まれており，年代ごとの変化も比較された．その結果，本症例では最初に実施されたキーワードの再認はほとんど可能であった一方で，関連情報の再生はすべての年代で大きく低下しており，関連情報の再認においても，正しく再認することができたキーワードのうち半分程度しか，すべての年代において正しい関連情報を再認することができなかった．このような成績のパター

ンは自伝的記憶においても認められており，特に90年代において顕著であった．

　以上の検討結果から，本症例では過去に体験した出来事の記憶に含まれる項目の情報は保存されている一方で，出来事の記憶に含まれる項目間の連合が障害されていることが示唆された．したがって，本症例における健忘症の詳細な検討から，出来事の記憶における複数の項目を連合することでまとまった1つの出来事の記憶が想起時に再構成され，そのような項目間の連合の過程に，本症例で損傷されていた海馬や海馬傍回などの側頭葉内側面領域が重要な役割を果たしているのかもしれない，という仮説が提唱された．

2）実験研究

　神経心理学的研究において実施される第2の研究法は実験研究である．実験研究では，ある程度均一な症状と損傷領域をもつ患者群とコントロール群（年齢や教育歴をマッチした健常群など）に対して，仮説に基づいて計画された実験条件を設定し，限定された実験環境下で実施された課題パフォーマンスを患者群とコントロール群との間で比較することで，患者群で損傷されていた脳領域と患者群で障害されていた実験条件において必要とされる心理過程との関係性を証明することが可能になる．そのため，そこから得られた結果は個人の特異性に依存する部分が少なく，症例研究と比較して結果をより一般化して解釈することができる可能性が高くなる．

　しかしながら，実験研究において対象となる被験者は，それぞれの被験者群においてある程度均質な集団であることが前提であるが，脳損傷患者において損傷されている脳領域は個人差が大きく，それぞれの患者が示す課題パフォーマンスも健常者と比較して個人差が非常に大きい．そのため，対象とする症例数があまり多くない場合は特徴的な個人の結果に全体の結果が引っ張られる可能性があり，結果的に重要な結果が見えにくくなることも多い．したがって，脳損傷患者を対象として実験研究を実施する際には，できるだけ均質性の高い患者群を評価できるのかが重要な鍵となる．次に具体例として，筆者らが実施したパーキンソン病患者における顔記憶に関する実験研究を紹介する[8]．

CASE②　実験研究

この研究には，24名のパーキンソン病患者（PD群）と年齢をマッチした24名の健常統制群（HC群）が参加し，3種類の記銘条件で未知の顔を学習した後に，それらの顔の記憶の再認課題が実施された．第1の記銘条件では，すべての被験者は提示された顔がどの程度会社員に見えるのかについて判断をしながら，顔を記銘するように求められた（顔に関する意味判断）．第2の記銘条件では，提示された顔がどの程度魅力的に感じられるのかについて判断をしながら，顔を記銘するように求められた（顔に関する魅力判断）．第3の記銘条件では，コントロール条件として，顔がどのくらい丸顔なのかを判断しながら，顔を記銘するように求められた（顔に関する形態判断）．その結果，HC群では形態判断を介して記銘された顔と比較して，意味判断や魅力判断を介して記銘された顔の記憶は有意に促進されていたが，PD群では，このような顔記憶の有意な促進効果は認められなかった（図2）．

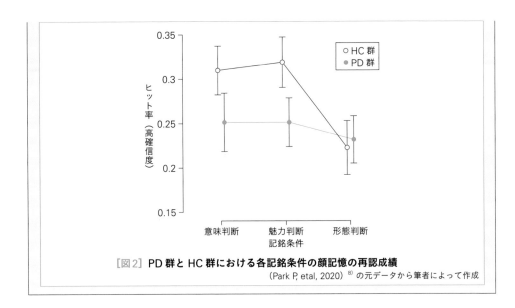

[図2] PD群とHC群における各記銘条件の顔記憶の再認成績
（Park P, etal, 2020）[8] の元データから筆者によって作成

　意味判断や魅力判断を介した顔の記銘では，顔の記銘に対してより「深い」認知処理が
必要であるのに対して，形態判断を介した顔の記銘は相対的に「浅い」認知処理が必要で
あることが想定される．このような記銘時の処理の「深さ」が後の記憶の想起に促進的な
影響を与える効果は「処理水準効果」と呼ばれている[9, 10]．以上のことから，PD群にお
いて低下していると考えられている前頭葉−線条体を結ぶ神経回路が，顔記憶に関する「処
理水準効果」による記憶の促進メカニズムに重要な役割を果たしていることが示唆された．

3. 神経心理学—研究の役割と期待

　本章では，研究として神経心理学を実施する際に研究者が注意すべき事項，ならびに神
経心理学的研究の方法について，実例を交えて概説した．研究として神経心理学を実施す
る際には，実際の臨床場面での神経心理学的評価とは異なる注意点があり，研究者はそれ
を充分に理解したうえで，できるだけ患者の負担を軽減するような方法をとることは重要
である．また，研究者は協力した患者の厚意に応え研究成果を将来の研究者へつなぐため
に，その研究成果を研究者のコミュニティはもちろんのこと，社会と共有することも肝に
銘じておくべきであろう．

　近年の神経科学の発展のなかで，研究としての神経心理学は必ずしも耳目を集める方法
ではないかもしれない．しかし，脳損傷患者において低下している認知機能と，その患者
において損傷されている脳領域との関係性から，その脳領域において表象されている脳機
能を推定する脳機能理解の方法は，ヒトの脳と心理過程との因果関係（相関関係ではなく）
を推定する最も重要な方法のひとつであり続けている．そして，研究としての神経心理学
の成果は，神経心理学の臨床現場と協調することで，今後さらにその存在価値が高まると
思われる．

Q1. 研究を実施する前に，被験者に説明し同意を得るべき事項として，正しくないのは以下のうちどれか

1. 研究の目的とその実施方法の詳細
2. 研究に伴って生じる被験者の利益とリスク
3. 研究結果の利用方法や公開方法
4. 研究に参加している他の被験者の状況
5. 研究参加への同意とその撤回方法

Q2. 利益相反の状態になっている可能性があるものとして，特に注意すべきものは以下のうちどれか

1. 大学の研究者が企業の役員を兼業し，その企業の製品評価を実施している場合.
2. 大学の研究者が学会の役員になっている場合.
3. 大学の研究者の研究プロジェクトに国の競争的資金が提供されている場合.
4. 大学の研究者が患者の家族会で講演をした場合.
5. 大学の研究者が分担執筆で学術書の一部を執筆し，出版社より印税を受けた場合.

Q3. 症例研究，実験研究の性質として，適切でないものは以下のうちどれか

1. 症例研究では，損傷されている脳領域と障害されている心理過程との関係を丁寧に検証することで，脳と心理過程との関係について重要な仮説を提唱することがある.
2. 実験研究では，仮説に基づいて計画された実験条件間の差異を，統計解析によって検証することが一般的である.
3. 症例研究では，少数例から得られた結果であるため，その結果の科学的妥当性を充分に担保することが難しい場合がある.
4. 実験研究では，患者群全体の平均とコントロール群の平均とを統計的に比較することで結果を得るため，各症例が示す重要な結果が見えにくくなることがある.
5. 症例研究では，少数例に対して丁寧な検証を行うため，そこから得られた結果を一般化することが可能である.

Q1 | A……4

解説

　被験者の研究への参加は自発的意志が前提である．そのため，研究者は被験者本人に対して，研究内容の詳細やそれに伴う被験者の利益やリスク，研究結果の管理方法や利用方法，公開方法，研究参加への同意方法とその撤回方法について，研究実施前に充分に説明を行ったうえで，研究参加への同意を本人が署名した文書で得ることが推奨される（インフォームド・コンセント）．また，脳損傷例を対象とした研究の場合には，必ずしも被験者本人の同意能力が充分でない場合もあり，その場合には本人の利益を代表する保護者や関係者（家族等）の同意を得ることも考慮する必要がある．

Q2 | A……1

解説

　利益相反（COI: conflict of interest）とは，責任のある地位にいる個人や組織が，自らの利益を優先することにより，本来求められる責任や責務と衝突する状態のことである．大学や医療機関に所属している研究者が，企業などと連携して研究開発を実施する場合には，企業に属する立場と大学や医療機関に所属している立場との間で，利益相反の状態が適切にマネジメントされていなければならない．

Q3 | A……5

解説

　神経心理学の研究法は，主に症例研究と実験研究に分類される．症例研究では，単一もしくは少数の症例を対象に，障害されている心理過程がどのレベルで生じているのかを，症例で損傷されている脳領域の機能と対応させることで，脳と心理過程との関係について重要な仮説を提唱することが可能になる．しかしながら，少数例を対象とした検証結果であるため，得られた結果を一般化し過ぎないことに注意しなくてはならない．実験研究では，ある程度均一な症状と損傷領域をもつ患者群とコントロール群（健常群など）に対して，仮説に基づいて計画された実験条件を設定し，実験課題のパフォーマンスを患者群とコントロール群との間で比較することで，患者群で損傷されていた脳領域と患者群で障害されていた実験条件において必要とされる心理過程との関係性を証明する．そのため，症例研究よりも結果を一般化することは可能であるが，群間の平均値の比較を行うことが基本的方法のため，各症例が示す重要な結果が見えにくくなることも多い．

文献

1）　日本神経心理学会倫理規範．http://www.neuropsychology.gr.jp/about/rinri.html.

2）　Scoville WB, Milner B: Loss of recent memory after bilateral hippocampal lesions. J Neurol Neurosurg Psychiatry **20**: 11-21, 1957.

3）　月浦 崇：記憶の神経基盤解明のための複合的アプローチ：非侵襲的脳機能画像法と神経心理学的方法．高次脳機能研究 **24**: 129-138, 2004.

4）　人を対象とする生命科学・医学系研究に関する倫理指針．https://www.mhlw.go.jp/content/000769923.pdf

5）　日本高次脳機能障害学会研究における倫理的配慮に関する骨子．https://www.higherbrain.or.jp/01_gaiyou/

img/rinri.pdf.

6) 医療・介護関係事業者における個人情報の適切な取扱いのためのガイダンス . https://www.mhlw.go.jp/content/000909511.pdf.

7) Tsukiura T, Ohtake H, Fujii T, Miura R, Ogawa T, Yamadori A: Preserved ability to recognize keywords related to remote events in the absence of retrieval of relevant knowledge: a case of postencephalitic amnesia. Brain Cogn **51**: 1-11, 2003.

8) Park P, Yamakado H, Takahashi R, Dote S, Ubukata S, Murai T, Tsukiura T: Reduced enhancement of memory for faces encoded by semantic and socioemotional processes in patients with Parkinson's disease. J Int Neuropsychol Soc **26**: 418-429, 2020.

9) Craik FIM, Lockhart RS: Levels of processing: A framework for memory research. J Verb Learn Verb Behav **11**: 671-684, 1972.

10) Craik FIM, Tulving E: Depth of processing and the retention of words in episodic memory. J Exp Psychol Gen **104**: 268-294, 1975.

（月浦　崇）

column

フィネアス・ゲージ

社会的行動障害の症例として，米国のフィネアス・ゲージ（Phineas P. Gage, 1823-1860）が有名であり，神経心理学の領域で取り上げられることが多い[1].

1848 年，鉄道建設作業の現場監督として岩盤をダイナマイトで爆破する仕事をしていた Gage は，ある日，「誤って火花が火薬に引火し，鉄棒が直接彼を襲う事態となった．上顎部から直接上方に向かい，長さ 3 フィート，直径 1.25 インチの鉄の棒が，ちょうど前頭葉内側面を突き抜ける形で貫通した」．この事故で，彼は運動機能，感覚機能に問題はなかったが，「事故後，顕著な人格変化が明らかとなった．正直で良心的な労働者であった彼からは事故後，礼節が失われ，わがままで無愛想，ときに，はなはだしく粗野で冒涜的となった」「こうした人格変化は彼をよく知る人々には信じられないことであり，『Gage はもはや Gage ではない』と言わしめるほどであった」という[2].

その後，1994 年に Damasio らが，保管されていた Gage の骨と標準的な脳の MRI 画像を照合し，Gage には前頭葉の眼窩面（前頭眼窩回）と先端部（前頭極）を中心とする損傷があったことを明らかにした．

山口加代子

文献

1) Damasio et al : The Return of Phineas Gage : Clues About the Brain From The Skull of a Famous Patient. Science 20 : 1102-1105, 1994.

2) 加藤隆, 加藤元一郎・他：精神制御の神経心理学―前頭葉眼窩損傷例における行動異常から．臨床精神医学 **34**：195-201，2005.

認知・情動機能の計測
―脳波，事象関連脳電位の理解

■脳波の理解

1924 年に Hans Berger は，**ヒト脳波：Electroencephalogram（EEG）**を初めて記録し，1929 年にそれを世界に向けて報告した[1]．発表後は世界中で「Berger 波を信じるか？」などと疑念が呈され，すぐに学界に受け入れられたわけではなかった．それほど，記録された EEG は微細な電位変化であった．大脳皮質は数百億個の神経細胞を含むが，それぞれの神経細胞は樹状突起（dendrite），細胞体（soma），軸索（axon）からなり，この樹状突起や細胞体で発生する**シナプス後電位**が脳波の主体であると考えられている．頭皮上で記録される通常の脳波は μV 単位の電位であり，心電図が mV 単位であるのと比べると，千分の一の電位変化である．そのため，様々なアーチファクトの混入は避けられない問題となる（呼吸，発汗，皮膚電気反応，脈波，交流雑音，瞬目，眼球運動，筋電図，心電図など）．

通常の脳波は，**10-20 法**と呼ばれる国際電極配置法に基づいて，十数個以上の電極で測定されるのが一般的である **（図1）**．10，20 という数字は，鼻根部 N から後頭極 I までの長さの 10%，20% の長さを意味する．

脳波は，その**周波数**によって，**α（アルファ）波** (8 ～ 13Hz)・**θ（シータ）波** (4 ～ 7Hz)・**δ（デルタ）波** (0.5 ～ 3Hz)・**β（ベータ）波** (14 ～ 35Hz) などに分けられる．Berger が最初に発見したヒト脳波も α 波であるが，この α 波は，後頭部優勢で，開眼や暗算などで抑制されることが知られている．**図2**は，平均基準電極（AV）法というすべての記録電極の平均を基準として記録された脳波を示している．左後頭部 O1，右後頭部 O2 の下線で示された後頭部 α（アルファ）律動が開閉眼により抑制・賦活されているのがわかる．

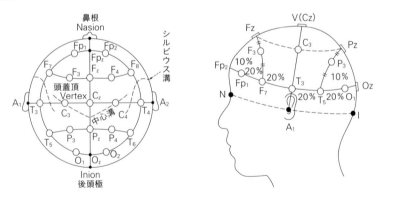

左図：前頭極正中部 Fpz，正中前頭部 Fz，正中中心部 Cz，正中頭頂部 Pz，正中後頭部 Oz，左前頭極 Fp1，右前頭極 Fp2，左前頭部 F3，右前頭部 F4，左中心部 C3，右中心部 C4，左頭頂部 P3，右頭頂部 P4，左後頭部 O1，右後頭部 O2，左前側頭部 F7，右前側頭部 F8，左中側頭部 T3，右中側頭部 T4，左後側頭部 T5，右後側頭部 T6，左耳朶 A1，右耳朶 A2．右図：鼻根部 N (Nasion)，頭頂蓋 V (Vertex)，後頭極 I (Inion)．

[図1] 脳波記録電極の配置法（10-20 国際電極配置法）(大熊，臨床脳波学，第 5 版，医学書院，1999 より引用，一部改変)

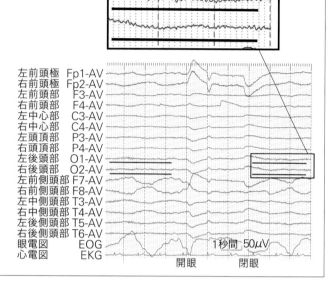

下線部分は後頭部 α（アルファ）律動である．開眼により抑制，閉眼により賦活されている．左右の前頭極の脳波が開閉眼時に大きく揺れているのは瞬目によって起こる垂直方向の眼球運動（ベル現象）によるアーチファクトであり，同じく左右の前側頭部の上下対称的な揺れは横方向の眼球運動のアーチファクトである．

[図2]
平均基準電極 AV を基準とした脳波
（筆者研究室の脳波．被検者から口頭および文書で許諾を得ている）

左前頭極　Fp1-AV
右前頭極　Fp2-AV
左前頭部　F3-AV
右前頭部　F4-AV
左中心部　C3-AV
右中心部　C4-AV
左頭頂部　P3-AV
右頭頂部　P4-AV
左後頭部　O1-AV
右後頭部　O2-AV
左前側頭部　F7-AV
右前側頭部　F8-AV
左中側頭部　T3-AV
右中側頭部　T4-AV
左後側頭部　T5-AV
右後側頭部　T6-AV
眼電図　EOG
心電図　EKG

1秒間 50μV

開眼　　閉眼

睡眠は，脳波により**ノンレム（non-REM）睡眠**と**レム（REM）睡眠**に分けられ，それらは合わせて，90〜120分の**睡眠周期**を示す．REM は，Rapid Eye Movement（急速眼球運動）の略語である．ノンレム睡眠の第1段階では頭蓋頂一過性鋭波，第2段階では睡眠紡錘波，徐波睡眠と呼ばれる第3および4段階では，高振幅の徐波（θ・δ波）が認められる．その後，レム睡眠に入ると夢を見ることが多く，骨格筋（抗重力筋）の脱力や急速眼球運動が認められる．

■事象関連電位の理解

ヒト脳波の発見は，てんかん，睡眠，脳炎などの臨床研究に大きく貢献したが，精神現象に対する研究が一挙に進展することはなかった．最大の問題は，脳電位が距離の2乗分の1で減衰していくことで，深部の脳信号を計測するのは困難な点である．終戦後には，脳波研究にブレイクスルーが起こった．平均加算（Average）法（Dawson,1954）の技術開発と，それを利用した**誘発電位：Evoked Potential（EP）**が登場したのである[2]．

この技術は深部の脳反応の記録を可能にし，視覚誘発電位：Visual EP（VEP），聴覚誘発電位：Auditory EP（AEP），体性感覚誘発電位：Somatosensory EP（SEP）などの神経系に対する研究分野が生まれた．これらの EP は広義の**事象関連電位：Event Related Potential（ERP）**と考えられており，刺激が物理的特性（外因）の場合の ERP ともいえる．1960年代に入って，この刺激に心理や精神現象（内因）を用いる研究が始まった．この内因性の誘発反応は狭義の ERP と呼ばれている．代表的な ERP としては，脳内の認知情報処理過程を反映する**随伴陰性変動：Contingent Negative Variation（CNV）**が Walter（1964）によって[3]，**P300** が Sutton（1965）によって，相次いで発見された[4]．そして，1978年には，ミスマッチ陰性電位：Mismatch Negativity（MMN）が，Näätänen らによって発見された[5]．以下に，それぞれの ERP を概説する．

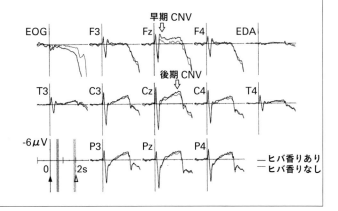

黒塗り三角は警告刺激 WS, 白抜き三角は命令刺激 IS, 早期 CNV と後期 CNV の部分は, 濃い灰色と薄い灰色. EDA：皮膚電気反応, EOG：眼電図.

【図3】
ヒバ香りあり (太線) とヒバ香りなし (細線) の条件での CNV (総平均波形)
(Hiruma, 筆者ら, Biol Psychol, 2002) [7] より引用一部改変

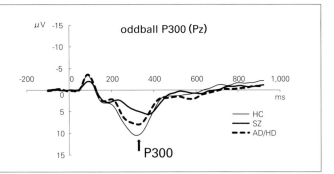

HC：健常対照群, SZ：統合失調症群, AD/HD：注意欠陥性多動性障害群, 矢印は P300.

【図4】
Oddball 課題における低頻度刺激に対する反応の総平均波形 (頭頂中心部 Pz)
(Itagaki, 筆者ら, Psychiatry Res., 2011) [9] より引用一部改変

【CNV】

　CNV は, 警告刺激 (WS) を呈示し, その 1 〜 2 秒後に出る命令刺激 (IS) に対して, 被検者ができるだけ早く反応する時に誘発される緩徐な陰性電位成分である [3]. Rohrbaugh ら (1976) の WS と IS の間隔を長くする研究の結果, CNV が定位反応を示す早期成分と予期や準備を示す後期成分の 2 種類の成分から構成されていることが明らかになった [6]。Hiruma ら (2002) は, ヒバの香りの影響をみるため, CNV 課題を実施した [7]. その結果, ヒバの香りにより CNV が増大することからヒバの覚醒作用を明らかにした (図3).

　また, CNV は統合失調症などの精神疾患で研究され, その異常が報告されているが, 抗精神病薬によって早期成分が減衰することも知られている [8].

【P300 (P3)】

　1965 年, Sutton はまれに生じる刺激に対して, 刺激開始時点から約 300ms に頂点を有する陽性電位成分を発見した [4]. この成分は P3 や P300 などと呼ばれている [9]. 通常 P300 は, 実験室では Oddball 課題を用いて記録される. たとえば Itagaki ら (2011) は, 統合失調症群 (SZ) と成人注意欠陥性多動性障害 (AD/HD) 群の P300 を比較検討した [10]. この研究では, 1,000Hz, 2,000Hz の周波数の刺激が用いられ, どちらかが標的刺激として 20%の確率で提示され, 標的刺激に対してカウントするように教示された. その結果, P300 振幅は SZ 群, AD/HD 群の両方で減衰し, 潜時は SZ 群のみが有意に延長した. このことから随意的情報処理の障害の程度は SZ 群と AD/HD 群で同程度であるが, そのスピードは SZ 群で遅いことが示唆された (図4).

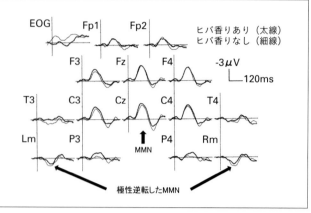

[図5]
ヒバ香りあり（太線）とヒバ香りなし（細線）の条件でのMMNとシルビウス溝を挟んで極性逆転したMMN
（総平均差分波形：逸脱刺激－標準刺激）
(Hiruma, 筆者ら, Biol Psychol, 2002)[7] より引用一部改変

【MMN】

　ヒトは，映画を見ながらでも，意識的に注意を向けていないような周囲の音の変化に対して気づくことができる．この音変化検出能力の神経基盤は，太古の人類の祖先の聴覚脳において激しい生存競争を生き抜くために構築されていったと推定される．この音の変化に対する無意識的検知能力を反映するのがミスマッチ陰性電位：Mismatch Negativity (MMN) といわれるERPである[11]．Hirumaら（2002）は，前述した研究で，MMNも計測した[7]．記録中に被検者は音を無視して読書し，その間1,000 Hzの標準刺激（確率0.9）と2,000 Hzの逸脱刺激（確率0.1）が提示された．逸脱刺激と標準刺激に対する脳反応の差分をMMNとして図3に示しているが，ヒバの香りありなしで変化はなく，CNVと違ってヒバの香りはMMNに全く影響を与えないことがわかった **（図5）**．

　MMNの主な発生源は脳磁図研究[12]，脳波研究[13] などにより，上側頭回に同定されている．興味深いことに，Salisburyら（2007）は，統合失調症患者の左上側頭回の灰白質容量の低下がMMNの減衰と高い相関を示すと報告している[14]．さらに，Javittら（1996）は，MMN減衰とグルタミン酸神経伝達系の障害の関係を報告した[15]．このようにMMNは，その発生源と発生メカニズムがかなり明らかにされている．Näätänenら（1978）は，頻回出現する標準刺激音が神経コード化され感覚記憶に記憶痕跡として保存されて変化音と比較照合され，それをMMNが反映しているという記憶痕跡説：Memory trace theoryを発表した[11]．Yabeら（1997, 1998）は，音の空白によって誘発されるMMNを示してMMNが記憶を反映することを証明し，同時に聴覚情報が各々の物理音だけではなく音の空白を含む統合された単一ユニット事象として脳で処理されていることも示した[16)17]．また，1997年にはNäätänenらがMMNは言語記憶も反映することを初めて発見した[18]．そして，2000年にNäätänenとEsceraが，MMNの利点と臨床応用についてまとめている[19]．MMNは発生源と機能的意義が明らかなERPであり，装置は安価で計測が容易で，課題を要さないので臨床的応用が強く期待されている．

■臨床応用への期待

　現在の精神科医療における最大の問題は，他の身体疾患の医療とは異なり，バイオマーカーなしでの医療が行われている点にある．したがって，ERP研究の重要な目的の一つは，精神科臨床への導入にある．MMNは，自動性，発生源や発生機構の同定，環境安定性などから最も臨床応用が期待されている．

文献

1) Berger H: "Über das Elektroenkephalogramm des Menschen." Archiv für Psychiatrie und Nervenkrankheiten 87: 527-570, 1929.

2) Dawson GD: A summation technique for the detection of small evoked potentials. Electroencephalogr Clin Neurophysiol 6: 65-84, 1954.

3) Walter WG, Cooper R, Aldridge VJ et al: Contingent negative variation: An electric sign of sensorimotor association and expectancy in the human brain. Nature 203: 380-384, 1964.

4) Sutton S, Braren M, Zubin et al: Evoked-potential correlates of stimulus uncertainty, Science 26;150(3700):1187-1188, 1965.

5) Näätänen R, Gaillard AW, Mäntysalo S: Early selective-attention effect on evoked potential reinterpreted. Acta Psychol (Amst) 42(4):313-329, 1978.

6) Rohrbaugh JW, Syndulko K, Lindsley DB: Brain wave components of the contingent negative variation in human. Science 191: 1055-1057, 1976.

7) Hiruma T, Yabe H, Sato Y et al: Differential effects of the hiba odor on CNV and MMN. Biol Psychology 61: 321-331, 2002.

8) Sato Y, Yabe H, Hiruma T, et al: The administration of neuroleptic drugs decreased the arousal level, as reflected in a reduction of early CNV amplitude. Schizophr Res 40(1):84-86, 1999.

9) Picton TW, Hillyard SA: Endogenous Event-Related Potentials. In: Picton TW, ed. Human Event-Related Potentials. Elsevier: 361-426, 1988.

10) Itagaki S, Yabe H, Mori Y, et al: Event-related potentials in patients with adult attention-deficit/hyperactivity disorder versus schizophrenia. Psychiatry Res 30: 288-291, 2011.

11) Näätänen R: Attention and Brain Function. Hillsdale, NJ: Lawrence Erlbaum, 1992.

12) Hari R, Hämäläinen M, Ilmoniemi R et al: Responses of the primary auditory cortex to pitch changes in a sequence of tone pips: Neuromagnetic recordings in man. Neurosci Lett 50: 127-132, 1984.

13) Scherg M, Vajsar J, Picton TW: A source analysis of the late human auditory evoked potentials. J Cognitive Neurosci 5: 363-370, 1989.

14) Salisbury DF, Kuroki N, Kasai K et al: Progressive and interrelated functional and structural evidence of post-onset brain reduction in schizophrenia. Arch Gen Psychiatry 64: 521-529, 2007.

15) Javitt D.C, Steinschneider M, Schroeder C.E et al: Role of cortical N-methyl-D-aspartate receptors in auditory sensory memory and mismatch negativity generation: Implications for schizophrenia. Proc Natl Acad Sci 93: 11962-11967, 1996.

16) Yabe H, Tervaniemi M, Reinikainen K et al: Temporal window of integration revealed by MMN to sound omission. NeuroReport 8: 1971-1974, 1997.

17) Yabe H, Tervaniemi M, Sinkkonen J et al: Temporal window of integration of auditory information in the human brain. Psychophysiology 35: 615-619, 1998.

18) Näätänen R, Lehtokoski A, Lennes M et al: Language-specific phoneme representations revealed by electric and magnetic brain responses. Nature 385: 432-434, 1997.

19) Näätänen R, Escera C: Mismatch negativity: clinical and other Applications. Audiol Neurootol 5: 105-110, 2000.

(矢部博興)

索　引

あ

アウェアネス................................122
アセスメント....................4，44，59
アドレナリン................................34
アナルトリー................................137
アルツハイマー型認知症........40，182
アルファ波................................217
愛着障害................................201
誤りなし学習................116，188

い

インフォームド・コンセント........208
異常の判定方法................................53
意識................................25，33
意図の抗争................................154
意味記憶................................110
意味性錯語................................137
意味性錯書................................139
意味性認知症................................141
意味理解障害................................136
意欲................................165
怒り................................169
怒りの爆発................................172
一次運動野................26，156
一次視覚野................................26
一次（体性）感覚野................26，156
一次聴覚野................................26
一次領野................................26
一過性てんかん性健忘................87
一過性全健忘................................42
一過性脳虚血発作................................42
一般雇用................................66
因果関係................................207
院内連携................................77

う

ウィスコンシン・カード分類検査
（WCST）................50，125
ウェクスラー記憶検査
（WMS-R）................50，97，114
ウェルニッケ失語................................140
ウェルニッケ脳症................................39
ウェルニッケ野................27，135
うつ病................................181
迂言................................137
後ろ向き診療的研究................206
運転................................132
運動................................22
運動エングラム................................147
運動維持困難................................149
運動開始困難................................149
運動保続................................149
運動無視................................149

え

運動野................26，156

エコラリア................................140
エピソード記憶................................110
エピソード記憶障害................................110
エンパワメント................................83
炎症性疾患................................38
延髄................................21
遠隔記憶................109，110
遠心路................................32

お

オウム返し................................140
オープンサイエンス................209
音韻性錯語................................137
音韻性錯書................................139
音読................................139

か

カットオフ................................53
カテコールアミン................................34
カンファレンス................................78
かなひろいテスト................50，99
下位運動ニューロン................................22
下垂体................................20
書き取り................................139
家族からの情報................................47
家族会................................81
家族支援................................72
課題無関連思考................................95
画像失認................................150
介護負担尺度................................186
介護保険................................88
介護保険サービス................80，88
介入................................62
回復期リハビリテーション病院........64
改訂長谷川式簡易知能評価スケール
（HDS-R）................50，114，184
乖離................................138
海馬傍回................27，156
開眼失行................................149
解離症群................................177
外傷性脳損傷................38，123
外側皮質脊髄路................................22
外的事象................................93
鍵探し検査................................126
拡散テンソル画像（DTI）................29
拡大・代替コミュニケーション......144
核磁気共鳴画像（MRI）................29
核磁気共鳴血管撮影（MRA）..........29
干渉................................109
冠状断................................29
喚語................................137
喚語困難................108，137
間脳................................20

き

感覚................................22
感覚性失音楽................................151
感覚野................26，156
感情................................33
感染症................................38
緩徐な回復................................6
環境................................57
環境依存症候群................................149
環境因................194，201
環境音失認................................151
環境調整................70，102，126，171
簡易自動車運転シミュレーター......133
観念................................147
観念運動性失行................................147
観念性失行................................147

気づき................161，169，171
記憶................................108
記憶検査................50，113
記憶障害................................106
記号素性錯語................................137
記銘................................108
規則化錯読................................139
規則変換カード検査................125
器質因................................194
機能の代償................................6
機能局在................25，157
機能的アプローチ................................70
機能的局在論................................1
機能的MRI（fMRI）................29
拮抗失行................149，154
逆向性健忘................................109
逆境体験................................202
虐待の影響................................201
求心性神経................................33
急性期病院................................63
急性錯乱状態................................181
共同生活援助................................81
協働................................76
教育領域................................78
橋................................21
近時記憶................................109
近時記憶障害................109，180
近赤外線分光法（NIRS）................29
筋萎縮性側索硬化症................................40

く

グリア................................18
グループホーム................................81
くも膜下出血................................38
空想作話................................111
繰り返しの行動................................189

け

形式性錯語................................137

形態性錯書 139
形態性錯読 139
計画の実行 122
計画の立案 121, 128
経頭蓋直流電流刺激（tDCS）.........144
軽度外傷性脳損傷 15
軽度認知障害 183
傾眠 25
血管造影 29
楔前部 27
見当識障害 111
研究 206
研究倫理委員会 209
健忘型失語 141
健忘症 106
健忘症候群 107
検査の順番 54
検査の特性 54
幻視 188
言語機能の検査 50
言語機能の障害 135
言語機能訓練 144
言語性記憶 110
言語性短期記憶障害 136
言語優位半球機能 152
言語流暢性検査 125
原因疾患 35
原発性進行性失語 141

こ

コミュニケーションノート 144
コルサコフ症候群 111
コルチゾール 34
コンピテンシー 11
コンピューター支援型
　認知リハビリテーション 116
コンピュータ断層撮影（CT）...........29
子どもの発達 201
古典的失行 147
呼称障害 152
語音認知障害 136
語義失語 141
語義理解障害 136
語性 139
語性錯語 137, 141
語長効果 138
語漏 140
語聾 136
口腔顔面失行 149
公認心理師 10
行為計画検査 125
行動異常型前頭側頭型認知症 189
行動観察 49
行動心理学的症状 185
行動調整 162
行動療法 172

交感神経系 24, 32
交叉性失語 135
交連線維 20, 152
更新機能 96
抗病力 3
恒常性 32
後頭葉 19
後方連合野 155
高次の知覚処理の障害 150
高次脳機能ネットワーク 28
高次連合野 155
高齢期の問題 178
構成失行 149
昏睡 25

さ

サルコペニア 180
左右対称性の機能 152
詐病 177
再開 132
再学習課題 108
再帰性発話 141
再建 6
再生 108
再組織化 6
再認 108
細胞体 18
細胞膜 18
作話 111
錯語 137
錯行為 148
参考値 53
産業・労働領域 79
残語 141
残存能力 55

し

シータ波 217
シナプス 19
シナプス間隙 19
シナプス後電位 217
シルビウス裂 20
ジャルゴン 137, 140
ジョブコーチ 80
支援 62
矢状断 29
司法領域 81
肢節運動失行 147
思春期の問題 193
視覚性記憶 110
視覚性錯読 139
視覚性失認 150
視覚連合野 27
視床 20
視床下部 20, 33
視知覚検査 50

試験出社 80
自己モニタリング 129
自己意識性 56
自己教示法 128
自己制御法 169
自己認識 169
自己認識の検査 50
自己免疫疾患 38
自伝的記憶 110, 115
自伝的記憶インタビュー 115
自動車運転 132
自発作話 111
自発書字 139
自閉スペクトラム症 197
自立訓練 65, 80
自立支援給付 89
自律機能 32, 34
自律神経 24
自律神経遠心路 32
自律神経系 19, 32
字性錯書 139
児童虐待 201
児童福祉法 80
事象関連電位（ERP）........... 29, 218
持続性注意 93
時間的勾配 110
時間認知の障害 111
時間判断検査 126
色彩失認 150
軸索 18
失語 134
失語症語彙検査 143
失語症構文検査 143
失語症友の会 144
失行 146
失構音 137
失読失書 141
失認 146, 150
失名辞型失語 141
嫉妬妄想 190
実験研究 212
実行機能 121, 200
実用コミュニケーション能力検査...143
社会的環境 59
社会的記憶 110, 115
社会的記憶検査 115
社会的行動 4
社会的行動障害 57, 164
社会的認知 4
樹状突起 18
修正6要素検査 126
就学 78
就労 65
就労移行支援 80, 90
就労系障害福祉サービス 90
重度失語症検査 143
純粋語聾 141, 151

純粋失書 141
純粋失読 141, 150
純粋発語失行 141
書字 139
書称 139
小児期の問題 193
小児後天性脳損傷 196
小脳 21
小脳性認知・情動障害 100
松果体 20
症例研究 210
焦点性注意 93
障害者雇用 66, 89
障害者雇用支援機構 66
障害者就業・生活支援センター ...80
障害者総合支援法 80, 89
障害者手帳 89
障害福祉サービス 80, 83
上位運動ニューロン 22
上行性網様体賦活系 25
常同行動 189
情動障害 164
情報収集 47
植物神経系 32
職業安定所 80
職場適応援助者 80
触覚性失認 150, 151
心的外傷後ストレス障害 15
心理グループ活動 170
心理教育 70
心理検査 49
心理状態 56
心理療法 71
神経 17
神経ネットワーク 100, 174
神経系 17
神経行動障害 165
神経膠芽腫 41
神経膠腫 41
神経細胞 17
神経心理学 1
神経心理学的リハビリテーション
 ....3, 5, 12, 69
神経心理学的研究 206
神経心理学的検査 49, 51
神経心理学的障害 1
神経線維 18
神経発達症 36, 194
神経変性疾患 39
進学 78
進行性核上性麻痺 40, 182
診療的研究 206
新オレンジプラン 188
新ストループ検査 II 99
新造語 137
新造文字 139
新版 K 式発達検査 2020 195

人物誤認症状 189
迅速に生じる回復 6

す

スクリーニング検査 50
ストループ検査 50, 99, 125
ストレス 3, 34
水平断 29
遂行機能 121
遂行機能障害 120
睡眠障害 188
錐体路 22
随伴陰性変動 218
数唱課題 109

せ

セルフモニタリング 122
せん妄 181
生活困窮者自立支援制度 80
生活版ジョブコーチ 68
生活保護制度 80
生成的思考 121
生物医学研究 206
生物・心理・社会モデル 45
正常値 53
成年後見制度 81, 90
制度 88
精神科リハビリテーション 168
精神障害者保健福祉手帳 89
精神状態短時間検査ー日本版 ...184
精神面の検査 51
脊髄 19, 22
脊髄視床路 23
脊髄小脳変性症 40
脊髄神経 24
接近行動 140
舌端現象 108
宣言的記憶 110
選択性注意 93
全失語 141
全人的なケア 188
全般性注意 93
前向性健忘 110
前頭側頭型認知症 182
前頭側頭葉変性症 40
前頭葉 19
前頭葉機能検査 50
前頭葉機能障害 166
前頭葉機能不全 166
前頭連合野 26
前脳基底部 28, 112
前脳基底部性健忘 111
前皮質脊髄路 22
前方連合野 155

そ

その人らしさ 3
相関関係 207
相貌失認 150
相貌認知の障害 111
総合点 53
即時記憶 109
側性化 135
側頭葉 19
側頭葉性健忘 111
側頭葉内側部 112
側頭連合野 26

た

他人の手徴候 154
代謝性脳症 39
代償手段 102, 161
代償的アプローチ 70
代償方法 161
代償方略 128
体性神経系 19
体部位局在 26, 156
対側挫傷 167
大脳基底核 21
大脳局在論 1
大脳縦裂 19
大脳白質 20
大脳皮質 19
大脳皮質基底核変性症 182
大脳辺縁系 28
大脳連合野 27
立ち去り行動 184
立ち去り 172
単光子放出コンピュータ断層撮像
（SPECT）.......................29, 30
短期記憶 109

ち

チーム医療 77
地域障害者職業センター 80
地域生活 68
地域生活支援事業 89
地理認知の障害 111
知的検査 50
遅延再生 109
着衣失行 149
中心後回 26
中心後溝 26
中心溝 20
中心前回 26
中心前溝 26
中枢神経系 19
中脳 21
注意 93, 122
注意機能 93
注意欠如多動症 199

224

注意検査...50
注意障害...92
超音波...29
超皮質性運動失語.....................................140
超皮質性感覚失語.....................................140
超皮質性混合失語.....................................141
超皮質性失語...140
腸神経系...34
聴覚性失認....................................150, 151
聴覚的理解...136
直接刺激法...101

つ
通常級...67
強み..55

て
デルタ波...217
てんかん..42, 87
てんかん性健忘.......................................108
手がかり漸減法.......................................116
手続き記憶...110
低酸素性脳症...39
定性的評価...49
定量的評価...49
適応的なふるまい...................................169
転換性注意...93
伝達障害.......................................152, 154
伝達物質...19
伝導失語...140
伝導路...22
電気生理...29

と
トークンテスト（日本語版）..........143
トラウマ...202
トレイルメーキングテスト
（TMT）.........................50, 97, 187
時計描画テスト.......................................185
当事者会...81
当惑作話...111
投射線維...20
東大脳研式記銘力検査.............................114
統合的アプローチ...................................117
頭頂連合野...26
同側挫傷...167
動作としての誤り...................................148
動物園地図検査.......................................126
道具の強迫的使用...................................154
道具の強迫的使用現象.............................149
道具使用...158
道具使用過程...158
特異的アプローチ...................................102
特定課題ルーチン...................................127
特発性正常圧水頭症...................................41
特別支援教育...67

読解...138
取り出し...108
取り繕い反応...184

な
内臓機能...32
内臓求心性神経...33
内側毛帯路...23
内的表象...93

に
ニューロン...17
二次領野...26
日本高次脳機能障害友の会........................81
日本司法支援センター..............................81
日常生活の観察.......................................158
日常生活活動...186
任意後見制度...90
認知リハビリテーション..........................69
認知行動的アプローチ.............................171
認知症..40, 178
認知症ちえのわ net.................................190
認知症に伴う行動心理学的症状......183
認知的柔軟性...121

ね
ネットワーク...100

の
ノイズパレイドリアテスト..........186
ノンレム睡眠...218
脳...17, 19
脳の可塑性...6
脳画像検査...29
脳回...25
脳幹...21, 33
脳器質性精神障害...................................166
脳機能画像研究.......................................207
脳血管障害.......................................36, 124
脳血栓...36
脳梗塞...36
脳溝...20
脳挫傷...38
脳磁図（MEG）...29
脳腫瘍...41
脳出血...37
脳神経系...19, 24
脳震盪後症候群症状...................................15
脳性麻痺...195
脳塞栓...36
脳損傷...1
脳波（EEG）.....................................29, 217
脳皮質...25
脳葉...20
脳梁...20, 156
脳梁切断...152

脳梁離断症候...151

は
ハノイの塔...50
ハローワーク...80
パーキンソニズム..........................39, 40
パーキンソン病...39
パーソンセンタードケア.........................188
パペッツの回路............28, 108, 167
パレイドリア反応...................................186
把握反射...149
背外側前頭前野...26
廃用症候群...180
橋渡しの障害...148
発語失行...137
発散的推論...121
発達障害者支援法......................................79
発話...137
発話衝迫...140
反響言語...140
反復経頭蓋磁気刺激.................................144
半球差...28

ひ
ヒト脳波...217
ピアサポート...................................68, 83
ピアサポーター...............................68, 83
びまん性軸索損傷......................................38
比喩...170
皮質下性失語...141
皮質経路...22
皮質脊髄路...22
非言語優位半球機能.................................154
非宣言的記憶...110
非特異的アプローチ.................................101
被害関係妄想...174
左視野の失読...152
左手の失書...152
左手の触覚性呼称障害.............................154
左手の触覚性失読...................................154
左半球.......................................19, 147, 152
左半球損傷.......................................135, 135
左耳の言語消去.......................................154
表記形態...138
表記妥当性...138
表出...158
表象...123
標準化得点...53
標準言語性対連合学習検査.......................114
標準高次動作性検査.................................157
標準失語症検査（SLTA）.........50, 142
標準注意検査法（CAT）...........50, 97
標準抽象語理解力検査.............................143
病識低下...111

ふ

フィネアス・ゲージ ……………………216
フレイル ……………………………179
ブローカ失語 ………………………139
ブローカ野 …………………27, 135
ブロードマン分類 …………………27
プライミング課題 …………………108
不安障害 ……………………………174
不随意神経系 ………………………32
副交感神経 …………………………25
副交感神経系 ………………………32
副腎髄質ホルモン …………………34
副腎髄質系 …………………………34
副腎皮質ホルモン …………………34
副腎皮質系 …………………………34
復学 ……………………………66, 78
復元 …………………………………6
復唱 …………………………………137
福祉的就労 …………………………66
複雑性注意 …………………………100
物体失認 ……………………………150
物理的環境 …………………………58
分割性注意 …………………………93

へ

ベータ波 ……………………………217
ベントン視覚記銘検査 ………50, 114
ペアレンティング …………………202
閉眼失行 ……………………………149

ほ

ホムンクルス ………………………26
ホメオスタシス ……………………32
ボクサー脳症 ………………………41
ポジティブサイコロジー …………3
ポジティブフィードバック ………71
歩行失行 ……………………………149
保持 …………………………………108
保続 ……………………………137, 184
掘り下げ検査 ………………………159
補完現象 ……………………………140
補足運動野 …………………………27
方向性注意 …………………………93
包括的全人的リハビリテーション……69
法テラス ……………………………81
法定後見制度 ………………………90
紡錘状回 …………………………27, 156
本能性把握反応 ……………………149

ま

マイルール …………………………169
マインドワンダリング ……………95
マルキアファーヴァ・ビニャミ病…152
マルトリートメント ………………201
前向き診療的研究 …………………206
街並失認 ……………………………150

み

末梢神経系 …………………………19
慢性外傷性脳症 ……………………41
慢性硬膜下血腫 ……………………41

み

ミクロ神経系 ………………………18
ミスマッチ陰性電位 ………………220
三宅式記銘力検査 …………………114
右手の構成障害 ……………………154
右手の半側空間無視 ………………154
右半球 …………………19, 135, 152
右半球損傷 ………………………135, 149

む

無酸素脳症 …………………………111

め

メタファー …………………………170
メタ認知方略 ………………………129
メモ …………………………………169
メモリーノート ……………………169
面接 …………………………………48

も

文字の失認 …………………………150
妄想知覚 ……………………………174
目的ある行動 ………………………122
目標指向型の介入 …………………160
物忘れ ………………………………180

や

ヤコブレフの回路 ……28, 108, 167

ゆ

誘発作話 ……………………………111
誘発電位 ……………………………218

よ

要介護度 ……………………………88
要介護認定 …………………………88
陽電子放射断層撮影（PET）………29
抑うつ状態 …………………………181
抑制機能 ……………………………96

ら

ラクナ梗塞 …………………………36

り

リアルフィードバック ……………71
リーディングスパンテスト ………94
リハビリテーション ………………65
リハビリテーションセンター ……64
リハビリテーションチーム ………78
リバーミード行動記憶検査
（RBMT）……………………50, 114

り

利益相反 ……………………………209
立方体模写検査 ……………………185
流暢性 ………………………………137
両耳分離聴能検査 …………………154
倫理 …………………………………206
倫理的配慮 …………………………207
臨床神経心理学 ……………………8
臨床神経心理学的アセスメント……44
臨床神経心理士 ………………7, 10

る

ルーティーン化療法 ………………189
類音的錯書 …………………………139

れ

レイの複雑図形検査 …………50, 114
レーヴン色彩マトリックス検査
（RCPM）……………………50, 185
レジリエンス ………………………3
レビー小体型認知症 …………40, 182
レム睡眠 ……………………………218
レム睡眠行動異常 …………………189
レンズ核 ……………………………21
連携 …………………………………77
連携体制づくり ……………………79
連合線維 ……………………………20
連合野 …………………………26, 155

ろ

老研版失語症鑑別診断検査…………142
老年期うつ評価尺度 ………………186

わ

ワーキングアテンション …………95
ワーキングメモリ ……………94, 122

数字

10-20 法 ……………………………217

ギリシャ文字

α 波 ……………………………217
β 波 ……………………………217
δ 波 ……………………………217
θ 波 ……………………………217

A

AAC（augmentative and alternative communication）…………………144
acute confusional state …………181
ADAS-cog ………………185, 187
Addenbrooke's Cognitive Examination- III（ACE- III）………187
ADHD（attention deficit hyperactivity disorder）…………………………200
ADL（activities of daily living）……186
anger burst …………………………172

ASD（autism spectrum disorder）…197
Autobiographical Memory
Interview ……………………………… 115

B

BADS（Behavioral Assessment of the
Dysexecutive Syndrome）…… 50, 125
BIT（Behavioural Inattention Test）…50
BPSD（behavioral and psychological
symptoms of dementia）…..183, 185

C

CACR（Computer-Assisted Cognitive
Rehabilitation）………………………… 116
CAS（Clinical Assessment for
Spontaneity）……………………………50
CAT（Clinical Assessment for
Attention）……………………… 50, 97
CBS（Catherine Bergego Scale）…50
CDR（Clinical Dementia Rating）…187
CIBIC-plus（Clinician's Interview-
Based Impression of Change plus
Caregiver Input）…………………187
Clinical Neuropsychologist…………10
clinical neuropsychology ………………8
CNV（Contingent Negative
Variation）………………………………218
COGNISTAT ………………50, 114
COI（conflict of interes）…………209
compensation…………………………6
CT（computed tomography）………29

D

declarative memory ………………… 110
DEX（Dysexecutive
questionnaire）………………… 50, 126
dissociative disorders ……………… 177
DTI（diffusion tensor imaging）……29

E

EEG（Electroencephalogram）
…………………………………29, 217
ERP（Event Related Potential）
……………………………… 29, 218
errorless learning ……………………… 116
Evoked Potential（EP）……………218

F

FAB（Frontal Assessment Battery）…50
fMRI（functional MRI）………………29

G

GDS（Geriatric Depression Scale）…186

H

HDS-R…………………50, 114, 184
higher brain dysfunction ……………1
holistic approach ……………… 117
hot cognition………………………4

I

IADL（instrumental activities of daily
living scale）…………………… 186

M

Marchiafava-Bignami 病 …………152
MCI（mild cognitive impairment）…183
MEG（Magnetic Encephalography）…29
MMN（Mismatch Negativity）…..220
MMSE（Mini-Mental State
Examination）…………50, 114, 184
MMSE-J……………………114, 184
MoCA（Montreal Cognitive
Assessment）…………………… 114
MoCA-J………………………………187
MRA（magnetic resonance
angiography）………………………29
MRI（magnetic resonance imaging）
………………………………… 29, 30
MTBI（mild traumatic brain injury）…15

N

neurobehavioural disability ………166
neuropsychological deficit …………1
neuropsychology……………………1
NIRS（Near-infrared Spectroscopy）…29
non-declarative memory …………110

O

Oral Trail Making Test-B…………99

P

P3 …………………………………219
P300 …………………218, 219
pacing の障害 ……………… 100
Papez の回路 ……………… 28, 167
PASAT（Paced Auditory Serial
Addition Test）…………………50
PET（Positron Emission
Tomography）………………………29
procedural learning ………………… 110
PSMS（Physical Self-Maintenance
Scale）…………………………186
PTSD（post traumatic stress
disorder）………………………15

R

rapid recovery ………………………6
RAVLT ………………………… 114

RBMT（Rivermead Behavioural
Memory Test）………………50, 114
reestablishment……………………6
reorganization ……………………6
restitution ……………………6
Rey auditory verbal learning test… 114
ROCFT（Rey-Osterriech Complex
Figure Test）………………50, 114
rTMS（repetitive transcortical
magnetic stimulation）………………144

S

SALA（Sophia Analysis of Language
in Aphasia）………………… 50, 143
SiDS…………………………133
slower recovery ……………………6
SLTA（Standard Language Test of
Aphasia）………………… 50, 142
S-PA…………………………50, 114
SPECT（Single Photon Emission
Computed Tomography）……… 29, 30
SPTA……………………………157
Stroop Test………………… 50, 125

T

tDCS（transcranial direct current
stimulation）…………………144
TEA（transient epileptic amnesia）…87
TF-CBT（Trauma Focused Cognitive
Behavioral Therapy）……………202
tip of the tongue………………108
TMT（Trail Making Test）……………97
Tower of Hanoi…………………50

V

vanishing cues ……………… 116

W

WAB 失語症検査 日本語版
………………… 50, 142, 157
WAIS（Wechsler Adult Intelligence
Scale）…………………………50
WCST（Wisconsin Card Sorting
Test）………………… 50, 125
WISC（Wechsler Intelligence Scale）…50
WMSR（Wechsler Memory Scale）…50

Y

Yakovlev の回路 ……………… 28, 167

Z

ZBI（Zarit caregiver Burden
Interview）………………………186

公認心理師カリキュラム準拠

臨床神経心理学〔神経・生理心理学〕 第2版

ISBN978-4-263-26678-6

2018年 4 月10日	第1版第1刷発行
2022年 8 月10日	第1版第5刷発行
2024年 3 月20日	第2版第1刷発行

編者　緑　川　　　晶

山　口　加代子

三　村　　　將

発行者　白　石　泰　夫

発行所　医歯薬出版株式会社

〒113-8612　東京都文京区本駒込1-7-10
TEL. (03) 5395-7628(編集)・7616(販売)
FAX. (03) 5395-7609(編集)・8563(販売)
https://www.ishiyaku.co.jp/
郵便振替番号 00190-5-13816

印刷／製本・DI Palette

乱丁，落丁の際はお取り替えいたします